普通医药院校创新型系列教材

病 理 学

李国利　贾筱琴　主编

科学出版社

北 京

内 容 简 介

本教材共设十章,第一至四章为总论,第五至十章为各论。本教材的主要特点:① 注重理论联系实际、基础结合临床,每章增加了"案例分析",以启迪学生独立思维,培养学生观察、分析和解决问题的综合能力;② 注重形态与机能和代谢的结合,以引导学生全面、准确地认识和把握疾病的形态结构及其发生发展规律;③ 力求内容新、文字精,尽量做到删繁就简;④ 每章前增加"学习要点",每章后增加"思考题"和"小结";教材最后附有"推荐补充阅读书目及网站",以方便学生学习和复习。

本教材可供高等医药院校医学及医学相关专业本、专科学生,成人高考学员,以及从事各层次医学及医学相关专业教学、管理工作者参考、学习使用。

图书在版编目(CIP)数据

病理学 / 李国利,贾筱琴主编. —北京:科学出版社,2015.9
普通医药院校创新型系列教材
ISBN 978-7-03-045796-7

Ⅰ. ①病… Ⅱ. ①李… ②贾… Ⅲ. ①病理学-医学院校-教材 Ⅳ. ①R36

中国版本图书馆 CIP 数据核字(2015)第 226094 号

责任编辑:潘志坚 闵 捷
责任印制:谭宏宇 / 封面设计:殷 靓

斜 学 虫 版 社 出版
北京东黄城根北街 16 号
邮政编码:100717
http://www.sciencep.com

南京展望文化发展有限公司排版
上海叶大印务发展有限公司印刷
科学出版社发行 各地新华书店经销
*

2015 年 9 月第 一 版 开本:889×1194 1/16
2015 年 9 月第一次印刷 印张:10 1/2
字数:323 000

定价:34.00 元
(如有印装质量问题,我社负责调换)

普通医药院校创新型系列教材

专家指导委员会

主 任 委 员： 阮长耿（中国工程院院士）

副主任委员： 史宏灿　　鞠永熙

委　　　员：（按姓氏笔画排序）

普通医药院校创新型系列教材

《病理学》编辑委员会

主　编: 李国利　贾筱琴

副主编: 姜　英　王成海　张艳青　刘　盾

编　委:（按姓氏笔画排序）

　　　　丁　懿　马礼丹　王文超　王成海

　　　　刘　盾　孙沛毅　李国利　李　艳

　　　　李晓敏　沈娅婷　张艳青　陈　钢

　　　　姜　英　贾筱琴　龚　瑜　缪俊俊

总　序

　　高等教育改革的关键是提高教育质量,医学教育尤其如此。医药卫生体制改革是一项重大的民生工程,对医学人才培养的结构、质量也提出了更加迫切的要求;同时世界医学也正在发生深刻变化,医学的社会性、公平性、整合性,健康需求的广泛性、医学的国际化都在加速发展,医学发展新趋势对医学教育提出了新挑战。要解决这些问题,关键要改革创新,要通过综合改革,提高质量,提高水平,满足医药卫生事业和人民群众的健康需求。

　　2014 年 6 月,国家教育部等六部门出台"关于医教协同,深化临床医学人才培养改革的意见",意见指出:到 2020 年,基本建成院校教育、毕业后教育、继续教育三阶段有机衔接的具有中国特色的标准化、规范化临床医学人才培养体系。院校教育质量显著提高,毕业后教育得到普及,继续教育实现全覆盖。

　　继续医学教育与全日制本科教育相比,具有其自身的规律与特点。继续医学教育在课程设置、教学内容、教学时数、授课方式上都有相应变化,体现了成人教育的成人性、自主性和实践性。扬州大学医学院基于自身学科优势和办学经验,根据国家医学本科专业培养要求,以"优化资源、重视素质、强调创新"为理念,坚持"本科水平、成人特色、重在实用、便于自学"的原则,精心策划和编写了这套教材,体现了科学性、实用性和启发性。使用对象主要是继续医学教育、医药类本科专业学生等,对基层医务工作者、各类专业培训也有适用性。同时也可作为专业教师的参考用书。

　　全套教材涉及基础医学、临床医学、护理学、预防医学等相关核心课程,内容丰富翔实、信息量大;理论联系实际、实用性强;语言简洁练达、图文并茂。相信这套教材的出版,必将对临床医学、护理学等专业教育质量的不断提升起到重要的推动作用。

阮长耿

阮长耿

中国工程院院士

2015 年 4 月

前 言

提高教育质量的重要前提之一是要有好的教材。根据国家教育部、卫生和计划生育委员会"医学本科教育培养计划"和"卓越医生教育培养计划"要求,我们本着"优化资源、重视素质、强调创新"的理念编写了本教材,以供医药类本科各专业各类型学生使用,亦可作为病理学专业教师和临床医生的参考书。

本教材由总论和各论两部分组成,第一章至四章为病理学总论,内容包括细胞和组织的适应、损伤与修复,局部血液循环障碍,炎症和肿瘤等,重点阐明各种重要的基本病理过程;第五章至十章为病理学各论,内容包括心血管系统疾病、呼吸系统疾病、消化系统疾病、泌尿系统疾病、女性生殖系统和乳腺疾病、传染病和寄生虫病等,主要阐述各器官、系统常见疾病的病因、发病机制、形态学改变及其与临床表现的关系等病理理论。在本教材编写过程中,我们始终坚持"三基"(基本理论、基本知识、基本技能)和"四性"(科学性、实用性、启发性、先进性)原则,紧紧围绕医学人才培养目标,力求层次清晰,概念扼要,重点突出,难点明了。本教材编写突出了以下几个特点:① 注重理论联系实际、基础结合临床,每章增加了"案例分析",以启迪学生独立思维,培养学生观察问题、分析问题和解决问题的综合能力;② 注重形态与机能和代谢的结合,以引导学生全面、准确地认识和把握疾病的形态结构及其发生发展规律;③ 力求内容新、文字精,对一些病理学概念、疾病的分类等均选用最新版本,以适应学科日益发展和学术交流的需要,对各个章节的文字描述尽量做到删繁就简;④ 每章前增加了"学习要点",每章后增加了"思考题"和"小结",全书最后附有"推荐补充阅读书目及网站",以方便学生学习和复习。

就组织管理而言扬州大学医学院各级领导都很重视本教材的出版工作,多次就编写的形式、内容等组织相关专家讨论、论证。本教材由扬州大学出版基金资助。

在本教材编写过程中,得到了许多院校的病理学教师、同仁,尤其是为本教材提供宝贵的病理图片的专家们的支持和指导,在此一并表示衷心的感谢和敬意。尽管全体编者积极努力、认真负责地工作,但由于时间仓促、水平和经验有限,难免有不尽人意或不当之处,敬请广大读者和同道们批评与赐教。

主 编

2015 年 5 月

目　录

第十章 传染病和寄生虫病 137

推荐补充阅读书目及网站 153

主要参考文献 154

绪　论

病理学(pathology)是研究疾病发生发展规律、揭示和阐明疾病本质的一门科学。疾病(disease)是在各种致病因子的作用下机体局部或全身相关器官发生的形态结构、代谢和功能的变化。病理学的任务就是运用各种自然科学方法研究疾病的病因、发病机制、患病机体所发生的代谢、功能和形态结构的改变以及疾病的结局和转归，为疾病的诊断、治疗和预防提供理论基础。

一、病理学的内容

病理学包括总论和各论两部分内容。总论研究各种疾病的发生发展的共同基本规律，内容包括细胞和组织的适应、损伤与修复、局部血液循环障碍、炎症和肿瘤等。为各种不同疾病或病理过程的共同病变基础，属于疾病发生的共性规律。各论研究各种不同疾病发生发展的特殊规律，亦即个性特点，侧重阐明各种疾病的病因、发病机制、形态学改变及其与临床表现的关系，内容包括心血管系统疾病、呼吸系统疾病、消化系统疾病、泌尿系统疾病、生殖系统及乳腺疾病、传染病和寄生虫病等。如细菌性肺炎、病毒性肝炎、肾小球肾炎、化脓性脑膜炎等，都属于炎症性疾病，都具有炎症的变质、渗出和增生的基本病变，此即总论研究内容。但由于发病原因与发生器官不同，而有不同的病变、临床表现和不同的结局等，此即各论研究内容。由此可见，总论与各论之间存在着密切的内在联系。学好总论是学习各论的必要基础，学习各论也必须联系和运用总论知识，学习时两者一定要紧密联系，融会贯通，才能为学习临床课程奠定坚实的基础。

二、病理学在医学中的地位

病理学主要从形态学角度研究疾病，并密切联系代谢及功能改变，还涉及疾病的病因学、发病学以及病理变化与临床表现的关系。学习病理学必须首先掌握人体解剖学、组织学与胚胎学、生理学、生物化学与分子生物学、病原生物学、免疫学和寄生虫病学等基础医学知识。此后，学习临床医学课程如内科学、外科学、妇产科学、儿科学等，又必须有病理学的知识为基础。因此，病理学属于基础医学学科，是介于基础医学与临床医学之间十分重要的桥梁学科。

在临床医学实践，除运用各种检验、治疗方法对疾病进行诊治外，往往还必须借助于病理学的研究方法如活体组织检查、尸体剖检等对疾病进行观察研究，以阐明疾病的本质，明确病理诊断，尤其是肿瘤性疾病，更有赖于病理学检查和诊断，以制订或修正治疗方案。因此，病理学又是诊断疾病的最重要方法之一，从这个意义上讲，病理学又属于临床医学学科。

三、病理学的研究对象与方法

（一）病理学的研究对象

1. 尸体剖检　简称尸检(autopsy)，是病理学的基本研究方法之一。通过尸检，进行大体观察和组织学观察，全面检查各脏器、组织的病理变化，并结合各种临床资料进行对照分析，从而明确对疾病的诊断，查明死亡原因，帮助临床探讨验证诊断和治疗是否正确，以总结经验，提高临床工作的质量。通过尸检，能够及时发现各种传染病、地方病和职业病等，为制定防治措施提供依据。通过尸检，可以为病理学实验教学提供有价值的教学标本，还可以从尸检材料中选出一些病例，在临床医师、病理医师和学生中开展临床病理讨论会。通过讨论，理论联系实际，基础联系临床，更深刻地认识疾病本质，总结经验教训，提高医疗水平及教学质量。显然，尸检是研究疾病的极其重要的手段和方法，而人体病理材料是研究疾病的最为宝贵的材料。

2. 活体组织检查　简称活检(biopsy),在患者活体身上用局部切除、切取、钳取、穿刺及针吸等手术方法采取病变组织进行病理检查,以确定诊断,称为活体组织检查。这是被临床广泛采用的病理检查方法。运用以上方法取下活检标本经肉眼观察及显微镜观察,作出病理诊断,这种检查方法有助于及时准确地诊断疾病及进行疗效判断。根据手术的需要,还可使用快速冷冻切片法,在很短时间内进行快速病理诊断(如良、恶性肿瘤的诊断),以便决定手术切除范围。所以活检对于临床诊断、治疗和预后都具有十分重要的意义。

3. 动物实验　运用动物实验方法,可以在动物身上复制人类某些疾病的模型,以供研究者根据需要,对其进行任何方式的观察研究。例如可以分阶段连续取材检查,以了解该疾病的发生发展过程,还可以研究某些疾病的病因、发病机制以及药物疗效。动物实验可以弥补人体观察之局限和不足,但动物与人之间毕竟存在着差异,不能将动物实验的结果不加分析地直接搬用于人体。

4. 组织培养与细胞培养　将人体和动物体内某种组织或细胞用适宜的培养基在体外进行培养,以观察细胞、组织病变的发生发展,称为组织与细胞培养。如观察肿瘤的生长、细胞的改变、病毒的复制等,用这种方法,条件易于控制,可以避免体内复杂因素干扰,且周期短,见效快,但是因为体外环境是孤立的,与体内的整体环境不同,故不能将研究结果与体内过程等同看待。

(二)病理学的研究方法

病理学属于形态学科,虽然近年来其研究手段已超越了传统的单纯形态观察,但形态学方法仍为最基本的研究方法。

1. 大体观察　主要运用肉眼或借助放大镜、量尺及各种衡器等,对所检标本的大小、形状、色泽、重量、表面及切面、病灶特性及质地等进行细微的观察及检测。有经验的病理及临床工作者往往能借大体观察初步确定诊断和病变性质(如肿瘤的良、恶性等)。

2. 组织学观察　将病变组织制成厚 3～4 μm 的切片,经不同方法染色后用显微镜观察其微细病变,从而大大地提高了肉眼观察的分辨能力,这是形态学诊断疾病的最主要且基本的方法。同时,由于许多疾病和病变本身都具有一定程度的组织学形态特性,故可借助组织学观察来诊断疾病。

3. 细胞学观察　采集病变部位脱落的细胞,或抽取体腔积液经过离心沉淀后制成细胞学涂片,作显微镜检查,了解病变性质。此法常用于某些肿瘤的诊断,如食管癌、肺癌、子宫颈癌等。但由于取材的局限性和准确性,有时使诊断受到一定的限制。近年来运用影像技术及内镜等指引进行细针穿刺提取组织细胞进行检查,可以提高诊断的准确性。

4. 超微结构观察　运用透射及扫描电子显微镜对组织、细胞的内部和表面超微结构进行更细微的观察,其分辨能力较光学显微镜高千百倍,即从亚细胞(细胞器)和大分子水平上了解细胞的病变。

5. 组织化学和细胞化学观察　运用某些化学试剂,在组织及细胞上进行特异性化学反应呈现出特异的颜色,从而了解和鉴定组织细胞中的各种蛋白质、脂类、糖、酶和核酸等化学成分的状况。例如用普鲁士蓝试剂染色时,胞质内含铁血黄素颗粒呈蓝色反应,可与其他颗粒鉴别。如用苏丹Ⅲ染色法可将细胞内的脂肪成分反映出来。再如糖原染色、碱性磷酸酶染色等都可反映出细胞内相应成分的改变,镀银染色、Masson 三色染色可反映间充质成分的改变。

6. 免疫组织化学和细胞化学观察　根据免疫学的抗原抗体特异性结合和组织化学的可视性原理,应用酶标抗体(或抗原)和相应的抗原(或抗体)接触,形成特异性抗原抗体复合物,催化底物后,可呈现颜色变化,在原位检测组织细胞内的抗原或抗体的技术。组织细胞中凡是能作抗原或半抗原的物质(如蛋白质、多肽、氨基酸、多糖、磷脂、受体、酶、激素及抗原体等)都可用相应的特异性抗体进行检测。如检测乳腺癌的雌激素受体状况,有利于术后治疗方案的选择。再如检测病变组织中免疫标志物,可以帮助病理医师判别肿瘤的组织来源等,对于病理学研究和诊断都有很大帮助。

除上述常用方法外,数十年来陆续建立起来的还有放射自显影技术、显微分光光度技术、流式细胞仪技术以及形态测量(图像分析)技术、原位杂交技术、聚合酶链反应(PCR)技术以及组织芯片技术等一系列分子生物学技术,使病理学对疾病的研究从定性进入定量,从细胞水平进入分子水平,并使形态结构和代谢、机能的研究联系起来,其结果不仅加深了对疾病的理解和认识,又推动和促进了病理学发展。

四、学习病理学的指导思想

学习和研究病理学,必须坚持辩证唯物主义的世界观和方法论,即对立统一的法则,去认识疾病过程中各种矛盾发展的辩证关系,要学会用运动发展的观点看待疾病,善于对具体情况进行具体分析。为此在学习过程中必须注意处理好以下几个关系。

1. 局部与整体的关系 人体是一个结果复杂的完整的统一体。全身各个系统和器官是互相联系、密切相关的,通过神经体液因素协调活动以维持机体的健康状态。所以,局部的病变常常影响全身,而全身的改变也可影响局部的变化。如肺结核患者,病变虽然主要在肺,但常有疲乏、发热、食欲不振等全身表现,另一方面,肺的结核病变也受全身状态的影响,当机体抵抗力增强时,肺的病变可以局限甚至痊愈;抵抗力降低时,原有的陈旧性病变又可复发或恶化。由此可见,疾病是一个非常复杂的过程,局部与整体互相联系不可分割。

2. 形态、机能与代谢的关系 在疾病过程中机体所发生的各种病理变化,不外乎是形态、机能和代谢三方面的改变。代谢改变是机能和形态改变的基础,机能改变往往又可影响代谢和形态改变,形态改变也往往可影响机能和代谢改变。如高血压病患者,因细小动脉硬化,血流阻力增加,导致代偿性心肌肥大,而长期代偿又可导致心脏功能衰竭。再如风湿性心脏病患者,由于二尖瓣狭窄和关闭不全,导致全身血液动力学改变,即形态改变导致机能改变。而以上形态与功能变化的同时,也一定存在代谢的改变。因此,它们之间是互相联系、互相影响和互为因果的。

3. 运动与静止的关系 任何疾病及其病理变化,在其发生和发展过程中的各个阶段,都有不同的表现。在病理大体标本和组织切片上所见到的病变,只是疾病的某一阶段,并非它的全貌。因此,在观察任何病理变化时,都必须以运动的、发展的观点去分析和理解,既要看到它的现状,也要想到它的过去和将来,才能比较全面地认识疾病的本质。

4. 外因与内因的关系 任何疾病的发生,都有外因和内因两个方面。外因一般指外界环境中的各种致病因素;而内因则是机体的内在因素,一般是激起对致病因素的易感性和防御机能。没有外因就不会引起相应的疾病,但是外因作用于机体后,并非绝对引起疾病发生,它只有在破坏了人体内部环境的相对平衡,使机体免疫防御机能降低,才会发生疾病。通常认为,外因是变化的条件,内因是变化的根据。内因对疾病的发生、发展起着决定性的作用。因此,要辩证地认识外因与内因在疾病发生和发展中的关系,对具体疾病进行具体分析,才能正确地认识和防治疾病。

五、病理学的发展简史

病理学的建立源于尸体解剖,其发展与人类对疾病的认识密切相关,尤其是与基础科学的发展和技术进步紧密相连,病理学的发展大致可分为体液病理学、器官病理学、细胞病理学和近现代病理学四个阶段。

距今2 000多年前,古希腊名医希波克拉底(Hippocrates,公元前460～前370),首创了体液病理学,该学说认为人体疾病的产生是体内四种基本液体(血液、黄胆汁、黏液、黑液)发生质和量的变化,形成四液之间的比例失调所致。

到18世纪中叶,意大利医学家莫尔加尼(Morgagni,1682～1771),根据尸体解剖所积累的资料,创立了器官病理学,标志着病理形态学的开端,他根据700多例尸检肉眼观察材料,结合临床资料,对照分析,著成《疾病的位置与原因》一书,提出了疾病的器官定位的观点,为病理学的发展奠定了基础。此后Rokitansky在掌握了大量尸检资料的基础上,于1843年发表了《病理解剖学》巨著,丰富了器官病理学的内容。

至19世纪中叶,德国病理学家魏尔啸(Virchow,1821～1902)利用光学显微镜,通过对尸检病变组织、细胞的深入观察研究,于1858年出版了著名的《细胞病理学》一书,提出了细胞形态和功能的变化是疾病的基础,并指出形态的改变与疾病过程和临床表现的关系,首创了细胞病理学。魏尔啸不仅对病理学而且对整个医学科学的发展作出了具有历史意义的、划时代的贡献。

近数十年来,随着基础科学的发展和技术进步,如细胞生物学、分子生物学、环境医学、现代免疫学以及现代遗传学等新兴学科及其分支迅速兴起和发展,对医学科学,也对病理学的发展,产生了深刻影响,带来了新的动力。超微病理学、免疫病理学、分子病理学、实验病理学、定量病理学和遗传病理学等新的边缘学科和学科分支的出现,使病理学取得了突破性的进展,不仅极大丰富了细胞病理学的内容,而且标志着病理学已不仅从细胞和亚细胞水平,而且深入到分子水平,从人类遗传基因的突变和染色体畸变去认识疾病,发现疾病的起因。这些新的研究手段和方法,使我们对疾病发生发展的规律逐渐获得更为深入的了解,使病理学的发展驶入了一个崭新阶段。

(李国利)

第一章　细胞和组织的适应、损伤与修复

学习要点

- **掌握**：① 萎缩、肥大、增生及化生的概念、类型；② 细胞水肿、坏死的病理变化；③ 肉芽组织的概念、形态特点。
- **熟悉**：① 变性的概念；② 脂肪变性、玻璃样变性的病理变化；③ 坏死的结局；④ 细胞凋亡与坏死的区别；⑤ 细胞周期和细胞的再生能力；⑥ 创伤愈合、骨折愈合的基本过程。
- **了解**：① 损伤的原因和发生机制；② 肝脂肪变性的病理变化；③ 各种组织的再生过程。

第一节　细胞和组织的适应性改变

当内、外环境改变时，机体的细胞、组织或器官通过自身的代谢、功能和结构的相应调整及改变以避免环境改变所引起的损伤，这个过程称为适应(adaptation)。适应的形态学改变可体现在细胞大小、数量和类型等方面，包括萎缩、肥大、增生和化生。

一、萎　缩

发育正常的细胞、组织或器官的体积缩小称为萎缩(atrophy)。萎缩分为生理性萎缩及病理性萎缩两大类。

(一)生理性萎缩

许多组织和器官当机体发育到一定阶段时逐渐萎缩，这种现象称为退化，例如在幼儿阶段动脉导管和脐带血管的退化以及青春期后胸腺的逐步退化。此外，老年人几乎一切器官和组织均不同程度地出现萎缩，即老年性萎缩，尤以脑、心、肝、皮肤和骨骼等为明显。

(二)病理性萎缩

按其发生的原因不同分为：

1. 营养不良性萎缩(malnutrition atrophy)　　主要见于长期饥饿、慢性消耗性疾病及恶性肿瘤患者。例如食道癌引起食道梗阻，晚期患者出现恶病质(cachexia)。全身营养不良性萎缩时，首先出现脂肪、肌肉萎缩，最后心脏、脑、肝脏和肾脏等重要器官也发生萎缩。

2. 神经性萎缩(denervation atrophy)　　骨骼肌的正常功能需要神经的营养和刺激。脊髓前角灰质炎患者，由于脊髓前角运动神经元受损，与之有关的肌肉失去了神经的调节作用而发生萎缩。同时，皮下脂肪、肌腱及骨骼也萎缩，整个肢体变细。

3. 废用性萎缩(disuse atrophy)　　见于肢体长期不活动，功能减退而引起的萎缩。如肢体骨折石膏固定后，由于肢体长期不活动，局部血液供应减少，代谢降低，肢体变细，肌肉萎缩。

4. 压迫性萎缩(pressure atrophy)　　由于局部组织长期受压而导致的萎缩。如尿路结石时，由于尿液排泄不畅，大量尿液蓄积在肾盂，引起肾积水，肾实质发生压迫性萎缩(图 1-1)。

5. 内分泌性萎缩(endocrine atrophy)　　内分泌器官功能低下可引起相应靶器官的萎缩。如垂体功能低下(Simmonds病)引起的肾上腺、甲状腺、性腺等器官的萎缩。

6. 缺血性萎缩(ischemic atrophy)　　动脉血液供应减少引起供血区的组织发生萎缩。如冠状动脉粥样硬化引起心肌萎缩,脑动脉粥样硬化引起脑萎缩(图1-2)。

(1) 病理变化:萎缩的器官体积变小,重量减轻,颜色变深或褐色如心和肝的褐色萎缩(brown atrophy)。光镜下实质细胞体积缩小或数目减少,间质出现纤维组织增生或脂肪组织增生。萎缩的胞质内可见脂褐素沉着,一般常见于心肌细胞和肝细胞胞质内。

(2) 结局:只要消除了引起萎缩的原因,萎缩的器官、组织和细胞便可逐渐恢复原状;反之,萎缩的细胞通过凋亡,逐渐消失,导致器官体积变小。

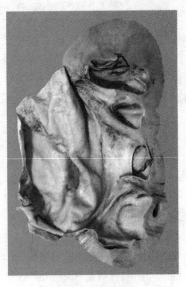

图1-1　肾盂积水
肾盂扩张肾皮质变薄

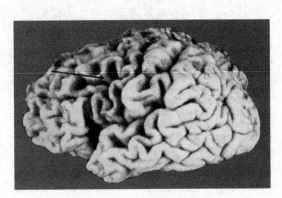

图1-2　脑萎缩
箭头所示脑回变窄,脑沟加宽

二、肥　　大

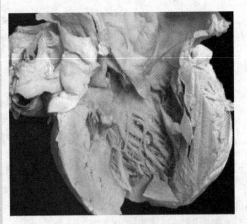

图1-3　高血压性心脏病、左心室肥厚

细胞、组织或器官体积的增大称为肥大(hypertrophy)。组织、器官的肥大通常是由细胞体积变大引起的,而细胞体积变大的基础主要是其细胞器增多。肥大细胞的合成代谢加强,同时糙面内质网及游离核蛋白体增多。在横纹肌功能负荷加重时,除细胞器及游离核蛋白体增多外,肌丝也相应增多。

肥大可分为生理性肥大与病理性肥大两种。

1. 生理性肥大　　妊娠期子宫的肥大,哺乳期乳腺的肥大均属于生理性肥大。

2. 病理性肥大　　病理性肥大通常是由于器官的功能负荷加重所致。如高血压时,由于长时间外周循环阻力增大,心脏负荷加重,心肌发生肥大(图1-3)。一侧肾脏摘除后,另一侧肾脏可发生代偿肥大。

鉴于上述肥大有的是内分泌激素作用所致,有的是代偿所致,故又可将肥大分为内分泌性和代偿性两类。

三、增　　生

由于实质细胞数量增多而形成的组织器官的体积增大称为增生(hyperplasia)。增生是各种原因引起的细胞分裂增加的结果。虽然增生与肥大是两个不同的病理过程,但由于发生机制互有交叉,因此常合并发生。如雌激素导致的子宫增大,既有子宫平滑肌和上皮细胞增大,又有细胞数量的增加。但是心肌细胞等不能分裂的细胞则只能发生肥大,而不会发生增生。增生可分为生理性增生与病理性增生两种。

1. 生理性增生   可分为激素性增生和代偿性增生。青春期女性乳腺的发育、妊娠期子宫和乳腺的增生均属生理性增生,也是内分泌性增生。肝脏部分切除后,肝细胞增生以恢复正常肝脏的体积,是典型的代偿性增生。

2. 病理性增生   常见于过多的激素刺激引起增生,如雌激素过高引起的子宫内膜增生、乳腺增生,雄激素过高引起的前列腺增生,均属病理性增生。另外,缺碘引起的甲状腺增生,也是病理性增生。

增生同样发生在炎症和修复的过程中,成纤维细胞、血管和实质细胞的增生是炎症愈合、创伤修复的重要环节。创伤修复过程中,过度的纤维组织增生可形成瘢痕疙瘩(keloid)。慢性炎症时,成纤维细胞、血管和实质细胞的过度增生可形成息肉等病变。

四、化   生

为了适应环境变化,一种已分化组织转变为另一种分化组织的过程为化生(metaplasia)。但这种转变过程并非由已分化的细胞直接转变为另一种细胞,而是由具有分裂能力的未分化细胞向另一方向分化而成,一般只能转变为性质相似的细胞。

1. 鳞状上皮化生(squamous metaplasia)
气管和支气管黏膜的纤毛柱状上皮,在长期吸烟者或慢性炎症损害时,可转化为鳞状上皮(图1-4)。这是一种适应性反应,通常仍为可复性的。但若其持续存在,则有可能成为支气管鳞状细胞癌的基础。此外,慢性宫颈炎时的宫颈黏膜腺上皮亦可出现鳞状上皮化生。鳞状上皮化生可增强局部的抵抗力,但同时也失去了原有上皮的功能。

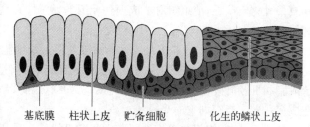

基底膜   柱状上皮   贮备细胞   化生的鳞状上皮

图1-4   图示柱状上皮化生为鳞状上皮

2. 肠上皮化生(intestinal metaplasia)   常见于胃体和(或)胃窦部。根据化生的形态及所产生的黏液可分为小肠或大肠型肠上皮化生。肠上皮化生常见于慢性萎缩性胃炎、胃溃疡及胃黏膜糜烂后黏膜再生时。大肠型上皮化生可成为肠型胃癌的发生基础。

3. 间叶组织化生   结缔组织化生也比较多见。多半由纤维结缔组织化生为骨、软骨或脂肪组织。如骨化性肌炎(myositis ossificans)时,由于外伤引起肢体近段皮下及肌肉内纤维组织增生,并发生骨化生。

第二节 细胞和组织的损伤

一、细胞和组织损伤的原因

引起细胞和组织损伤的原因多种多样且比较复杂,其作用的强弱、持续的时间以及损伤的原因决定着损伤的程度,有的引起可逆性损伤,有的则引起严重的不可逆性损伤,导致细胞和组织的死亡。损伤的原因可归纳为以下几类。

1. 缺氧   缺氧(hypoxia)是常见且重要的细胞损伤和死亡的原因。缺氧可为全身性亦可为局部性,前者乃因空气稀薄(如高山缺氧)、呼吸系统疾病、血红蛋白的载氧能力下降(如CO中毒)或灭活呼吸链的酶系(如氰化物)所致。局部缺氧的原因则往往是缺血,常由局部血液循环障碍引起(如动脉粥样硬化、血栓形成等)。

2. 物理性损伤   物理性损伤包括高温、低温、机械性、电流和射线等因素。其中,高温可使蛋白变性,造成烧伤,严重时可使有机物碳化;低温可使局部组织的血管收缩、血流停滞,导致细胞缺氧乃至死亡;机械损伤主要是直接破坏细胞、组织的完整性和连续性,组织断裂或细胞破裂;电击可直接烧伤组织,同时刺激组织,引起局部神经组织的功能紊乱;电离辐射直接或间接引起生物大分子 DNA 损伤,导致细胞损伤和功能障碍。

3. 化学性损伤 毒物(toxic agent),如四氯化碳、有机磷农药和氰化物等对组织、细胞损伤的程度,往往与毒物的浓度、作用持续时间以及机体对毒物的吸收、代谢和排泄有关。其作用机制多种多样,可通过抑制细胞的酶活性、抑制神经的传导过程、破坏蛋白质合成、破坏遗传物质及损伤血红蛋白携氧能力等不同的途径而发挥毒性作用,也可通过影响免疫系统,产生过敏反应发挥其毒性作用,还有一些毒物通过其与机体接触部位(皮肤、口腔黏膜和肺等)直接损伤组织。

4. 生物性损伤 引起细胞损伤最常见的原因是生物因子。其种类繁多,如真菌、螺旋体、立克次体、细菌、支原体、衣原体、病毒和寄生虫等。上述生物性因素可通过产生的各种毒素、代谢产物或机械作用损伤组织,也可通过变态反应引起组织损伤。

5. 免疫性损伤 免疫反应具有抵御病原微生物的功能,从而使机体免患疾病。但在一定条件下,可造成机体和组织的损伤。免疫功能低下或缺陷时,机体易发生反复感染。超敏反应可引起组织、细胞的损伤,如支气管哮喘、风湿病、弥漫性肾小球肾炎等疾病都与超敏反应有关;红斑狼疮、类风湿性关节炎等自身免疫性疾病引起的组织损伤均与免疫反应异常有关。

6. 遗传因素 遗传因素虽然不直接引起组织损伤,但遗传缺陷能造成细胞结构、功能和代谢等异常或某种物质缺乏,使组织对造成损伤原因的易感性升高,引起相应疾病(如 α1-抗胰蛋白酶缺乏可引起肺气肿)。

7. 营养失调 营养不足或营养过度均可造成细胞、组织的损伤。糖、蛋白质、脂肪、维生素及微量元素等的不足会影响细胞的代谢、功能,造成细胞的损伤。如动物长期饲喂缺乏胆碱、蛋氨酸的食物,会造成脂肪肝及肝硬变。而摄入过多的热量,如糖、脂肪,易引起肥胖,易导致高血压病、动脉粥样硬化症,造成多种器官组织细胞的受损。

总之,细胞和组织的损伤原因非常复杂且机制不尽相同,不同类型和不同分化状态的细胞对同一损伤因素的感受程度也不一样。概括起来,上述各种损伤因素可通过机械性破坏、膜完整性损害、代谢通路阻断、DNA 损伤、自由基作用和基本代谢物的缺乏等作用机制引起细胞和组织的损伤。

二、损伤的形态学改变

细胞和组织发生损伤后,会产生一系列形态学变化和功能改变。根据损伤轻重程度不同,分为可逆性损伤和不可逆性损伤两大类,变性一般为可逆性损伤,而细胞死亡则为不可逆性损伤。

(一) 变性

变性(degeneration)系指细胞或间质内出现异常物质或正常物质的量显著增多。变性的种类较多,常见的有以下几种。

1. 细胞水肿 各种损伤使细胞能量供应不足,钠泵受损,使细胞膜对电解质的主动运输功能发生障碍,或造成细胞膜通透性改变,导致细胞内水分增多,造成细胞水肿(cellular swelling),又称水样变性(hydropic degeneration)。常见于心、肝、肾等实质性器官。

病理变化:光镜下水肿的细胞体积增大,因胞质内水分含量增多,变得透明、淡染,甚至出现空泡,可称为空泡变性,严重时胞核也可淡染,整个细胞膨大如气球,故有气球样变性之称(图1-5)。肉眼观,受累脏器肿胀,边缘变钝,苍白而混浊。一般程度细胞水肿是一种可复性损伤,严重的细胞水肿也可发展为细胞死亡。

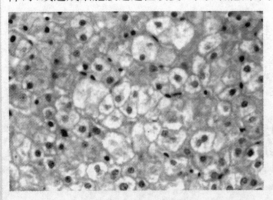

图1-5 急性肝炎时肝细胞弥漫性水肿
肝细胞肿胀,胞质透亮,有的呈气球样外观

2. 脂肪变性 除脂肪细胞外的实质细胞内出现脂滴或脂滴明显增多,称为脂肪变性(fatty degeneration)或脂肪变(fatty change)。在石蜡切片中,脂滴因被有机溶剂所溶解,故表现为空泡状,有时不易与水样变性之空泡相区别,此时可将冰冻切片用苏丹Ⅲ或锇酸作脂肪染色来加以鉴别,前者将脂肪染成橘红色,后者将其染成黑色。脂肪变性主要见于肝、心、肾等实质器官。

(1)肝脂肪变性:肝脏的脂肪变性与肝脏的脂肪代谢紊乱有关。众所周知,肝脏既能从血液中吸收脂肪酸,经其酯化形成脂肪;又能将糖类转化为脂肪酸。无论何种途径来的脂肪酸,仅有少部分供肝细胞本身利用,而大部分脂肪酸则形成前β脂蛋白入血液。还有少部分磷脂或其他类脂,与蛋白质、糖类等结合,形成细胞的结构成分。在上述过程中,任何一个环节发生障碍,均可造成肝细胞的脂肪变性。

病理变化:肝脏肿大,色变黄,触之有油腻感称为脂肪肝(fatty liver)。光镜下肝细胞质内出现大小不一、数量不等的空泡,有些细胞核挤向一边,形态与脂肪细胞类似(图1-6)。肝脂肪变性在肝小叶中的分布与其病因有一定关系。肝淤血时,小叶中央区缺血较重,因此脂肪变性首先在中央区发生。若长期缺血,则小叶中央区肝细胞可萎缩、消失,于是小叶周边区也因缺氧而发生脂肪变性。磷中毒时,肝脂肪变性首先发生在小叶周边部,然后,累及整个肝小叶。

一般而言,肝脏的脂肪变性是可复性的。病因消除后,病变的肝细胞在形态和功能上可恢复正常。严重的肝脂肪变性,肝细胞可出现坏死、纤维组织增生,进而可发展成为肝硬化。

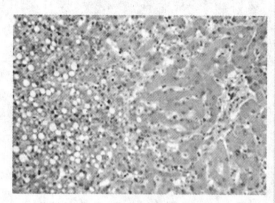

图1-6 肝细胞脂肪变性
细胞内可见大小不一的脂肪空泡

(2)心肌脂肪变性:心肌脂肪变性多见于贫血、缺氧、中毒及严重感染等情况。发生部位以乳头肌和心内膜下心肌为著。由于心肌各部位缺氧程度轻重不一,故脂肪变性程度也不一,重者呈黄色条纹,轻者呈暗红色,两者相间排列,状似虎皮,故称为"虎斑心"。光镜下变性心肌细胞质中出现细小、串珠样脂肪空泡,排列于纵行的肌原纤维间。

严重的心肌脂肪变性,可使心肌收缩力减弱,甚至可导致心力衰竭。

(3)肾脂肪变性:在严重贫血、缺氧、中毒和一些肾脏疾病时,肾小管上皮细胞可发生脂肪变性。由于肾小球毛细血管基底膜受损,通透性增高,血浆中大量脂蛋白随尿液漏入肾小管内,被小管上皮吸收,分解成脂滴。光镜下可见近曲小管上皮细胞胞质内,出现多数脂滴,常位于细胞基底部和细胞核周围。肉眼:肾脏体积增大,被膜紧张,切面可见皮质增厚,略呈浅黄色。

3. 玻璃样变性 玻璃样变性(hyaline degeneration)又称透明变性,系指在细胞内或间质中,出现均质、半透明的玻璃样物质,在HE染色切片中呈均质性红染。玻璃样变性仅是形态学的描述,不同的组织,发生变性的原因、机制有所不同。它可以发生在结缔组织、血管壁或细胞内。

(1)结缔组织玻璃样变性:常见于纤维瘢痕组织内。肉眼形态:灰白、半透明状,质地坚韧,缺乏弹性。光镜下,纤维细胞明显变少,陈旧的胶原纤维增粗并互相融合成为均质无结构红染的梁状、带状或片状,失去纤维性结构(图1-7)。

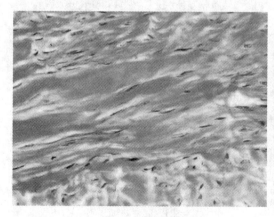

图1-7 结缔组织玻璃样变性
呈嗜伊红宽带状结构

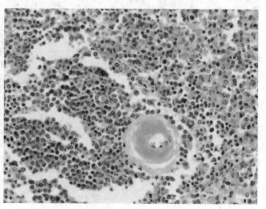

图1-8 脾中央动脉玻璃样变性
管壁均质红染,管腔狭窄

（2）血管壁的玻璃样变性：多发生于高血压病时的肾、脑、脾及视网膜的细小动脉。高血压病时,全身细小动脉持续痉挛,导致血管内膜缺血受损,通透性增高,血浆蛋白渗入内膜下,在内皮细胞下凝固,呈均匀、嗜伊红无结构的物质。此外,内膜下的基底膜样物质也增多。上述改变可使细小动脉管壁增厚、变硬,管腔狭窄、甚至闭塞(图1-8)。血流阻力增加,使血压升高,此即细动脉硬化症,可引起心、肾和脑的缺血。

（3）细胞内玻璃样变性：细胞内玻璃样变性是指细胞内过多的蛋白质引起细胞发生了形态学改变。光镜下,常表现为圆形、嗜伊红的小体或团块。可见于：① 肾小球肾炎或伴有明显蛋白尿的其他疾病时,肾脏近曲小管上皮细胞胞质内,可出现大小不等的圆形红染小滴(玻璃小滴)(图1-9);② 慢性炎症时,浆细胞胞质内出现红染的圆形的玻璃样物质,称为拉塞尔小体(Russell's body),是免疫球蛋白在细胞内堆积的结果;③ 病毒性肝炎和酒精性肝病时,肝细胞内出现的红染的玻璃样物质,称为马洛里小体(Mallory's body)。

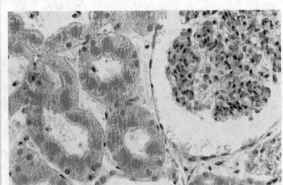

图1-9　肾小管上皮细胞内玻璃样变性
细胞质内见粉染玻璃样小滴

4. 黏液样变性　　黏液样变性系指组织间质出现类黏液的聚集称为黏液样变性(mucoid degeneration)。肉眼所见：组织肿胀,切面灰白透明,似胶冻状。光镜下病变部位间质疏松,充以淡蓝色胶状物。常见于间叶性肿瘤、急性风湿病时心血管壁及动脉粥样硬化时的血管壁。

5. 淀粉样变性　　组织内有淀粉样物质沉着称为淀粉样变性(amyloid degeneration)。淀粉样物质是蛋白样物质,由于遇碘时,可被染成棕褐色,再加硫酸后呈蓝色,与淀粉遇碘时的反应相似,故称之为淀粉样变性。光镜下 HE 染色切片中,淀粉样物质呈淡伊红染色、均匀一致、云雾状、无结构的物质。

6. 病理性色素沉着　　有色物质在疾病状态下沉积于细胞或间质中,称为病理性色素沉着。内源性色素主要有含铁血黄素、胆色素、脂褐素和黑色素等;外源性色素主要有炭末、文身的色素等。

（1）脂褐素(lipofuscin)：是细胞内自噬溶酶体中的细胞器碎片发生某些理化反应后,不能被溶酶体酶消化而形成一种不溶性的黄褐色残存小体。多见于老年人及一些慢性消耗性疾病患者的心、肝和肾细胞内,故又有消耗性色素之称。光镜下,脂褐素呈黄褐色、颗粒状。

（2）含铁血黄素(hemosiderin)：是由铁蛋白微粒集结而成的色素颗粒,呈金黄色或棕黄色,具有折光性。含铁血黄素是由血红蛋白被巨噬细胞溶酶体分解、转化而形成的。慢性肺淤血时,漏入肺泡腔内的红细胞,被巨噬细胞吞噬后,形成含铁血黄素。由于这种吞噬大量含铁血黄素的巨噬细胞常出现在左心衰竭患者,故此细胞又称心力衰竭细胞(heart failure cell)(图1-10)。

（3）黑色素(melanin)：黑色素颗粒为棕褐色或深褐色,大小、形状不一。黑色素由黑色素细胞产生。ACTH 分泌增多可致全身性皮肤黑色素增多。局限性黑色素增多则见于黑色素痣及黑色素瘤等。

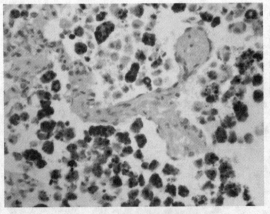

图1-10　慢性肺淤血
肺泡腔内吞噬大量含铁血黄素的心衰细胞

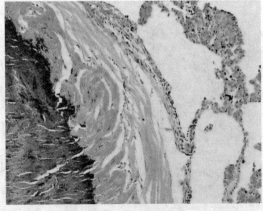

图1-11　硅沉着肺
硅结节内见蓝染颗粒状钙盐沉着

7. 病理性钙化 在骨和牙齿以外的其他组织内有固体钙盐沉积,则称之为病理性钙化(pathologic calcification)。组织内有多量钙盐沉积时,表现为石灰样坚硬颗粒或团块状外观。HE染色切片中,钙盐呈蓝色颗粒状。起初,钙盐颗粒微细,以后可聚集成较大颗粒或团块(图1-11)。病理性钙化可分为营养不良性钙化和转移性钙化两种类型。

(1) 营养不良性钙化:是指变性、坏死的组织或异物的钙盐沉积,较常见。而机体本身并无全身性钙、磷代谢障碍,血钙正常。此型钙化常发生在:结核坏死灶,脂肪坏死灶、动脉粥样硬化斑块,玻璃样变性或黏液样变性的结缔组织,坏死的寄生虫体、虫卵及其他异物等。

(2) 转移性钙化:由于全身性的钙、磷代谢障碍,引起机体血钙或血磷升高,导致钙盐在未受损伤的组织内沉积,称为转移性钙化。

(二)细胞死亡

各种损伤严重时,可导致细胞的死亡。目前认为,细胞死亡(cell death)可表现为坏死和凋亡。

1. 坏死 活体内局部组织、细胞的死亡称为坏死(necrosis)。坏死组织细胞的代谢停止,功能丧失。坏死的原因很多,凡是能引起损伤的因子,只要其作用达到一定的强度或持续一定时间,使受损组织和细胞的代谢完全停止即可引起局部组织和细胞的死亡。

(1) 坏死的形态改变:坏死的病变在光镜下通常要在细胞死亡若干小时后,当自溶性改变相当明显时,才能辨认出来。

1) 细胞核的改变:细胞核的改变是细胞坏死的主要形态学标志,表现为:① 核浓缩(pyknosis):即由于核脱水使染色质浓缩,染色变深,核体积缩小;② 核碎裂(karyorrhexis):核染色质崩解为小碎片,核膜破裂,染色质碎片分散在胞质内;③ 核溶解(karyolysis):在脱氧核糖核酸酶的作用下,染色质的DNA分解,细胞核失去对碱性染料的亲和力,因而染色变淡,甚至只能见到核的轮廓。最后,核的轮廓也完全消失(图1-12)。

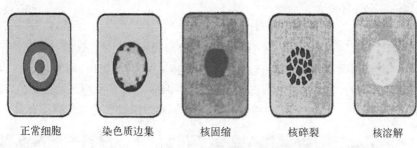

| 正常细胞 | 染色质边集 | 核固缩 | 核碎裂 | 核溶解 |

图1-12 图示细胞坏死的形态学变化

坏死细胞核的上述变化过程,可因损伤因子作用的强弱和发展过程的快慢而出现不同改变。

2) 细胞质的改变:由于胞质嗜碱性物质核蛋白体逐渐减少或丧失,使胞质与碱性染料的结合减少,而与酸性染料伊红的结合力增高而呈嗜酸性。有时实质细胞坏死后,胞质水分逐渐丧失,核浓缩而后消失,胞体固缩,胞质强嗜酸性,形成所谓嗜酸性小体,称为嗜酸性坏死,目前多认为其本质是凋亡过程(常见于病毒性肝炎)。

3) 间质的改变:在各种溶解酶的作用下,间质的基质崩解,胶原纤维肿胀、崩解、断裂或液化。坏死的细胞和崩解的间质融合成一片模糊的颗粒状、无结构的红染物质。

上述坏死形态改变虽然属于坏死后的自溶变化,但与机体死亡后的组织自溶不同,活体局部组织坏死能引起明显的炎症反应,而尸体自溶不伴有炎症反应。

肉眼观察时,如坏死组织范围小常不能辨认。即使坏死组织范围较大,但早期肉眼观察也不易识别。光镜下要在细胞坏死后10 h以上才能识别。电镜检查、组织化学方法、活细胞染色可以帮助判别早期细胞死亡。

(2) 坏死的类型

1) 凝固性坏死:坏死组织因为失水变干、蛋白质凝固,而变为灰白色或黄白色比较干燥结实的凝固体,故称为凝固性坏死(coagulative necrosis)。常见于心、肾、脾等器官的缺血性坏死。凝固性坏死的肉眼形态表现:开始阶段,由于周围组织液进入坏死组织而出现明显肿胀,色泽灰暗,组织纹理模糊。以后坏死灶逐渐变硬,呈土黄色,坏死灶周围常出现一出血带与健康组织分界。光镜下可见坏死组织的细胞核固缩、核碎裂、核溶解及胞质呈嗜酸性染色,但组织结构的轮廓依然存在。如肾的贫血性梗死早期,肾小球及肾小管的细胞已呈坏死改变,但肾小球、肾小管及血管等轮廓仍可辨认(图1-13)。心肌的凝固性坏死,心肌细胞的核消失,但心肌细胞的轮廓仍存在。脾的贫血性梗死也如此。

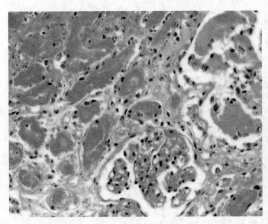 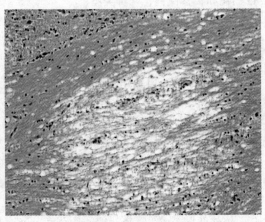

图1-13 肾凝固性坏死
可见肾小球和肾小管轮廓,但细胞结构消失

图1-14 脑液化性坏死
左上为正常脑组织,中间为筛状软化灶

2) 液化性坏死:有些组织坏死后被酶分解成液体状态,并可形成坏死囊腔称为液化性坏死(liquefactive necrosis)。此时,坏死组织的水解占主导地位。与凝固性坏死相反,液化性坏死主要发生在含蛋白少脂质多(如脑)或产生蛋白酶多(如胰腺)的组织。发生在脑组织的液化性坏死又称为脑软化(图1-14)。化脓性炎症渗出的中性粒细胞能产生大量蛋白水解酶,将坏死组织溶解而发生液化性坏死。阿米巴脓肿也属于液化性坏死。

3) 特殊类型的坏死

a. 干酪样坏死:主要见于由结核杆菌引起的坏死,是凝固性坏死的一种特殊类型。干酪样坏死组织分解比较彻底,因而光镜下不见组织轮廓只见一些红染的无结构颗粒物质(图1-15)。由于组织分解较彻底,加上含有较多的脂质(主要来自结核杆菌及中性粒细胞),因而坏死组织略带黄色,质软,状似干酪,故称干酪样坏死(图1-16)。这种坏死不易吸收,可能和坏死组织里含有大量脂质有关。

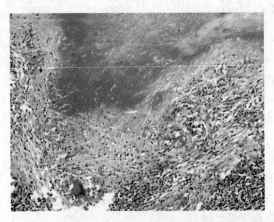 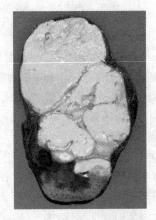

图1-15 淋巴结结核干酪样坏死组织呈红染的细颗粒状结构

图1-16 肾结核
坏死组织略带黄色,状似干酪

b. 脂肪坏死:分为酶解性和外伤性两种。前者常见于急性胰腺炎时,此时胰腺组织受损,胰酶外逸并被激活,引起胰腺自身及其周围器官的脂肪组织分解为脂肪酸与甘油,其中的脂肪酸与钙结合形成钙皂,常呈灰白色斑点或斑块。光镜下,坏死的脂肪细胞仅留下模糊的轮廓。外伤性脂肪坏死则大多见于乳房,此时受损伤的脂肪细胞破裂,脂滴外逸,并常在乳房内形成肿块,光镜下可见其中含有大量吞噬脂滴的巨噬细胞(泡沫细胞)和多核异物巨细胞。

c. 纤维素样坏死:是发生在间质、胶原纤维和小血管壁的一种坏死。光镜下,病变部位的组织结构消失,变为境界不甚清晰的颗粒状、小条或小块状无结构物质,呈强嗜酸性,似纤维蛋白,有时纤维蛋白染色呈阳性,故称此为纤维蛋白样坏死(图1-17)。纤维素样坏死常见于急性风湿病、系统性红斑狼疮、肾小球肾炎等过敏反应性疾病。此外,恶性高血压病、消化性溃疡的小血管壁甚至正常胎盘绒毛的血管壁也可发生纤维素样坏死。

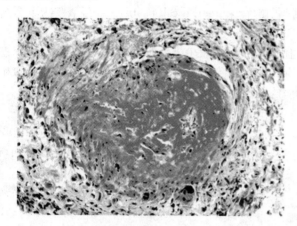

图1-17 血管壁纤维素样坏死
嗜伊红条索状团块状结构

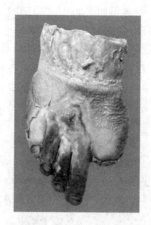

图1-18 足干性坏疽
坏死组织呈黑褐色,分界清楚,大踇趾已截肢

d. 坏疽:组织坏死后因继发腐败菌的感染和其他因素的影响而呈现黑色、暗绿色等特殊形态改变,称为坏疽(gangrene)。坏死组织经腐败菌分解产生硫化氢,后者与血红蛋白中分解出来的铁相结合形成硫化铁,使坏死组织呈黑色。坏疽分为以下三种类型。

干性坏疽(dry gangrene):大多见于四肢末端,例如动脉粥样硬化、血栓闭塞性脉管炎和冻伤等疾患时。此时动脉受阻而静脉回流通畅,故坏死组织的水分少,再加上体表水分易于蒸发,致使病变部位干涸皱缩,呈黑褐色,与周围健康组织之间有明显的分界线(图1-18)。由于坏死组织比较干燥,因此腐败菌感染一般较轻。

湿性坏疽(wet gangrene):湿性坏疽多发生于与外界相通的内脏(肠、子宫、肺等),也可见于四肢(伴有淤血水肿时)。此时由于坏死组织含水分较多,故腐败菌感染严重,局部明显肿胀,呈暗绿色或污黑色。腐败菌分解蛋白质,有恶臭味。由于病变发展较快,炎症比较弥漫,故坏死组织与健康组织间无明显分界线。同时组织坏死腐败所产生的毒性产物及细菌毒素被吸收后,可引起全身中毒症状,甚至可发生中毒性休克而死亡。常见的湿性坏疽有坏疽性阑尾炎、肠坏疽、肺坏疽及产后坏疽性子宫内膜炎等。

气性坏疽(gas gangrene):为湿性坏疽的一种特殊类型,主要见于严重的深达肌肉的开放性创伤并合并产气荚膜杆菌等厌氧菌感染时。细菌分解坏死组织时产生大量气体,使坏死组织内含大量气泡,按之有"捻发"音。气性坏疽病变发展迅速,中毒症状明显,后果严重,需紧急处理。

(3) 坏死的结局

1) 溶解吸收:较小的坏死灶可由来自坏死组织本身和中性粒细胞释放的蛋白水解酶将坏死物质进一步分解液化,然后由淋巴管或血管吸收,不能吸收的碎片则由巨噬细胞加以吞噬消化,留下的组织缺损,则由细胞再生或肉芽组织予以修复。

2) 分离排出:较大坏死灶不易完全吸收,其周围发生炎症反应,白细胞释放蛋白水解酶,加速坏死边缘坏死组织的溶解吸收,使坏死灶与健康组织分离。坏死灶如位于皮肤或黏膜,脱落后形成缺损。局限在表皮和黏膜层的浅表缺损,称为糜烂(erosion);深达皮下和黏膜下的缺损称为溃疡(ulcer)。肾、肺等内脏器官坏死组织液化后可经相应管道(输尿管、气管)排出,留下空腔,成为空洞(cavity)。深部组织坏死后形成开口于皮肤或黏膜的盲性管道,称为窦道(sinus)。体表与空腔器官之间或空腔器官与空腔器官之间两端开口的病理性通道称为瘘管(fistula)。

3) 机化:坏死组织如不能完全溶解吸收或分离排出,则由周围组织的新生毛细血管和成纤维细胞等组成肉芽组织长入并逐渐将其取代,最后变成瘢痕组织。这种由新生肉芽组织取代坏死组织或其他异常物质(如血栓等)的过程称为机化(organization)。

4）包绕、钙化：坏死组织范围较大，或坏死组织难以溶解吸收，或不能完全机化，则由周围新生结缔组织加以包围，称为包裹（encapsulation）。坏死组织可继发营养不良性钙化，大量钙盐沉积在坏死组织中，如干酪样坏死的钙化。

2. 凋亡　凋亡（apoptosis）一般是指机体细胞在发育过程中或在某些因素作用下，通过细胞内基因及其产物的调控而发生的一种程序性细胞死亡（programmed cell death）。一般表现为单个细胞的死亡，且不伴有炎症反应。

（1）细胞凋亡的意义：细胞凋亡普遍存在于生物界，既发生于生理状态下，也发生于病理状态下。由于细胞凋亡对胚胎发育及形态发生（morphogenesis）、组织内正常细胞群的稳定、机体的防御和免疫反应、疾病或中毒时引起的细胞损伤、老化、肿瘤的发生进展起着重要作用，并具有潜在的治疗意义，至今仍是生物医学研究的热点。

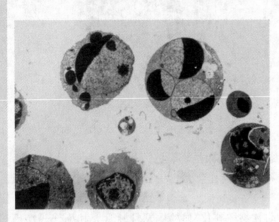

图 1-19　典型凋亡小体
染色质呈新月状，并可见细胞器

（2）细胞凋亡的形态变化：电镜下，细胞凋亡的形态学变化是多阶段的，可分为：① 细胞质浓缩，核糖体、线粒体等聚集，细胞体积缩小，结构更加紧密。② 染色质逐渐凝聚成新月状附于核膜周边，嗜碱性增强。细胞核固缩呈均一的致密物，进而断裂为大小不一的片段。③ 胞膜不断出芽、脱落，细胞变成数个大小不等的由胞膜包裹的凋亡小体（apoptotic body）（图 1-19）。凋亡小体内可含细胞质、细胞器和核碎片，有的不含核碎片。④ 凋亡小体被具有吞噬功能的细胞如巨噬细胞、上皮细胞等吞噬、降解。⑤ 凋亡发生过程中，细胞膜保持完整，细胞内容物不释放出来，所以不引起炎症反应。

光镜下，一般累及单个或少数几个细胞，凋亡细胞呈圆形，胞质红染，细胞核染色质聚集成团块状（图 1-20）。

（3）细胞凋亡的机制：细胞凋亡是一系列依赖能量的分子水平变化的终点，细胞凋亡过程包括以下4个阶段，即诱导启动、细胞内调控、实施和凋亡细胞的吞噬搬运阶段。

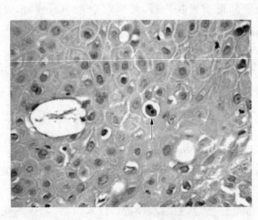

图 1-20　凋亡细胞
凋亡细胞（↑）与邻近细胞分离，胞质嗜酸性，核浓缩

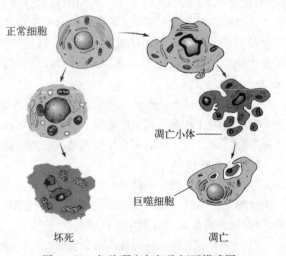

正常细胞

凋亡小体

巨噬细胞

坏死　　　　凋亡

图 1-21　细胞凋亡与细胞坏死模式图

（4）细胞凋亡与坏死的区别：目前认为，细胞坏死与凋亡的形态改变不同（图 1-21），坏死表现为细胞肿大，细胞器肿胀、破坏，细胞核早期无变化，晚期染色质破碎断裂成许多不规则的小凝块，呈簇状，胞膜破裂，胞内容物释放，诱发炎症反应。坏死是成群的细胞死亡，而凋亡一般是单个细胞的死亡，无炎性反应。

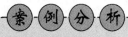

第三节　再生和损伤的修复

当机体组织细胞出现生理性消耗及病理性损伤形成缺损时,由邻近细胞或组织增生加以修补和恢复的过程,称为修复(repair)。如果损耗的实质细胞有再生能力和适宜条件,则通过邻近存留的同种实质细胞再生进行修补恢复,因为此种修复可完全恢复原有细胞、组织的结构和功能,故称此为再生性修复或完全性修复。在病理状态下,如果实质细胞不能再生或仅有部分能再生,组织缺损则全部或部分由新生的富于小血管的纤维结缔组织(肉芽组织)来修补充填缺损,并形成瘢痕,因为它只能恢复组织的完整性,不能完全恢复原有的结构和功能,故称此为纤维性修复或不完全性修复。

一、再　　生

再生(regeneration)是指为修复损耗的实质细胞而发生的同种细胞的增生。再生有生理性与病理性再生之分。

(一)再生的种类

1. 生理性再生　　在生理情况下,有些细胞和组织不断老化、凋亡,由新生的同种细胞和组织不断补充,始终保持着原有的结构和功能,维持组织、器官的完整和稳定,称生理性再生。如表皮的复层扁平细胞不断地角化脱落,通过基底细胞不断增生、分化,予以补充;月经期子宫内膜脱落后,又有新生的内膜再生;消化道黏膜上皮细胞每1～2日再生更新一次等。

2. 病理性再生　　在病理状态下,细胞和组织坏死或缺损后,如果损伤程度较轻,损伤的细胞又有较强的再生能力,则可由损伤周围的同种细胞增生、分化,完全恢复原有的结构与功能,称为病理性再生。如表皮的Ⅱ度烫伤常出现水泡,基底细胞以上各层细胞坏死,此时基底细胞增生、分化,完全恢复表皮的原有结构与功能;腺上皮损伤后,只要基底膜未被破坏,也可由残留的细胞增生、分化恢复原有结构与功能。在病理情况下,不能进行再生修复的组织,可经肉芽组织、瘢痕进行修复。

(二) 细胞周期和细胞的再生能力

细胞周期由间期(interphase)和分裂期(mitotic phase,M 期)构成。间期又可分为 G_1 期(DNA 合成前期)、S 期(DNA 合成期)和 G_2 期(DNA 合成后期)。不同种类的细胞,其细胞周期的时程长短不同,在单位时间内可进入细胞周期进行增殖的细胞数也不相同,因此具有不同的再生能力。一般而言,低等动物比高等动物的细胞或组织再生能力强。就个体而言,幼稚组织比分化成熟的组织再生能力强;平时易受损伤的组织及生理状态下经常更新的组织有较强的再生能力。按再生能力的强弱,可将人体细胞分为以下三类。

1. 不稳定性细胞(labile cells)　是指一大类再生能力很强的细胞,在细胞动力学方面,这些细胞不断地随细胞周期循环而增生分裂。在生理情况下,这类细胞就像新陈代谢一样周期性更换。病理性损伤时,常常表现为再生性修复。属于此类细胞的有表皮细胞、呼吸道和消化道黏膜被覆细胞,男、女性生殖器官管腔的被覆细胞,淋巴、造血细胞及间皮细胞等。

2. 稳定性细胞(stable cell)　这类细胞有较强的潜在再生能力。在生理情况下是处在细胞周期的静止期(G_0),不增殖。但是当受到损伤或刺激时,即进入合成前期(G_1),开始分裂增生,参与再生修复。

属于此类细胞的有各种腺体及腺样器官的实质细胞,如消化道、泌尿道和生殖道等黏膜腺体,肝、胰、涎腺、内分泌腺、汗腺、皮脂腺实质细胞及肾小管上皮细胞等。此外还有原始的间叶细胞及其分化出来的各种细胞,如成纤维细胞、内皮细胞、软骨母细胞等,虽然软骨母细胞及平滑肌细胞也属于稳定性细胞,但在一般情况下再生能力很弱,再生性修复的实际意义很小。

3. 永久性细胞(permanent cells)　是指不具有再生能力的细胞,此类细胞出生后即脱离细胞周期,永久停止有丝分裂。属于此类的有神经细胞(包括中枢的神经元和外周的节细胞),另外心肌细胞和骨骼肌细胞再生能力也极弱,没有再生修复的实际意义,一旦损伤破坏则永久性缺失,代之以瘢痕性修复。

成体干细胞是存在于机体组织中的一类原始状态细胞,它们具有自我复制和更新、永分化、多向分化的特点,用于维持新陈代谢和创伤修复。目前有研究证明,神经细胞、心肌细胞不能再生的传统概念正在逐渐改变。例如,神经干细胞存在于中枢神经系统的广泛区域,在特定环境和因子的诱导下能定向分化成不同的神经细胞类型,为脑损伤的修复提供了新的途径。

(三) 各种组织的再生过程

组织损伤后,实质细胞再生的程度和过程,既取决于该细胞再生能力的强弱,也依赖于组织结构,特别是基底膜、实质细胞的支架结构的完好程度。

1. 上皮组织的再生

(1) 被覆上皮的再生:多由创口边缘或底层存留的同种细胞或基底层细胞分裂增殖,向缺损部伸展并增生分化为受损的细胞组织类型。

(2) 腺体上皮的再生:一般管状腺体上皮,如果基底膜尚完好,则可由存留的腺上皮细胞分裂增生,沿基底膜排列,完全恢复原有的结构。若基底膜等结构已破坏,则难以实现再生性修复,往往发生瘢痕性修复。复杂的腺器官如肝的再生也有两种情况:一是肝细胞坏死时,只要肝小叶网状纤维支架完好,坏死周围区残存的肝细胞分裂增生,并沿支架延伸,恢复原有结构(图 1-22);另一种是肝细胞坏死较广泛,肝小叶网状支架塌陷,网状纤维胶原化和(或)纤维组织增生的阻隔,再生的肝细胞呈结构紊乱的结节状(结节状再生),不能恢复原有小叶结构和功能(如肝硬化等),实际上仍是瘢痕性修复。

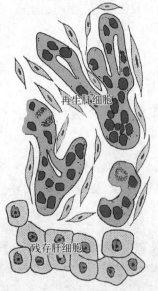

再生肝细胞

残存肝细胞

图 1-22　肝细胞再生模式图

2. 纤维结缔组织的再生　在损伤的刺激下,该处残存的成纤维细胞开始分裂和增生。功能活跃态的成纤维细胞或来自静止的纤维细胞,或来自未分化的原始间叶细胞。当成纤维细胞停止分裂后,开始合成并向细胞外分泌前胶原蛋白,后者在细胞周围形成胶原纤维。伴随细胞逐渐成熟,逐渐演变成长梭形的纤维细胞埋藏在胶原纤维之中。这一过程可发生在两种情况下。一种是发生在真皮、皮下及筋膜等纤维结缔组织的损伤时,则应属于再生性修复,可恢复原有的结构和功能。另一种情况是发生在上皮、肌肉、软骨等实质细胞损伤而又不能进行再生时，则由残存于间质的成纤维细胞或原始间叶细胞增生分化，与毛细血管的增生一起修复缺损，此时不属于再生范畴，应列为瘢痕性修复（图1-23）。

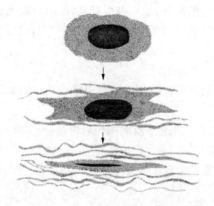

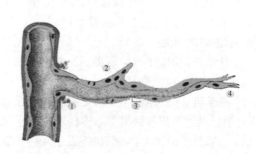

图1-23　原始间叶细胞
转化为成纤维细胞产生胶原纤维再转化为纤维细胞模式图

图1-24　毛细血管再生模式图
1. 基底膜溶解；2. 细胞增生；3. 细胞间通透性增加；4. 细胞趋化

3. 血管的再生

（1）小血管的再生：小血管再生主要是以毛细血管再生为起点的。毛细血管主要是以出芽方式再生。首先是残存的毛细血管内皮细胞肿胀、分裂增生，形成实性内皮细胞条索（芽）向损伤处延伸，在毛细血管内血流的冲击下，条索逐渐出现管腔，形成再生的毛细血管，进而彼此吻合形成血管网（图1-24）。

（2）大血管的再生：肉眼可见的较大血管断裂后，两断端常需手术缝合，即使如此，也往往仅有内皮细胞能自两断端分裂增生，向断裂处推进会合，恢复内皮细胞的结构与功能（再生性修复），肌层因平滑肌细胞再生能力弱，不能再生，只有通过瘢痕性修复以维持其完整性。

4. 神经组织的再生

（1）神经细胞的再生：脑和脊髓内的神经元及外周神经节的节细胞均为无再生能力的细胞，损伤之后不能再生修复，其所属的神经纤维亦随之消失、缺损，只能通过周围的神经胶质细胞及其纤维填补而形成胶质瘢痕。

（2）神经纤维的再生：外周神经断裂损伤后，在与其相连的神经细胞仍然存活的条件下，可以进行再生性修复，恢复原有的结构和功能。增生的轴突在断裂处分成多条向各方向延伸，同时断端两侧神经膜细胞反应性增生会合，形成一条细胞索，多条增生的轴突中有一条随机长入远端的神经膜细胞索内，并向远端继续延伸，直到末梢，同时神经膜细胞产生髓磷脂形成髓鞘。断裂处过多增生的轴突退化（图1-25）。如果断裂神经纤维的两端距离过远（＞2.5 cm）或者在断裂处有增生的纤维瘢痕的阻隔，

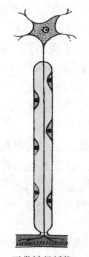
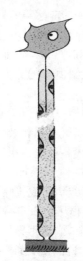
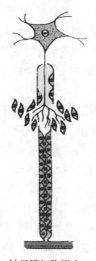
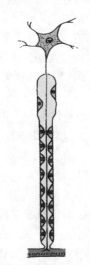

正常神经纤维　　神经纤维断离，远端及近端的一部分髓鞘及轴突崩解　　神经膜细胞增生，轴突生长　　神经轴突达末梢，多余部分消失

图1-25　神经纤维再生模式图

近端新增生的许多轴突长不到远端的神经膜细胞索内,与增生的纤维组织绞缠在一起,形成瘤样肿块,称创伤性神经瘤(traumatic neuroma),常常引起顽固性疼痛。

5. 骨组织的再生　骨组织再生能力强。在有骨膜存在的条件下,常可再生修复,即由骨膜上的细胞增生形成骨母细胞;可以由原始间叶细胞和成纤维细胞转变为骨母细胞,先是形成类骨组织,以后在类骨基质上有钙盐沉着并逐渐形成骨小梁。

6. 肌组织的再生

(1)骨骼肌组织的再生:骨骼肌细胞再生能力极弱,仅在肌膜未被破坏的条件下能再生。而破坏肌膜的损伤全部是瘢痕性修复。

(2)平滑肌组织的再生:平滑肌组织再生能力也很弱。除小血管壁平滑肌损伤后可进行再生性修复外,大血管壁及胃肠道等处平滑肌损伤后,往往都是瘢痕性修复。

(3)心肌组织的再生:心肌细胞几乎无再生能力,损伤后都是瘢痕性修复。

二、纤维性修复

纤维性修复或称不完全性修复,是在组织细胞不能进行再生性修复的情况下,由损伤局部的间质新生出的肉芽组织溶解吸收异物并填补缺损,继之肉芽组织逐渐成熟,转变为瘢痕组织,使缺损得到修复。

(一)肉芽组织

肉芽组织(granulation tissue)是新生的富含毛细血管的幼稚阶段的纤维结缔组织。

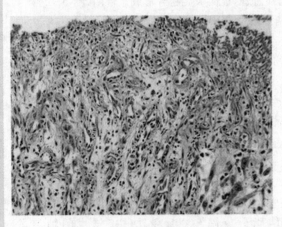

图1-26　肉芽组织镜下结构
大量新生毛细血管、成纤维细胞和炎性细胞

1. 肉芽组织的成分及形态特点　肉芽组织是由成纤维细胞、毛细血管及一定数量的炎性细胞等有形成分组成的。其形态特点如下。肉眼观察,肉芽组织的表面呈细颗粒状,鲜红色,柔软湿润,触之易出血而无痛觉,形似嫩肉故名。镜下观察,典型的结构是位于体表和管腔表面损伤处的肉芽组织,其表面常覆盖一层炎性渗出物及坏死组织。其下方为肉芽组织,基本结构为:① 大量新生的毛细血管,平行排列,均与表面相垂直,并在近表面处互相吻合形成弓状突起,肉眼呈鲜红色细颗粒状。② 新增生的成纤维细胞散在分布于毛细血管网络之间,很少有胶原纤维形成。③ 多少不等的炎性细胞浸润于肉芽组织之中(图1-26)。如为感染性损伤,则炎性细胞较多,且以中性粒细胞为主;如为非感染者,炎性细胞少且以单核细胞、淋巴细胞等为主。肉芽组织内常含一定量的水肿液,但不含神经纤维,故无疼痛。发生在组织、器官内部的瘢痕性修复,往往也是通过上述的肉芽组织增生来吸收和取代坏死、血栓、炎性渗出物等,不同的是肉芽组织位于这些异物的四周向异物中心部增生推进,毛细血管的方向性或是向中心部辐辏或是比较紊乱。

2. 肉芽组织的作用　肉芽组织在组织损伤修复过程中有以下重要作用:① 抗感染保护创面;② 填补创口及其他组织缺损;③ 机化或包裹坏死、血栓、炎性渗出物及其他异物。

机化(organization)是指由新生的肉芽组织吸收并取代各种失活组织或其他异物的过程。最后肉芽组织成熟,转变为纤维瘢痕组织。包裹(encapsulation)是一种不完全的机化。即在失活组织或异物不能完全被机化时,在其周围增生的肉芽组织成熟为纤维结缔组织形成包膜,将其与正常组织隔离开。

3. 肉芽组织的结局或成熟过程　肉芽组织在组织损伤后2～3 d内即可开始出现,自下向上(如体表创口)或从周围向中心(如组织内坏死)生长推进填补创口或机化异物。随着时间的推移(1～2周),肉芽组织按其生长的先后顺序,逐渐成熟。其主要形态标志为:水分逐渐吸收;炎性细胞减少并逐渐消失;毛细血管闭塞、数目减少,按正常功能的需要仅有少数毛细血管管壁增厚,转变成小动脉和小静脉;成纤维细胞产生越来越多的胶原纤维,同时成纤维细胞数目逐渐减少,胞核变细长而深染,变为纤维细胞。时间再长,胶原纤维量更多,而且发生玻璃样变,细胞和毛细血管成分更少。至此,肉芽组织成熟为纤维结缔组织并转变为瘢痕组织。

（二）瘢痕组织

瘢痕（scar）组织是肉芽组织成熟转变而来的老化阶段的纤维结缔组织。

1. 瘢痕组织的形态特点　　镜下观察　瘢痕组织由大量平行或交错分布的胶原纤维束组成，纤维束往往呈均质性红染即玻璃样变，纤维细胞很稀少，核细长而深染，小血管稀少（图 1 - 27）。

肉眼观察局部呈收缩状态，颜色苍白或灰白色半透明、质硬韧，缺乏弹性。

2. 瘢痕组织的作用和危害　　瘢痕组织的形成对机体有利的一面：① 它能把损伤的创口或其他缺损长期地填补并连接起来，可使组织器官保持完整性。② 由于瘢痕组织含大量胶原纤维，虽然不及正常皮肤的抗拉力强，但较之肉芽组织要强得多，因而这种填补及连接也是相当牢固的，可使组织器官保持其坚固性。如果胶原形成不足或承受力大而持久，加之瘢痕缺乏弹性，故可造成瘢痕膨出，在腹壁可形成疝，在心室壁可形成室壁瘤。

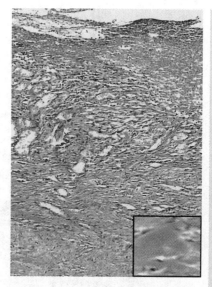

图 1 - 27　中间层为肉芽组织，底层内毛细血管闭塞，胶原纤维增多，玻璃样变性

瘢痕组织对机体的不利和危害：① 瘢痕收缩。特别是发生于关节附近和重要器官的瘢痕，常常引起关节挛缩或活动受限和胃溃疡瘢痕所引起的幽门梗阻。② 瘢痕性粘连。特别是在各器官之间或器官与体腔壁之间发生纤维（瘢痕）的粘连，常常不同程度地影响其功能。器官内广泛损伤导致广泛纤维化玻璃样变，可发生器官硬化。③ 瘢痕组织增生过度，又称肥大性瘢痕。如果这种肥大性瘢痕突出于皮肤表面并向周围不规则地扩延，称为瘢痕疙瘩（keloid）。临床上又常称为"蟹足肿"，发生机制不清。

瘢痕组织内的胶原纤维在胶原酶的作用下，可以逐渐地分解、吸收，从而使瘢痕缩小、软化。胶原酶主要来自成纤维细胞、中性粒细胞和巨噬细胞等。因此，在解决瘢痕收缩和器官硬化等的关键是要在细胞生长调控和细胞外基质等分子病理水平上，阐明如何调控肉芽组织中胶原的合成和分泌以及如何加速瘢痕中胶原的分解吸收。

三、创 伤 愈 合

创伤愈合（wound healing）是指机体遭受外力作用，皮肤等组织出现离断或缺损后的愈复过程，包括了各种组织的再生和肉芽组织增生、瘢痕形成的复杂组合，表现出各种修复过程的协同作用。

（一）创伤愈合的基本过程

1. 伤口的早期变化　　伤口局部有不同程度的组织坏死和出血，数小时内便出现炎症反应，故局部红肿。伤口中的血液和渗出的纤维蛋白原很快凝固形成凝块，有的凝块表面干燥形成痂皮，凝块及痂皮起着保护伤口的作用。

2. 伤口收缩　　二三日后伤口边缘的全层皮肤及皮下组织向伤口中心移动，于是伤口迅速缩小，直到 2 周左右停止。伤口收缩的意义在于缩小创面。

3. 肉芽组织增生和瘢痕形成　　从第 2～3 日开始从伤口底部及边缘长出肉芽组织，逐渐填平伤口。肉芽组织中没有神经，故无感觉。第 5～6 日起成纤维细胞产生胶原纤维，以后逐渐过渡为瘢痕组织，大约在伤后 1 个月瘢痕完全形成。伤口局部抗拉力的强度于伤口愈合后不久就开始增加，至 3 个月左右抗拉力强度达到顶点。但这时也只能达到正常皮肤强度的70%～80%。

4. 表皮及其他组织再生　　创伤发生 24 h 内，伤口边缘的表皮基底细胞便可从凝块下面向伤口中心增生，形成单层上皮，覆盖于肉芽组织的表面，当这些细胞彼此相遇时，则停止前进，并增生、分化成为鳞状上皮。健康的肉芽组织对表皮再生十分重要，因为它可提供上皮再生所需的营养及生长因子，如果肉芽组织发育不良，长时间不能将伤口填平（如弛缓性肉芽、水肿性肉芽）或形成瘢痕，则上皮再生将延缓。此外，由于异物及感染等刺激而形成过度生长的肉芽组织，高出于皮肤表面，也会阻止表皮再生，因此临床常需将其切除清创。若伤口过大,则往往需要植皮。

皮肤附属器如遭完全破坏,则由瘢痕修复。肌腱断裂后,初期也是瘢痕修复,但随着功能锻炼而不断改建,胶原纤维可按原来肌腱纤维方向排列,达到完全再生。

(二) 创伤愈合的类型

根据组织损伤程度及有无感染,创伤愈合可分为以下三种类型。

1. 一期愈合　一期愈合(primary healing)见于组织缺损少、创缘整齐、无感染、经黏合或缝合后创面对合严密的伤口,例如手术切口。这种伤口中只有少量血凝块,炎症反应轻微,表皮再生在1～2 d内便可完成。肉芽组织在第2日就可从伤口边缘长出并很快将伤口填满,5～6 d胶原纤维形成(此时可以拆线),2～3周完全愈合,留下一条线状瘢痕。一期愈合的时间短,形成瘢痕少,抗拉力强度大(图1-28)。

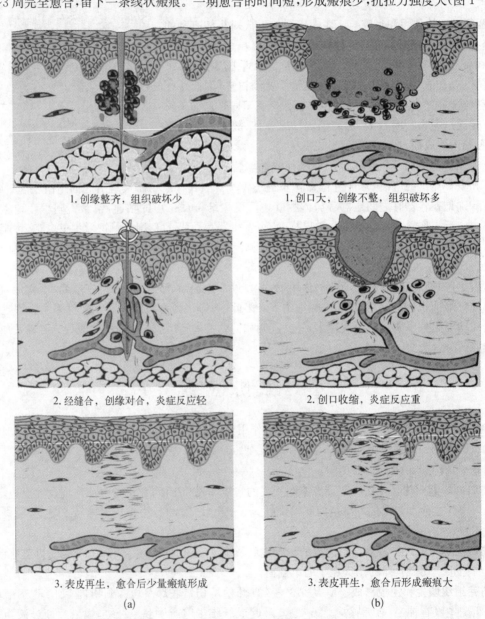

1. 创缘整齐,组织破坏少　　　　　　1. 创口大,创缘不整,组织破坏多

2. 经缝合,创缘对合,炎症反应轻　　2. 创口收缩,炎症反应重

3. 表皮再生,愈合后少量瘢痕形成　　3. 表皮再生,愈合后形成瘢痕大

(a)　　　　　　　　　　　　(b)

图1-28　创伤愈合模式图

(a) 一期愈合;(b) 二期愈合

2. 二期愈合　二期愈合(secondary healing)见于组织缺损较大、创缘不整、哆开、无法整齐对合,或伴有感染的伤口,往往需要清创后才能愈合。二期愈合与一期愈合不同之处有:① 由于坏死组织多或感染,局部组织继续发生变性、坏死,炎症反应明显。只有等到感染被控制,坏死组织被清除以后,再生才能开始。② 伤口大,伤口收缩明显,伤口内肉芽组织形成量多。③ 愈合的时间较长,形成的瘢痕较大,抗拉力强度较弱。

3. 痂下愈合　痂下愈合(healing under scar)是指伤口表面的血液、渗出物及坏死组织干燥后形成硬痂，在其下面进行上述愈合过程。待上皮再生完成后，痂皮即脱落。因为表皮的再生须将痂皮溶解，故痂下愈合时间较长。痂皮干燥不利于细菌生长，对伤口有一定的保护作用。但如果痂下渗出物较多或伴有感染时，痂皮反而影响渗出物的排出，使感染加重，不利于愈合。

(三)影响创伤愈合的因素

1. 全身因素

(1) 年龄因素：儿童和青少年的组织再生能力较强，创伤愈合快。老年人则相反，组织再生力差，愈合慢，这与老年人血管硬化、血液供应减少有很大的关系。

(2) 营养因素：严重的蛋白质缺乏，尤其是含硫氨基酸(如甲硫氨酸、胱氨酸)缺乏时，组织的再生能力降低，肉芽组织及胶原形成不良，伤口不易愈合。维生素C对愈合非常重要。在微量元素中锌对创伤愈合有重要作用，锌缺乏的患者，创伤愈合缓慢。

(3) 内分泌因素：机体的内分泌状态，对修复反应有着重要影响。例如肾上腺皮质类固醇对修复具有抑制作用，而肾上腺盐皮质激素和甲状腺素则对修复有促进作用。

2. 局部因素

(1) 感染与异物：感染可严重影响再生修复方式与时间。伤口感染后，渗出物增多，创口内的压力增大，常使伤口裂开，或者导致感染扩散加重损伤。因此，对感染的伤口，应及早引流，当感染被控制后，修复才能进行。此外，坏死组织及其他异物，也妨碍愈合并有利于感染。因此，伤口如有感染，或有较多的坏死组织及异物，常常是二期愈合。临床上对于创面较大、已被细菌污染但尚未发生明显感染的伤口，施行清创术以清除坏死组织、异物和细菌，并可在确保没有感染的前提下，缝合断裂的组织、修整创缘、缝合伤口以缩小创面。这样，可以使本来应是二期愈合的伤口，愈合时间缩短，甚至可能达到一期愈合。

(2) 局部血液循环：良好的血液循环一方面保证组织再生所需的氧和营养，另一方面对坏死物质的吸收及控制局部感染也起重要作用。因此，局部血流供应良好时，则伤口愈合好，相反，如下肢血管有动脉粥样硬化或静脉曲张等病变时，则该处伤口愈合迟缓。局部应用某些药物或理疗，均有改善局部血液循环，促进伤口愈合的作用。

(3) 神经支配：完整的神经支配对损伤的修复有一定的作用，例如麻风引起的溃疡不易愈合，是因为神经受累的缘故。植物神经的损伤，使局部血液循环发生紊乱，对再生的影响更为明显。

(4) 电离辐射：能破坏细胞、损伤血管、抑制组织再生，因此也能阻止瘢痕形成。

四、骨 折 愈 合

(一)骨折愈合的基本过程

骨折(fracture)通常可分为外伤性骨折和病理性骨折两大类。骨的再生能力很强。骨折愈合的好坏，所需的时间与骨折的部位、性质、错位的程度。年龄以及引起骨折的原因等因素有关。一般而言，经过良好复位后的单纯性外伤性骨折，几个月内，便可完全愈合，恢复正常结构和功能。骨折愈合过程可分为以下几个阶段。

1. 血肿形成　骨组织和骨髓都有丰富的血管，在骨折的两端及其周围伴有大量出血，形成血肿，数小时后血肿发生凝固。

2. 纤维性骨痂形成　骨折后的2～3 d，血肿开始机化。肉芽组织中的成纤维细胞主要来自骨内膜及骨外膜细胞(这些成纤维细胞以后逐渐转变为软骨母细胞及骨母细胞)。充填骨折断端的肉芽组织，继而发生纤维化形成纤维性骨痂，或称暂时性骨痂，肉眼上骨折局部呈梭形肿胀。

3. 骨性骨痂形成　上述纤维性骨痂逐渐分化出骨母细胞和软骨母细胞，并形成类骨组织和软骨组织，以后有钙盐沉积，类骨组织转变为编织骨，软骨组织也经软骨化骨过程演变为骨组织，至此形成骨性骨痂。

4. 骨痂改建或再塑　编织骨由于结构不够致密，骨小梁排列紊乱，故仍达不到正常功能需要。为了在结构和功能上符合人体生理要求，编织骨进一步改建成为成熟的板层骨，皮质骨和髓腔的正常关系也重新恢复。改建是在破骨细胞的骨质吸收及骨母细胞新骨质形成的协调作用下完成的。

（二）影响骨折愈合的因素

前述的影响创伤愈合的全身及局部因素也都适用于骨折愈合。此外，还要强调三个影响骨折愈合的特殊因素。

1. 骨折断端的及时、正确的复位　完全性骨折由于肌肉的收缩，常常发生错位或有其他组织、异物的嵌塞，可使愈合延迟或不能愈合。及时、正确的复位是为以后骨折完全愈合创造必要的条件。

2. 骨折断端及时、牢靠的固定　骨折断端即使已经复位，由于肌肉活动仍可错位，因而复位后及时、牢靠的固定（如打石膏、小夹板或髓腔钢针固定）更显重要，一般要固定到骨性骨痂形成后。

3. 早日进行全身和局部功能锻炼，保持局部良好的血液供应　由于骨折后常需复位、固定及卧床，虽然有利于局部愈合，但长期卧床，血运不良，又会延迟愈合，局部长期固定不动也会引起骨及肌肉的失用性萎缩，关节强直等不利后果。为此，在不影响局部固定情况下，应尽早离床活动，不能离床者则进行局部（肢体等）功能锻炼，以保持旺盛血运及肌肉、关节的功能。

小　结

细胞和组织的适应性改变包括萎缩、肥大、增生及化生。发育正常的器官、组织或细胞的体积缩小称为萎缩；体积增大称为肥大；实质细胞数量增多引起的器官和组织的体积增大称为增生；而一种分化成熟的组织被另一种分化成熟的组织替代称为化生。当内外环境中刺激因子超出机体适应能力时，就会导致细胞和组织的损伤。可逆性损伤（变性）是指细胞或间质内出现异常物质或正常物质异常增多，常见的变性有细胞水肿、脂肪变性、玻璃样变和黏液样变等。不可逆性损伤包括坏死和凋亡。坏死是指活体局部组织和细胞的死亡，坏死细胞的形态学特征包括核浓缩、核碎裂和核溶解；坏死的类型有凝固性坏死、液化性坏死、纤维素样坏死和坏疽；坏死的结局主要有溶解吸收分离排出、机化及包裹和钙化。

组织损伤形成缺损时，由邻近细胞或组织增生加以修补和恢复的过程，称为修复。修复有再生和纤维性修复两种形式。肉芽组织是新生的富含毛细血管的幼稚阶段的纤维结缔组织，由成纤维细胞、新生毛细血管及一定数量的炎性细胞等成分组成，其主要作用是抗感染保护创面、填补创口及其他组织缺损和机化或包裹坏死、血栓、炎性渗出物及其他异物等。

【思考题】
(1) 试从肥大与增生角度分析不同器官体积增大的原因。
(2) 试述常见的变性类型、病变部位及病变特点。
(3) 坏疽是如何形成的？其病变特征与临床表现是什么？
(4) 损伤修复过程中肉芽组织的形态特点、作用及结局如何？

（刘　盾　陈　钢）

第二章　局部血液循环障碍

学习要点

- **掌握：** ① 充血的概念及病理变化；② 血栓的概念、形成的条件、形态及对机体的影响；③ 栓塞的后果。
- **熟悉：** ① 充血的原因及后果；② 栓塞的概念、栓子的运行途径；③ 梗死的条件、病理变化及类型。
- **了解：** 血栓形成的机制和过程。

血液循环障碍分为全身性和局部性两大类。全身性循环障碍发生于整个心血管系统，如休克、心力衰竭等。局部循环障碍发生在个别器官或局部组织，表现主要包括局部血液量的异常（如充血、淤血和缺血）、血液性状和血管内容物的异常（如血栓形成、栓塞和梗死）和血管壁通透性与完整性异常（如水肿、积液和出血）。局部循环障碍及其所引起的病变是许多疾病过程中的基本病理改变，本章主要介绍充血、出血、血栓形成、栓塞和梗死等。

第一节　充　血

局部组织和器官的血管内血液含量增多称为充血（hyperemia）。充血按其发生原因及机制不同，可分为动脉性充血和静脉性充血两类。

一、动脉性充血

局部组织和器官由于动脉血输入增多而发生的充血，称为动脉性充血（arterial hyperemia），又称主动性充血（active hyperemia），简称充血。

（一）原因及类型

充血可以是生理性的，也可以是病理性的。当血管舒张神经兴奋性增高或血管收缩神经兴奋性减弱时，血管就发生扩张引起充血。

1. 生理性充血　为适应器官和组织生理需要和代谢功能增强需要所发生的充血，称为生理性充血，如进食后的胃肠黏膜充血，体力活动时的骨骼肌充血，情绪冲动时的面颈部充血以及妊娠时的子宫充血等。

2. 病理性充血　指各种病理状态下的充血，主要有以下几种类型。

（1）炎症性充血：炎症早期，由于致炎因子刺激通过神经轴索反射使血管舒张神经兴奋，以及一些炎症介质的作用而引起的充血，称为炎性充血。

（2）减压后充血：局部器官或组织长期受压而缺血时，一旦压力突然解除，细动脉发生反射性扩张而引起充血，称为减压后充血。如绷带包扎肢体或腹水压迫腹腔内器官，组织内的血管张力降低，若迅速解开绷带或抽出大量腹水，局部受压组织的细动脉发生反射性扩张，导致局部充血。

（二）病理变化

充血局部组织或器官的小动脉和毛细血管扩张，血量增多，体积轻度增大。如发生在体表，可见局部组织颜色鲜红。由于局部细动脉扩张，血流加快，代谢旺盛，温度升高。功能活动增强时，发生于黏膜的充血可伴有腺体或黏膜的分泌增多。

（三）后果

动脉性充血通常是暂时性的血管反应，原因消除后，可恢复正常，一般对机体无重要影响。炎症早期的充血，一般对机体有利，仅有少数患者，可在原有血管病变（如动脉粥样硬化、脑内小动脉瘤形成等）的基础上发生血管破裂出血。

二、静脉性充血

器官或组织静脉血液回流受阻，血液淤积于小静脉和毛细血管内引起的充血，称静脉性充血（venous hyperemia）或被动性充血（passive hyperemia），简称淤血（congestion）。

静脉性充血可分为全身性和局部性两种，均为病理性的，具有重要的临床意义。

（一）原因

1. 静脉受压 因压迫使静脉管腔狭窄或闭塞，血液回流障碍，导致器官或组织淤血。如肿瘤压迫局部静脉引起相应组织淤血；妊娠后期增大的子宫，压迫髂静脉，可引起下肢淤血；肠扭转、肠套叠和肠疝时，肠系膜静脉受压可致肠淤血；肝硬变时增生的肝细胞结节压迫肝内静脉分支，也是引起门静脉系统的器官淤血的原因之一。

2. 静脉腔阻塞 静脉血栓形成及栓塞，可阻塞静脉血液回流，局部发生淤血。但由于静脉的分支多，只有在侧支循环不能有效建立时，静脉腔的阻塞才会发生淤血。

3. 心力衰竭 由于心收缩力减弱，不能将心腔内的血液充分搏出，导致静脉回流受阻，引起淤血。如慢性风湿性心瓣膜病变、高血压病等引起左心衰竭，可导致肺静脉回流受阻，引起肺淤血。肺源性心脏病等引起右心衰竭，使腔静脉回流受阻，导致体循环淤血。全心衰竭时，则肺循环和体循环皆出现淤血。

（二）病理变化

1. 基本病变 肉眼观，淤血的器官体积增大，重量增加，质地变实，暗紫红色。切开器官时，可流出多量的暗红色血液。发生于体表时，由于微循环的灌注量减少，血液内氧合血红蛋白含量减少而还原血红蛋白含量增加，局部皮肤和黏膜呈紫蓝色，称发绀。由于局部血流淤滞，血管扩张，散热增加，体表温度下降。镜下见局部细静脉和毛细血管明显扩张，充满血液。有时伴有水肿或漏出性出血。

2. 重要器官的淤血

（1）肺淤血：多见于慢性风湿性心脏病二尖瓣狭窄患者。当左心室舒张时，二尖瓣不能完全开放，血液淤积于左心房内，左心房压力升高，肺静脉回流受阻，引起肺淤血。肉眼观，肺体积增大，重量增加，呈暗红色。切开时，可流出较多的淡红或暗红色泡沫状液体。镜下，肺泡壁毛细血管明显扩张，充满血液，肺泡间隔增宽。肺泡腔内可有淡红色的水肿液、少量红细胞和巨噬细胞。漏出的红细胞被巨噬细胞吞噬后，在胞质内形成棕黄色颗粒状的含铁血黄素，这种细胞在心力衰竭时常见，故称为心衰细胞（heart failure cell）（图2-1）。长期肺淤血时，间质纤维组织增生，肺质地变硬，且伴有含铁血黄素广泛沉着，使肺组织呈现棕褐色，称为肺褐色硬化。

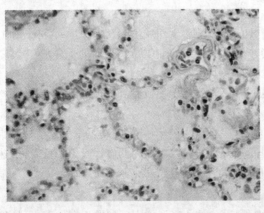
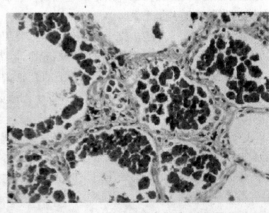

(a)   (b)

图2-1 肺淤血

（a）急性肺淤血水肿；（b）慢性肺淤血，肺泡壁增厚纤维化，肺泡腔内见多量心衰细胞

（2）肝淤血：常由右心衰竭引起，少数也可由下腔静脉或肝静脉阻塞引起。肉眼观，肝体积增大，重量增加。切面，呈现红黄相间的花纹状结构，状似槟榔的切面，故称槟榔肝（nutmeg liver）（图2-2）。镜下，肝小叶中央静脉及附近肝窦高度扩张淤血，淤血处的肝细胞受压萎缩，甚至消失。小叶周边部的肝细胞，因缺氧而发生脂肪变性。临床上，患者可因肝肿大，包膜紧张，刺激感觉神经末梢引起肝区疼痛或压痛；肝细胞损害可引起相应的肝功能障碍。长期肝淤血时，由于缺氧引起肝内纤维组织增生，最终导致淤血性肝硬化。

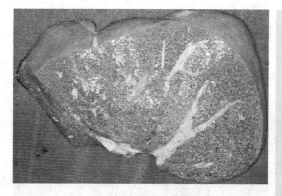

图2-2　慢性肝淤血（槟榔肝）

（三）后果

1. 淤血性水肿和出血　淤血持续时间较长时，由于血流缓慢及缺氧，使毛细血管壁通透性升高，毛细血管内流体静压升高，血液的液体成分漏出增多，形成淤血性水肿。这种水肿液的蛋白质含量低，细胞数少，称为漏出液。严重时，红细胞亦可漏出，引起点状或斑状出血。

2. 实质细胞萎缩、变性和坏死　长期淤血的组织由于缺氧，组织中氧化不全产物堆积，可引起实质细胞的萎缩、变性甚至坏死。

3. 淤血性硬化　由于长期淤血，间质内纤维组织增生，组织内原有的网状纤维融合变成胶原纤维，使器官变硬，称为无细胞性硬化。常见于肺、肝及脾的慢性淤血。

4. 侧支循环开放　肝硬变时，由于门静脉慢性淤血，部分血液可经过开放的静脉吻合支回流至上、下腔静脉，导致食管下段静脉曲张、脐周腹壁静脉曲张和痔静脉丛曲张。侧支循环开放虽然有代偿静脉回流的作用，但因侧支静脉过度曲张，有时可发生破裂，甚至引起大出血。

第二节　出　血

血液从心腔或血管逸出，称为出血（hemorrhage）。逸出的血液进入组织间隙或体腔，称为内出血。血液流出到体外，称为外出血。

一、原因及发病机制

（一）破裂性出血

心脏或血管破裂引起的出血，称破裂性出血。多见于外伤或心脏、血管壁病变。如动脉粥样硬化、心肌梗死的心壁瘤等。此外，如结核病变对血管壁的损伤，恶性肿瘤侵犯血管壁等，均可引起破裂性出血。

（二）漏出性出血

毛细血管与细静脉的通透性升高，血液通过增大的内皮细胞间隙及损伤的基底膜缓慢地漏出血管外，称漏出性出血。临床上称之为"渗血"。其相关因素有：

1. 血管壁的损害　常由于淤血、缺氧、感染、中毒等因子的损害引起。如淤血和缺氧时，毛细血管内皮细胞因缺氧发生变性，酸性代谢产物损伤基底膜和毛细血管内流体静压升高等可引起出血；败血症、流行性出血热、钩端螺旋体病、蛇毒及有机磷中毒等均可致毛细血管壁损伤，通透性增强，引起出血；某些药物或食物可使机体产生过敏反应而损伤毛细血管，使血管壁通透性增高引起出血等。

2. 血小板减少或功能障碍　如血小板减少性紫癜、血小板功能缺陷、脾功能亢进、再生障碍性贫血、急性白血病等，均可致漏出性出血。

3. 凝血因子缺乏　如凝血因子Ⅷ（血友病A）、Ⅸ（血友病B）、von Willebrand因子缺乏、纤维蛋白原、凝血酶原等因子的先天性缺乏；维生素K缺乏、严重肝脏疾病等，引起凝血因子合成减少；弥漫性血管内凝血（DIC）时，凝血因子消耗过多等，均可引起继发性广泛出血。

二、病 理 变 化

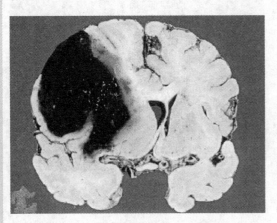

图 2-3　大脑实质内出血形成血肿

内出血可见于体内任何部位,发生在体腔称积血。如胸腔积血、腹腔积血、心包积血等。体腔内可见血液与凝血块。出血发生在组织间隙时,可见多少不等的红细胞散在其中,如多量血液聚集形成局限性肿块,则称为血肿,如脑硬膜下血肿、皮下血肿、脑实质血肿等(图 2-3)。皮肤、黏膜、浆膜等处有微小出血时,在局部形成淤点或淤斑。

外出血时,在伤口处可见血液外流或形成血凝块。鼻黏膜出血排出体外称鼻衄;支气管或肺出血经口排出到体外称为咯血;食管或胃出血经口排出到体外称为呕血;结肠、胃出血经肛门排出称便血;泌尿道出血尿道排出称尿血。

三、后 果

出血的后果主要取决于出血类型、出血量、出血速度和出血部位。少量漏出性出血一般不引起严重后果,但如范围广泛,亦可造成严重影响。破裂性出血如发生在较大血管,短时间内出血量达到总血量的 $20\%\sim25\%$,可致出血性休克;如发生在重要器官如脑,常可造成严重后果;少量慢性反复出血可引起缺血性贫血。

第三节　血 栓 形 成

在活体的心脏和血管内,血液发生凝固或血液中某些有形成分析出凝集形成固体质块的过程,称为血栓形成(thrombosis)。所形成的固体质块称为血栓(thrombus)。

在生理状态下,血液中凝血系统与纤维蛋白溶解系统保持着动态平衡这种平衡一旦被打破,触发了凝血过程,血液便可以在心血管腔内凝固,进而形成血栓。

一、血栓形成的条件和机制

血栓形成是血液在心血管内流动情况下所发生的凝固。它是在一定条件下通过血小板的析出、黏集和血液凝固两个基本过程形成的。其形成条件主要有以下三个方面。

1. 心血管内膜损伤　心血管内膜损伤是血栓形成最重要和最常见的条件。内皮细胞损伤后,暴露出内皮下胶原,激活血小板和凝血因子Ⅻ,启动内源性凝血系统。同时,损伤的内皮细胞释放组织因子,激活血小板因子Ⅶ,启动外源性凝血系统。

血小板活化在促发凝血和血栓形成过程中的作用极其重要,主要表现为以下三项反应。

(1) 黏附反应(adhesion reaction):血小板经过变形,由细胞骨架微丝和微管形成伪足,黏附于暴露出的内皮下胶原。毛细血管基底膜、成纤维细胞和平滑肌细胞均有黏附血小板的作用,但以胶原的黏附作用最强。

(2) 释放反应(release reaction):黏附后的血小板可以释放 ADP、5-HT、血小板生长因子、血栓素 A2(thromboxane A2,TXA2)等促凝物质。其中 ADP 和 TXA2 与血栓形成关系最为密切。

(3) 黏集反应(aggregation reaction):血小板除了与内皮下胶原黏附外,还可与纤维蛋白和纤维连接蛋白黏附,促使血小板彼此黏集成堆,称为血小板黏集堆。最初血小板黏集是可逆的,随着内源性和外源性凝血系统的激活、凝血酶的形成,使血小板黏集堆变成不可逆性,成为血栓形成的起始点。

心血管内膜损伤的原因主要有细菌、病毒感染、内毒素、酸中毒、免疫复合物和理化因素等。其引起血栓形成,多见于风湿性或感染性心内膜炎病变的心瓣膜上、动脉粥样硬化斑块溃疡、心肌梗死区域的心内膜、动脉或静脉内膜炎及创伤性血管损伤部位。

2. 血流状态的改变 主要指血流缓慢及产生涡流等改变,有利于血栓形成。当血流缓慢或产生涡流时,则轴流消失,使血小板易与受损的血管内膜接触而发生黏集。而且血流缓慢时,被激活的凝血因子和凝血酶易在局部积聚而浓度增高,激发凝血过程。因此,血栓多发生于血流较缓慢的静脉内。据统计,发生于静脉内的血栓,约比动脉内的多4倍;下肢静脉内的血流受重力的影响较上肢大,血栓形成的机会比上肢静脉多3倍。静脉血栓常发生于心力衰竭、久病卧床的患者,因全身血流缓慢等因素,易致血栓形成。心脏和动脉的血流快,不易形成血栓,但在血流变缓和出现涡流时,也会有血栓形成。如二尖瓣狭窄时的左心房、动脉瘤内管腔膨出产生涡流,有利于血小板析出和黏集,容易形成血栓。

3. 血液凝固性增加 主要是指血液中血小板和凝血因子增多,或纤维蛋白溶解系统活性降低,导致血液的高凝状态。可见于一些遗传性和获得性疾病。在遗传性高凝状态的原因中,第Ⅴ因子和凝血酶原的基因突变最为常见。认为患有原发性高凝状态的患者,也可能与遗传性凝血酶Ⅲ、蛋白C或蛋白S的缺乏有关。在获得性高凝状态疾病中,如胃肠道、胰腺、肺和卵巢等器官的黏液癌发生广泛转移时,由于癌细胞释放出促凝因子入血,引起弥散性血管内凝血(DIC)。在大面积烧伤、严重创伤、产后或大手术后,由于严重失血,血液浓缩,血液中纤维蛋白原、凝血酶原、凝血因子Ⅻ、凝血因子Ⅶ等含量增多,以及血中补充大量幼稚的血小板,具有较高的黏性,易发生黏集形成血栓。血小板增多或黏性增高还可见于妊娠中毒症、高脂血症、冠状动脉粥样硬化以及吸烟和肥胖症等。

血栓形成往往是多种因素综合作用的结果。上述三种条件,常常同时存在,相互影响,协同作用,或是其中某一条件起主要作用。如心力衰竭患者,除血流缓慢外,还可因缺氧使血管内皮细胞发生损伤,受损伤的血管内皮细胞又可释放组织凝血因子,使血液凝固性增高。再如,某些外伤或手术后患者,除血管内膜损伤外,还伴有血流状态改变及血液性质变化,易致血栓形成。

二、血栓形成的过程及血栓的形态

血栓形成的过程主要包括血小板黏附、凝集和血液成分凝固几个阶段(图2-4)。无论心脏或血管的血栓,其形成过程都是以血小板黏附于内膜裸露的胶原开始,因此,血小板黏集堆的形成是血栓形成的第一步,嗣后血栓形成的过程及血栓的组成、形态、大小都取决于血栓发生的部位和局部血流速度。血栓的类型可分为以下四种。

1. 白色血栓 白色血栓(pale thrombus)是由血小板黏附、黏集形成的附着于心血管壁损伤处的血栓。多发生于血流较快的心瓣膜、心腔内、动脉内或静脉性血栓的起始部,即延续性血栓的头部。肉眼观,呈灰白色小结节或赘生物状,表面粗糙、质较坚实,与心血管壁紧密黏着,不易脱落。镜下,主要由血小板及少量纤维素构成,又称血小板血栓或析出性血栓。

2. 混合血栓 静脉血栓在形成血栓头部后,其下游的血流进一步减缓并形成涡流,在血管腔内形成新的血小板黏集堆。在血小板小梁之间的血液发生凝固,纤维蛋白形成网状结构,网内充满大量的红细胞。这一过程反复交替进行,致使形成的血栓在肉眼观时呈灰白色和红褐色层状交替结构,称为层状血栓,即混合血栓(mixed thrombus)。构成静脉内延续性血栓的体部。肉眼观,混合血栓呈粗糙干燥圆柱状,与血管壁粘连,有时可辨认出不规则的灰白和褐色相间的条纹状结构(图2-5)。发生于心腔内、动脉粥样硬化溃疡部位或动脉瘤内的混合血栓,可称为附壁血栓。镜下,混合血栓主要由淡红色无结构的不规则分枝状或珊瑚状的血小板小梁和小梁间充满红细胞的纤维素网所构成,并见血小板小梁边缘有较多中性粒细胞黏附(图2-6)。

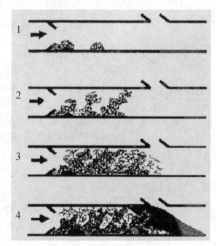

图2-4 静脉内血栓形成过程示意图
1. 血管内膜粗糙,血流形成旋涡,血小板沉积;
2. 血小板小梁形成,小梁周围有白细胞黏附;
3. 小梁间形成纤维蛋白网,网眼内充满红细胞;
4. 血管腔阻塞,局部血流停滞终致血液凝固

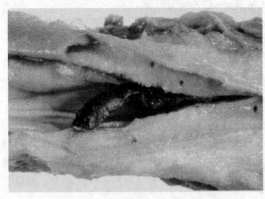

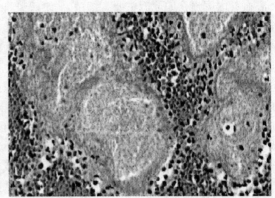

图2-5　静脉内混合血栓　　　　　　　　图2-6　混合血栓镜下结构

3. 红色血栓　　红色血栓(red thrombus)主要见于静脉,随着静脉血栓逐渐增大阻塞管腔,使血流下游局部血流停止,血液迅速发生凝固,形成红色血栓,常构成延续性血栓的尾部。红色血栓的形成过程

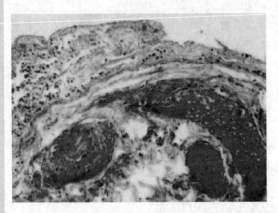

图2-7　微血管内透明血栓

与血管外凝血过程相同。肉眼观,呈暗红色、湿润、有弹性、与血管壁无粘连,与死后血凝块相似。陈旧的混合血栓由于水分被吸收而变得干燥、无弹性、质脆易碎,可脱落造成栓塞。镜下,在纤维素网眼内充满如正常血液分布的血细胞。

4. 透明血栓　　透明血栓(hyaline thrombus)发生于微循环的血管内,主要在毛细血管,因其只能在显微镜下见到,故又称微血栓。透明血栓主要由嗜酸性同质性的纤维蛋白构成(图2-7),又称为纤维素性血栓。这种血栓为多发性,最常见于弥散性血管内凝血(DIC)时的微循环内。微血栓形成后,还会继发性激活纤溶系统,使微血栓溶解,故后期在病理切片中有时又难以见到微血栓。

各种类型血栓的常见部位及其形态特点见表2-1。

表2-1　各种血栓的常见部位及形态特点

血栓类型	常见部位	镜下特点	肉眼特点
白色血栓	心瓣膜、动脉内、延续性血栓头部	血小板小梁为主,表面附有中性粒细胞及纤维蛋白	灰白色,表面粗糙、质坚实,与心血管壁紧密黏着
混合血栓	心腔内、动脉内、延续性血栓体部	血小板小梁上附有中性粒细胞与纤维蛋白网罗大量红细胞交错排列	质较实,干燥,呈红白相间条纹状,与血管壁粘连较紧密
红色血栓	静脉内、延续性血栓尾部	纤维素网眼内充满如正常血液分布的血细胞	新鲜时,暗红、湿润、有弹性,与血管壁无粘连;陈旧时,暗红、干燥、无弹性、质脆易碎
透明血栓	微循环小血管内	主要由纤维蛋白构成,有少量血小板,呈均质红染状态	肉眼观察不到

三、血栓的结局

1. 软化、溶解与吸收　　血栓形成后,由于纤维蛋白溶解系统的作用,以及血栓内白细胞崩解后释放溶蛋白酶,使血栓发生软化、溶解,变成细小颗粒或液体。它可被血流冲走,或被吞噬细胞吞噬。较小的血栓,可被完全溶解吸收而不留痕迹。较大的血栓多发生部分软化和溶解,在血流的冲击作用下,整个血栓或血栓的一部分,可脱落成为血栓性栓子。

2. 机化与再通 在血栓形成后的1～2 d,已开始有内皮细胞、成纤维细胞和成肌纤维细胞从血管壁长入血栓并逐渐取代血栓。这种由肉芽组织逐渐取代血栓的过程,称为血栓机化。中等大小的血栓经2周左右即可完成机化,此时血栓与血管壁紧密粘连不再脱落。在血栓机化的同时,由于水分被吸收,血栓干燥而出现裂隙,血管内皮细胞可以生长覆盖于裂隙的表面而形成新的血管,管腔之间可以相互吻合沟通,使被阻断的血流部分地恢复重建。这一过程称为再通(recanalization)(图2-8)。

3. 钙化 如血栓未发生软化或机化,则钙盐可在血栓内沉积,使血栓部分或全部钙化成坚硬的质块。此种情况如发生在静脉内,称为静脉石。

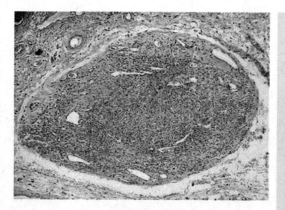

图2-8 血栓机化和再通

四、血栓对机体的影响

血栓形成对破裂的血管起阻塞裂口和止血作用,这是对机体有利的一面。但多数情况下血栓形成对机体则造成不利的影响。

1. 阻塞血管 血栓形成对机体的危害主要是阻塞血管,引起血液循环障碍。其影响的大小,取决于血栓发生的部位、阻塞血管供血的范围、阻塞的程度,以及能否有效地建立侧支循环等因素。

2. 栓塞 血栓的整体或部分脱落形成栓子,随血流运行可引起栓塞。若栓子内含有细菌,可引起败血性梗死或脓肿形成。

3. 心瓣膜病 血栓引起的心瓣膜病见于心内膜炎。心瓣膜上反复发作的血栓形成及机化,可使瓣膜瓣叶粘连增厚变硬,腱索增粗缩短,引起瓣口狭窄或关闭不全,导致慢性心瓣膜病。严重时,可致心力衰竭并导致全身血液循环障碍。

4. 出血 血栓引起的出血见于DIC时,微循环内广泛性透明血栓形成,可引起全身广泛性出血和休克。

第四节 栓 塞

在循环的血流中出现不溶于血液的异常物质,随血液运行阻塞血管腔的现象,称为栓塞(embolism)。阻塞血管的异常物质称为栓子(embolus)。栓子可为固体、液体或气体。最常见的是血栓栓子,其他还有脂肪滴、气体、羊水、细菌以及肿瘤细胞栓子等。

一、栓子的运行途径

栓子一般循着正常血流方向运行,形成顺行性栓塞,少数情况下可形成交叉性栓塞和逆行性栓塞(图2-9)。

(一)顺行性栓塞

1. 来自体静脉系统及右心的栓子 随血流进入肺动脉主干及其分支,可引起肺栓塞。

2. 来自左心或主动脉系统的栓子 随动脉血流运行,阻塞于各器官的小动脉内引起栓塞。常见于脑、脾、肾和下肢等器官。

3. 来自肠系膜静脉等门静脉系统的栓子 常在肝内门静脉的分支形成栓塞。

(二)交叉性栓塞

交叉性栓塞(crossed embolism)或称反常性栓塞(paradoxical embolism),通常发生在先天性房、室间

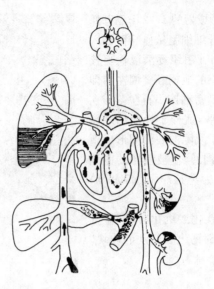

图 2-9 栓子运行途径与栓塞模式图

隔缺损或动、静脉瘘的患者,栓子可通过缺损处,由压力高的一侧进入压力低的一侧,产生动、静脉系统栓子的交叉运行,形成交叉性栓塞。

（三）逆行性栓塞

罕见于下腔静脉内的栓子,在胸、腹腔压力急剧升高(如咳嗽等)时,可逆血流方向运行,在肝静脉、肾静脉等分支内形成逆行性栓塞(retrograde embolism)。又如胸、腰和盆腔静脉的栓子,在胸腹压升高时,经椎静脉到达椎骨和脑。

二、栓塞的类型和对机体的影响

栓塞通常有以下几种类型,其对机体的影响,取决于栓子的类型与大小、栓塞的部位以及侧支循环建立的状况等。

（一）血栓栓塞

由血栓或血栓的一部分脱落造成的栓塞,称为血栓栓塞(thromboembolism)。血栓栓塞是栓塞最常见的原因,占全部栓塞的 99% 以上。由于血栓栓子的来源、大小和栓塞部位的不同,其对机体的影响也有所不同。

1. 肺动脉血栓栓塞 在静脉性血栓栓塞中最常见的是肺栓塞,95% 以上的血栓栓子来自下肢深部静脉,尤其是股静脉、髂静脉和腘静脉。少数来自盆腔静脉和右心附壁血栓。

引起肺血栓栓塞的危险因素很多,如年龄、恶性肿瘤、肥胖以及胸腹部外科手术等。

肺动脉栓塞的后果取决于栓子的大小和数量:① 较小的栓子可栓塞肺动脉小分支,因肺动脉和支气管动脉之间有丰富的吻合支,支气管动脉的血流可以通过吻合支供应该区肺组织,一般不引起严重后果。但在栓塞前肺严重淤血时,支气管动脉侧支循环不能充分发挥作用,则可引起肺出血性梗死;② 大的血栓栓子栓塞于肺动脉主干或大分支,较长的栓子可栓塞左右肺动脉干,形成骑跨性栓塞(saddle embolism)(图 2-10),可引起患者突然出现呼吸困难、发绀、休克等症状。严重者可因呼吸循环衰竭死亡(猝死),称为肺动脉栓塞症或肺卒中;③ 若栓子小但数目多,可广泛栓塞于肺动脉多数小分支,也可引起右心衰竭猝死。

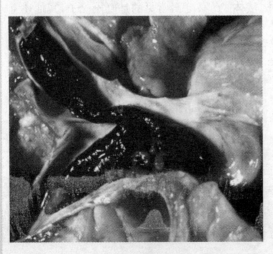

图 2-10 肺动脉干形成的骑跨性血栓栓塞

肺动脉栓塞引起猝死的机制尚未完全阐明。一般认为,较大栓子栓塞肺动脉主干或大分支时,肺动脉阻力急剧增加,造成急性右心衰竭;同时肺缺血缺氧,左心回心血量减少,冠状动脉灌流不足导致心肌缺血;血栓栓子刺激肺动脉管壁引起迷走神经反射,导致肺动脉、支气管动脉、冠状动脉广泛性痉挛和支气管平滑肌痉挛,进而导致急性右心衰竭和窒息。

2. 体循环血栓栓塞 大多数栓子(80%)来自左心及动脉系统的附壁血栓,如心肌梗死的附壁血栓、二尖瓣狭窄并发纤颤时左心房的附壁血栓和风湿性心内膜炎时左心房的球形血栓;其次来自主动脉瘤及动脉粥样硬化溃疡表面的血栓和感染性心内膜炎心瓣膜上的赘生物;少数来自静脉系统的栓子发生反常性栓塞引起动脉系统的栓塞。动脉栓塞最常见于下肢,可引起下肢坏疽,也可见于脑、肠、肾、脾和上肢等。

动脉栓塞的后果取决于栓子的大小、栓塞的部位和局部侧支循环情况以及组织对缺氧的耐受性。栓塞动脉分支小,又能建立有效的侧支循环,可无严重后果;若栓塞的动脉分支大,又不能建立有效的侧支循环,局部组织可发生梗死。若栓塞发生于冠状动脉或脑动脉分支,常可造成严重后果,甚至危及生命。

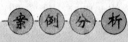

【病历摘要】

死者,男,67岁,因前列腺癌住院手术治疗。术后第6日下床活动,步行去洗手间回来,刚刚走到病床边,便突然晕倒,继而呼吸心跳停止,经抢救无效死亡。

【尸检摘要】

肉眼观:在肺动脉分叉处见一枚长约15 cm的条状固体质块骑跨于左右肺动脉口,两端暗红色,中间部分可见多数灰白色条纹。在一较小的肺动脉壁上附着另一枚形态相似的固体质块。

镜下观:肺动脉腔内的固体质块主要为崩解的血小板构成的小梁,小梁间为纤维蛋白网和红细胞,小梁边缘见较多白细胞附着。

【问题】

(1)本例的病理诊断是什么?

(2)阻塞肺动脉的固体质块最可能来源于何处?

(3)造成死亡的可能机制是什么?

【分析与解答】

(1)病理诊断:肺动脉血栓栓塞。

(2)血栓栓子最大可能来源于下肢深静脉。

(3)死亡的可能机制:肺动脉栓塞症所致的急性呼吸循环功能衰竭。

(二)脂肪栓塞

在循环血流中出现脂肪滴阻塞小血管,称脂肪栓塞(fat embolism)。栓子来源常见于长骨骨折、脂肪组织严重挫伤和烧伤时,骨髓或脂肪组织的脂肪细胞受损破裂,脂肪游离成无数脂肪滴,通过破裂的小静脉进入血流。脂肪滴也可出现在非创伤性患者血流中,如糖尿病、脂肪肝、酗酒、血脂过高、急性胰腺炎患者,或在一次进食大量脂肪餐后,血中可出现游离脂肪滴,引起脂肪栓塞。

脂肪栓塞常见于肺、脑等器官,其后果取决于脂肪滴的大小及数量。少量脂肪入血,被巨噬细胞吞噬吸收或由血中的脂酶分解清除;大量脂肪滴且直径大于 20 μm 时,可引起肺动脉分支、肺小动脉或毛细血管的栓塞(图 2-11);若大量脂滴短期内进入肺循环,可出现突发性的呼吸急促、心动过速,患者可因窒息或急性右心衰竭而死亡。直径小于 20 μm 的脂肪滴可通过肺泡壁毛细血管经肺静脉到左心进入体循

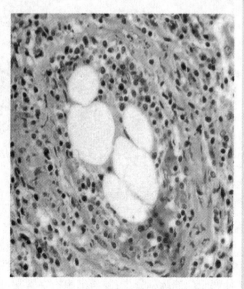

图 2-11 肺小动脉及毛细血管的脂肪栓塞

环的分支,还可通过心脏未闭合的卵圆孔或动脉导管及室间隔缺损,进入体循环动脉,引起脑、肾、皮肤等全身多器官栓塞,最常见的为脑血管的栓塞,引起脑水肿和血管周围点状出血,甚至发生脑梗死,患者可出现烦躁不安、谵妄和昏迷等。严重者可见肺水肿、出血和肺不张,甚至右心衰竭致死。

(三) 气体栓塞

大量气体迅速进入血循环或原溶于血中的气体迅速游离,形成气泡阻塞心血管腔所引起的栓塞,称为气体栓塞(gas embolism)。

大量空气进入血循环而引起的栓塞称为空气栓塞(air embolism)。空气栓塞多因静脉损伤破裂,外界空气通过破裂口进入血流所致。如头颈手术、胸壁和肺创伤损伤静脉、使用静脉输液、人工气胸或气腹误伤静脉时,空气可在吸气时因静脉腔内的负压吸引,由损伤口进入静脉。亦可见于分娩或流产时,子宫强烈收缩,将空气挤入子宫壁破裂的静脉窦内。空气进入血循环的后果取决于进入的速度和气体量。少量空气进入血流,可很快被吸收或溶解于血液内,不引起栓塞。若大量气体(>100 mL)迅速进入静脉,随血流到右心后,因心脏搏动和血流冲击将空气与血液搅拌形成大量气泡,这种泡沫状血液有很高的弹性,可随心脏的收缩、舒张而压缩或膨胀,从而阻止了静脉血的回流和向肺动脉的输出,造成严重的循环障碍。患者可出现严重发绀和呼吸困难,甚至猝死。进入右心的部分气泡可进入肺动脉,阻塞小的肺动脉分支,引起肺小动脉气体栓塞。小气泡也可通过毛细血管到左心进入动脉系统,引起体循环一些器官的栓塞。

溶解于血液内的气体迅速游离而引起的栓塞,是气体栓塞的一种特殊形式,称减压病(decompression sickness),又称沉箱病(caisson disease)。减压病常在大气压力突然改变情况下,通常从高压环境快速到达常压环境或从常压环境突然到达低压环境时发生,如潜水员由海底迅速上升到海面,飞行员由低空迅速飞入高空,由于大气压力突然降低,原来溶解于血液、组织液和脂肪组织内的氧、二氧化碳和氮很快游离,氧和二氧化碳可再溶于体液内被吸收,而氮气在体液内溶解迟缓,于是形成小气泡阻塞血管引起栓塞。组织内的气泡引起局部关节和肌肉的疼痛以及脑和心脏等器官的局灶性缺血。肺组织水肿、出血、灶性肺萎缩或肺气肿导致呼吸窘迫。如气体栓塞持续存在,则引起骨骼系统(股骨头、胫骨和肱骨)的多灶性缺血性坏死。

(四) 羊水栓塞

羊水栓塞(amniotic fluid embolism)指羊水成分进入母体的血液循环而引起的栓塞,是分娩过程中一种罕见的严重并发症,多发生在高龄经产妇,病死率极高。一般认为,在分娩或胎盘早期剥离时,虽然羊膜已破,但胎头塞入宫颈,阻碍了羊水流出。同时,因子宫强烈收缩,宫腔内压升高,将羊水挤入破裂的子宫静脉窦内,随血流进入母体右心,在肺动脉分支、小动脉及毛细血管内引起羊水栓塞。少量羊水可通过肺循环到达左心,引起心、肾、脑等体循环器官栓塞。

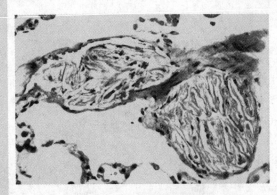

羊水栓塞病理诊断的依据是:镜下可见肺的小动脉及毛细血管内有角化鳞状上皮、胎毛、胎脂、胎粪和黏液等羊水的成分,伴明显的肺水肿、弥漫性肺泡壁损伤性改变和肺微血管内纤维素性血栓形成(图2-12)。亦可在母体血液涂片中找到羊水的成分。

本病发病急,后果严重,产妇常在分娩过程中或产后突然出现呼吸困难、发绀、抽搐、休克、昏迷,多数于数分钟内死亡。羊水栓塞引起猝死的机制目前认为,羊水中的胎儿代谢产物入血引起过敏性休克,羊水栓子阻塞肺动脉及羊水内所含的血管活性物质引起反射性血管痉挛,以及羊水具有凝血致活酶的作用引起DIC等,是导致患者死亡的主要原因。

图2-12　肺羊水栓塞
肺血管内见角化鳞状上皮等羊水成分

(五) 其他栓塞

包括细菌、寄生虫、肿瘤细胞和异物等。含大量细菌的血栓或细菌集团,进入血管或淋巴管时,不仅阻塞管腔而且能引起炎症的扩散,如感染性心内膜炎及脓毒血症时形成栓塞性脓肿;血吸虫及其虫卵常栓塞于门静脉小分支;肿瘤细胞栓塞常常可形成恶性肿瘤的转移等。

第五节　梗　死

器官或局部组织由于血管阻塞、血流中断导致缺氧而发生的坏死,称为梗死(infarction),其发生过程称为梗死形成。

一、梗死的原因和条件

1. 血管阻塞　　血管阻塞是梗死发生的最重要原因。绝大多数梗死是由血栓形成和动脉栓塞引起的。如心肌梗死,脾、肾、肺和脑的梗死。

2. 血管受压闭塞　　血管受压闭塞见于血管外肿瘤的压迫,肠扭转、肠套叠和嵌顿疝时肠系膜静脉和动脉受压,卵巢囊肿扭转及睾丸扭转导致血管受压等引起的坏死。

3. 动脉壁的病变和动脉持续性痉挛　　多数发生在动脉管壁已有病变的基础上,如动脉粥样硬化斑块内出血导致粥瘤增大或继发血栓形成,在某些诱因作用下,如寒冷刺激、精神过度紧张等,引起动脉持续痉挛,使血管腔完全闭塞而致相应组织发生梗死。

4. 未建立有效的侧支循环　　大多数器官的动脉都有吻合支相互连接,如肺和肝具有双重血液供应,一般不易发生梗死。有些动脉吻合支较少,如脾、肾及脑等,当这些动脉迅速阻塞,由于侧支循环不能建立,常易导致梗死发生。

5. 局部组织对缺血的耐受性和全身血液循环状态　　各种组织对缺血的耐受性有所不同,如心肌和神经元对缺氧相当敏感,心肌缺氧后 20～30 min,神经元缺氧后仅 3～4 min 即可引起细胞死亡。全身血液循环在贫血或心功能不全的情况下,可促进梗死的发生。

二、梗死的病理变化和类型

（一）病理变化

1. 梗死灶的形状　　取决于该器官的血管分布:多数器官的血管呈锥形分支,如肾、脾、肺等,故梗死灶也呈锥形,切面呈扇面形,其尖端位于血管阻塞处,基底部为该器官的表面;心冠状动脉分支分布不规则,心肌梗死形状亦不规则或呈地图状;由于肠系膜血管分支呈扇形分布,故梗死灶呈节段形,可长短不一;脑梗死灶单个或多个,大小不一,常呈圆形。

2. 梗死灶的质地　　取决于坏死的类型。

3. 梗死灶的颜色　　取决于病灶内的含血量:含血量少者,颜色灰白,称贫血性梗死(anemic infarct);含血量多者,颜色暗红,称出血性梗死(hemorrhagic infarct)。

3. 梗死的基本病变　　为组织的缺血性坏死:肾、脾、心肌梗死为凝固性坏死,脑梗死为液化性坏死,肺和肠梗死可发生湿性坏疽。

（二）类型

根据梗死区内含血量的多少或颜色,可将梗死分为贫血性梗死和出血性梗死,根据梗死区内有无细菌感染,梗死又可分为败血性梗死(septic infarct)和单纯性梗死(bland infarct)。

1. 贫血性梗死　　贫血性梗死多见于组织结构较致密,侧支循环不丰富的实质器官,如肾、脾和心,有时也可见于脑。由于组织致密,可限制附近毛细血管床内大量的血液进入缺血坏死区,因此梗死区颜色呈灰白色,故又称为白色梗死(white infarct)。

（1）肾梗死:梗死区常为多发性,形状呈锥形(切面为楔形),梗死区尖端指向肾门部,底部近肾表面包膜,与血管的树枝状分布相一致。颜色呈灰白色,干燥,梗死区与正常组织交界处因明显的充血出血而形成暗红色的出血带,数日后该出血带内的红细胞被巨噬细胞吞噬后转变为含铁血黄素,出血带由暗红色变为褐色(图 2-13)。镜下梗死区组织结构轮廓尚保存,细胞核固缩、核碎裂和核溶解,出现凝固性坏死的改变,梗死区周围组织充血和出血,陈旧性梗死区内坏死组织被肉芽组织部分或完全取代,最终形成瘢痕。

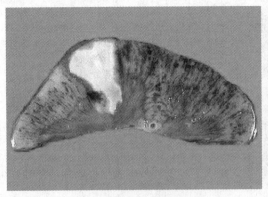
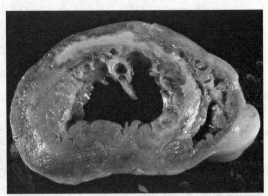

图 2-13　肾贫血性梗死　　　　　　　　　　　　图 2-14　心肌梗死
切面见梗死灶呈楔形　　　　　　　　　　　　左心室前壁心肌广泛梗死

（2）脾梗死：脾梗死多发生在脾前缘近切迹处，梗死区常为多个且大小不等。梗死区形态与肾梗死的形态相似。

（3）脑梗死：梗死区为单个和多个，常呈圆形，大小不等，直径 1～2 cm。光镜下梗死区实质细胞坏死崩解，发生液化性坏死，梗死区周围有巨噬细胞浸润。巨噬细胞和小胶质细胞吞噬富含脂质的坏死组织碎片后，细胞体积增大，胞质呈泡沫或网格状，称为泡沫细胞（foamy cell）或格子细胞（gitter cell）。晚期梗死区周围胶质细胞增生，形成囊壁。

（4）心肌梗死：详见心血管系统疾病（图 2-14）。

2. 出血性梗死　　梗死区含有大量血液，使病灶呈暗红色，故又称红色梗死（red infarct）。多见于组织结构疏松、侧支循环丰富或具有双重血液供应的器官，如肺和肠等。出血性梗死常见于肺和肠。

出血性梗死的形成条件：在动脉阻塞，不能建立有效的侧支循环前提下，组织疏松，高度淤血，双重血液供应。

（1）肺出血性梗死：多发生于已有严重肺淤血（如风湿性心脏病二尖瓣病变）的基础上再有肺动脉栓塞。栓子多来自下肢静脉、右心或子宫静脉的血栓。多发生于肺下叶外周部，尤以肋膈角处多见。肉眼观，梗死部隆起，呈暗紫红色，质较实，呈锥体形。切面为楔形，尖端指向肺门或血管阻塞处，基底位于胸膜面。胸膜表面常有纤维素渗出。镜下，梗死区肺泡间隔结构模糊不清，肺泡腔内和组织间隙充满红细胞，周围肺组织多有慢性淤血及水肿（图 2-15）。

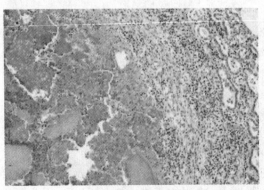
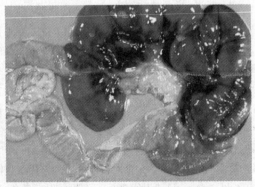

图 2-15　肺出血性梗死　　　　　　　　　　　　图 2-16　肠出血性梗死

（2）肠出血性梗死：多发生于肠扭转、肠套叠、绞窄性肠疝等情况下。这时，因静脉首先受压而发生高度淤血，继而，动脉亦受压阻断而造成出血性梗死。肠梗死多发生于小肠，通常只累及小肠的某一肠段，长短不等，梗死的肠壁因弥漫性出血而呈紫红或红黑色（图 2-16）。因有显著淤血、水肿及出血，使肠壁肿胀增厚，质脆弱，易破裂。肠腔内充满混浊的暗红色液体，在浆膜面可有纤维素性渗出物。常继发腐败菌感染，形成湿性坏疽。

3. 败血性梗死　　梗死区内有细菌感染，则称为败血性梗死（septic infarct）。

三、梗死的结局

梗死灶形成后几小时内,其周围血管扩张充血,并有中性粒细胞和巨噬细胞渗出,逐渐吞噬、降解坏死组织碎片。梗死后 1～2 d,肉芽组织从梗死灶周围长入病灶内,小梗死灶可被肉芽组织完全取代,最终形成瘢痕;大梗死灶不能完全被机化时,其周围由肉芽组织加以包裹,病灶中央发生钙化;脑梗死液化后常形成囊腔,囊腔周围由增生的胶质细胞包裹组成囊壁。

四、梗死对机体的影响

梗死的器官、梗死灶的部位和梗死灶的大小决定着梗死对机体的影响。严重的心和脑的梗死可以致命。

小　结

淤血是指由于静脉回流受阻,血液淤积在小静脉和毛细血管内的现象;淤血的器官体积增加,重量增加,质地变实,颜色暗红;淤血可引起淤血性水肿和出血、实质细胞损伤、淤血性硬化和侧支循环开放等后果。血栓形成是指在活体的心血管腔内血液成分形成固体质块的过程;血栓形成的条件包括心血管内膜损伤、血流状态的改变和血液凝固性增高等;白色血栓发生于动脉或为静脉内血栓头部,主要由血小板构成;红色血栓由纤维素和血细胞构成;混合血栓主要成分是血小板梁、纤维素网、红细胞和白细胞;透明血栓主要由纤维素构成。栓塞指血循环中的异常物质随血液运行,阻塞血管腔的现象;最常见栓塞是血栓栓塞,常引起肺动脉栓塞和体循环动脉栓塞。梗死指因血流阻断引起的局部组织缺血性坏死;梗死的原因包括动脉血栓形成、动脉管壁的病变、动脉管壁受压和动脉痉挛等;贫血性梗死多发生于心、肾、脾和脑,组织呈凝固性坏死或液化性坏死,局部贫血状态;出血性梗死常发生于严重淤血、组织结构疏松等情况下,梗死区见弥漫性出血。

【思考题】
(1) 心衰细胞是怎样形成的?
(2) 槟榔肝的本质是什么?
(3) 血栓形成的条件和机制如何?
(4) 各种类型血栓的形态特点怎样?
(5) 淤血、血栓形成、栓塞及梗死之间的关系如何?

(李国利　缪俊俊)

第三章 炎 症

学习要点

- **掌握**：① 炎症的基本病理变化；② 炎症的局部和全身反应；③ 急性炎症的类型及其病理变化；④ 一般慢性炎症的病理变化特点；⑤ 肉芽肿性炎的概念、常见类型和病理变化特点。
- **熟悉**：① 炎症的概念；② 炎症的结局。
- **了解**：炎症的原因。

外源性和内源性损伤因子可引起组织和细胞各种各样的损伤性病变,与此同时机体的局部和全身则发生一系列复杂的反应,以局限和消灭损伤因子,清除和吸收坏死组织、细胞,并修复损伤,这种综合的机体防御性反应称为炎症(inflammation)。

第一节 炎症的概述

一、炎症的概念

炎症是具有血管系统的活体组织对损伤因子所发生的复杂的防御反应。其基本病理变化为组织的变质、渗出和增生,临床上局部表现为红、肿、热、痛、功能障碍并伴有发热、白细胞增多、单核-巨噬细胞系统增生等全身性反应。任何损伤因子在引起组织和细胞损伤的同时,也刺激生物体产生局部区域或全身性防御反应。

二、炎症的原因

任何能够引起组织和细胞损伤的因素都可成为炎症的原因,即致炎因子。因此,致炎因子种类繁多,可归纳为以下几类。

1. 物理性因子 高温、低温、放射性物质及紫外线等。

2. 化学性因子 外源性化学物质如强酸、强碱及松节油、芥子气等。内源性毒性物质如坏死组织的分解产物及在某些病理条件下堆积于体内的代谢产物如尿素等。

3. 机械性因子 切割伤、挤压伤等。

4. 生物性因子 细菌、病毒、立克次体、支原体、真菌、螺旋体和寄生虫等为炎症最常见的原因。由这类生物性病原体引起的炎症通常称为感染(infection)。细菌产生的内毒素和外毒素可直接损伤细胞和组织;病毒在被感染的细胞内复制、繁殖,导致细胞坏死;具有抗原性的某些病原体感染后通过诱发的免疫反应,引起组织损伤,最终都导致炎症发生。

5. 变态反应 当机体免疫反应状态异常时,可引起不适当或过度的免疫反应,造成组织损伤,形成炎症。

损伤因子作用于机体是否引起炎症,以及反应的类型和强度固然与损伤因子的性质、损伤强度及作用时间长短有关,但也与机体对损伤因子的敏感性或自身状态密切相关,如老年人免疫功能低下,易患肺炎,病情也较严重;接受预防疫苗注射的儿童,对该细菌表现不感受性;对结核菌的免疫力和变态反应的强弱影响结核病变的渗出或增生性反应等。

三、炎症的基本病理变化

从炎症过程来看,炎症的基本病理变化包括局部组织损伤、血管反应和组织增生。通常概括为局部组织的变质(alteration)、渗出(exudation)和增生(proliferation)。在炎症过程中它们以一定的先后顺序发生,一般病变的早期以变质和渗出为主,病变的后期以增生为主。但变质、渗出和增生是相互联系的。一般说来变质是损伤性过程,而渗出和增生是抗损伤和修复过程。

（一）变质

炎症局部组织所发生的变性和坏死,称为变质(alteration)。变质既可发生于实质细胞,也可见于间质细胞。实质细胞常出现的变质性变化包括细胞水肿、脂肪变性、细胞凝固性坏死和液化性坏死等。间质细胞常出现的变质性变化包括黏液变性和纤维素样坏死等。

变质由致病因子直接作用,或由血液循环障碍和免疫机制介导,以及炎症反应产物的间接作用引起。因此变质的程度取决于致炎因子和炎症反应两个方面。

（二）渗出

炎症局部组织血管内的液体成分、纤维蛋白原等蛋白质和各种炎症细胞通过血管壁进入组织、体腔、体表和黏膜表面的过程称为渗出(exudation)。渗出是炎症最具特征性的变化,在局部发挥着重要的防御作用。

渗出液与单纯血液循环障碍引起的漏出液的区别见表3-1。

表 3-1　渗出液与漏出液的比较

	渗 出 液	漏 出 液
原因	炎症	非炎症
蛋白量	30 g/L 以上	30 g/L 以下
比重	>1.018	<1.018
有核细胞数	>$1\,000\times10^6$/L	<300×10^6/L
Rivalta 试验	阳性	阴性
凝固	能自凝	不自凝
外观	混浊	澄清

（三）增生

增生本质上属于修复性反应,包括实质细胞和间质细胞的增生(proliferation)。间质细胞的增生包括巨噬细胞、内皮细胞和成纤维细胞,成纤维细胞增生可产生大量胶原纤维,可形成炎症纤维化,在慢性炎症中较常见,甚至与实质细胞增生共同形成炎症性息肉。在某些情况下,炎症病灶周围的上皮细胞或实质细胞也增生,如鼻黏膜慢性炎症时上皮细胞和腺体的增生,慢性肝炎中的肝细胞的增生。实质细胞和间质细胞的增生与相应的生长因子的作用有密切关系。

总之,任何原因引起的炎症都有变质、渗出和增生这三种基本病理变化,这是炎症的共性,但在每一种具体的炎症性疾病中,又由于致炎因子的性质和数量、机体的抵抗力和反应性的差异,以及发生炎症的部位和炎症发展的阶段不同,这三种基本病变的表现和显著程度也有所不同,从而把炎症分为不同的类型。即使同一炎症,在发展的不同阶段,其炎症的基本病变的表现亦往往不同。

四、炎症的局部和全身反应

（一）炎症局部的临床表现

炎症局部的临床表现,以体表炎症时最为显著,常表现为红、肿、热、痛和功能障碍,其机制是:炎症局部发红和发热是由于局部血管扩张、血流加快所致;炎症局部肿胀与局部炎症性充血、液体和细胞成分渗出有关;渗出物的压迫和炎症介质的作用可引起疼痛;功能障碍与炎症灶内实质细胞变性、坏死、代谢功能异常,炎性渗出物造成的机械性阻塞、压迫等有关,疼痛也可影响肢体的活动功能。如肺炎影响换气功能,关节炎可引起关节活动受限。

（二）炎症的全身反应

急性炎症的全身反应常表现为发热和外周血白细胞数量增多。这也是临床判断炎症性疾病,特别是感染性炎症疾病的两项重要指征。

1. 发热　　　引起发热的化学物质称致热原。致热原可分为外源性和内源性两类。发热是由于下丘脑的体温调节中枢受外源性和内源性致热源的刺激的结果。外源性致热原主要有细菌毒素、某些病毒、抗原抗体复合物;内源性致热原主要为白细胞释放的细胞因子,如白细胞介素1(IL-1)、IL-6、肿瘤坏死因子(TNF)、干扰素(IFN)等是介导急性期炎症反应最重要的细胞因子。它们通过不同的机制引起体温升高。

一定程度的发热,可促进抗体的形成、单核-巨噬细胞系统增生和吞噬作用加强,从而增强机体的防御功能。但是,过高热(如体温达41.1℃时)会影响机体的正常代谢过程,导致各系统的功能紊乱,特别是神经系统的功能障碍而发生严重后果,甚至危及生命。在某些严重感染性疾病时,由于抵抗力低下,机体反应状态极差,体温可以不升高,这是预后不良的征兆。

2. 末梢血白细胞增多　　　在急性炎症,尤其是细菌感染所致的急性炎症时,末梢血白细胞计数可达$(15\sim20)^9/L$,甚至更高。若达到$(40\sim100)^9/L$称为类白血病反应。同时由于白细胞生成和释放加速,外周血中常出现幼稚的中性粒细胞比例增加的现象,即临床上所称的"核左移"现象。白细胞数的增多也是机体防御机制的一种表现,往往可反映患病机体的抵抗力和感染的严重程度。中性粒细胞数的增多和"核左移"现象反映了患者对感染的抵抗力较强和感染程度较重。若患者抵抗力低下或感染特别严重时,白细胞数可无明显增多,甚至不增多。

外周血白细胞增多的细胞种类与感染的病原体有关。多数细菌感染引起中性粒细胞增加;寄生虫感染和过敏反应引起嗜酸性粒细胞增加;一些病毒感染选择性地引起淋巴细胞增加,如单核细胞增多症、腮腺炎和风疹等。但某些病毒、立克次体、原虫和细菌(如伤寒杆菌)感染则引起末梢血白细胞计数减少。

严重的全身感染,特别是败血症,可引起全身血管扩张、血浆外渗、有效循环血量减少和心脏收缩功能下降而出现休克。若伴有凝血系统的激活可引起DIC。

第二节　急性炎症

炎症依其病程经过分为两大类:急性炎症(acute inflammation)和慢性炎症(chronic inflammation)。急性炎症持续时间短,常常仅几天,一般不超过一个月,病变以渗出性改变、以中性粒细胞浸润为主。慢性炎症持续时间较长,为数月到数年,病变以增生性改变、以淋巴细胞和单核细胞浸润为主。

急性炎症反应的特征是血管变化和渗出性改变,包含三个相互关联的过程:① 血流动力学改变(炎性充血);② 血管通透性增高(炎性渗出);③ 白细胞渗出和吞噬作用(炎性浸润)。这三个以血管现象为基础的过程组成了机体对各种损伤因子的第一道防线,使炎症局限化。

一、急性炎症过程中的血流动力学改变

急性炎症过程中组织发生损伤后,很快发生血液动力学变化,亦即血流量和血管口径的改变。血液动力学变化按如下顺序发生(图3-1)。

1. 细动脉短暂收缩　　　损伤发生后立即出现,持续时间仅为数秒或不连续的数分钟,由神经调节和化学介质引起。

2. 血管扩张和血流加速　　　细动脉短暂收缩后随即扩张,继而毛细血管床开放,血流加速,血流量增加,即所谓炎性充血(inflammatory hyperemia)。是局部发红和发热的原因。血管扩张的发生机制与神经和体液因素有关,神经因素即轴突反射,体液因素包括组织胺、缓激肽和前列腺素等化学介质。血管扩张持续时间取决于致炎因子损伤的时间长短、类型和程度。

3. 血流速度缓慢 在血管扩张的基础上，血管壁通透性升高，富含蛋白质的液体外渗到血管外，导致血管内红细胞浓集和血液黏稠度增加。最后在扩张的小血管内挤满红细胞，称为血流停滞（stasis）。随血流停滞的发展，以中性粒细胞为主的白细胞向血管壁移动并聚集，而后与内皮细胞黏附，为白细胞游出血管创造了必要的条件。

急性炎症过程中血液动力学改变的速度取决于损伤性致炎因子的种类和严重程度。较轻微的刺激，血流停滞直到 15 min 后变得明显，持续约 30 min 后消失；而损伤严重时，血流停滞可在数分钟后出现，持续的时间也很长。此外，血流的改变在炎症灶的不同部位可以不同，如烧伤病灶中心已发生血流停滞，而周边部血管仍处在充血状态。

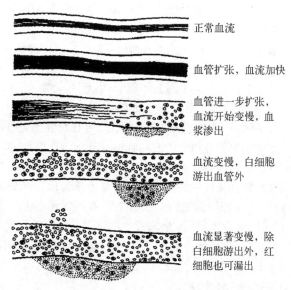

正常血流

血管扩张，血流加快

血管进一步扩张，血流开始变慢，血浆渗出

血流变慢，白细胞游出血管外

血流显著变慢，除白细胞游出外，红细胞也可漏出

图 3-1 急性炎症血流动力学改变

二、血管通透性增加

血管通透性升高是导致炎症局部液体和蛋白渗出的最重要原因。小血管扩张和充血使血管内流体静压升高，血浆小分子蛋白质进入间质使血管外胶体渗透压升高，均可导致血液液体成分外渗，聚集在间质内称为炎性水肿；若聚集于浆膜腔，则称为浆膜腔炎性积液。炎性水肿在急性炎症过程中常表现得很突出。

炎症过程中含多量蛋白成分的液体渗出则主要与血管内膜的完整性遭受破坏所导致的血管通透性升高有关，影响小血管内膜完整性的因素如下（图 3-2）。

1. 内皮细胞收缩 组织胺、缓激肽、白细胞三烯、P 物质和其他化学介质与内皮细胞的相应受体结合后，内皮细胞立即收缩，导致内皮细胞间隙形成。这种反应仅持续 15～30 min，而且是可逆的，故称为速发短暂反应（immediate transient response），是引起血管壁通透性升高最常见的原因。此反应仅累及 20～60 mm 管径的细静脉，不累及毛细血管和细动脉。其原因可能与细静脉的内皮细胞具有较多的上述化学介质受体有关。

引起内皮细胞收缩的另一机制是内皮细胞骨架蛋白的重组，炎症时的细胞因子如 IL-1、TNF、INF-α 以及内皮细胞缺氧等可启动这种机制。与前述机制不同的是这种

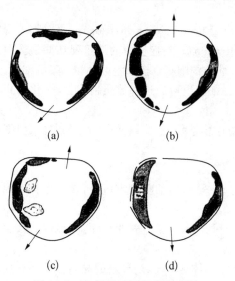

图 3-2 血管通透性增高模式图
(a) 内皮细胞间隙增宽；(b) 内皮细胞破坏；
(c) 白细胞介导的内皮细胞破坏；
(d) 新生毛细血管

反应发生较晚（受刺激后 4～6 h）、且持续时间较长（24 h 以上），故可称为迟发持续反应（delayed prolonged response）。此反应仅累及毛细血管和小静脉。

2. 穿胞作用 穿胞作用是通过内皮细胞胞质内存在的囊泡性细胞器相互连接形成的穿胞通道而实现。某些因子如血管内皮生长因子（VEGF）通过增加穿胞通道的数量和（或）管径尺寸致血管壁通透性升高，使富含蛋白质的液体渗出。

3. 内皮细胞的直接损伤 急性炎症过程中，受损伤的内皮细胞发生坏死脱落使血管壁通透性迅速升高。严重烧伤和化脓菌感染可直接损伤内皮细胞，血管通透性在损伤后立即升高并在较高水平维持长达数小时至数天，直至受损血管内形成血栓或受损血管被修复，此过程称为速发持续反应。这种损伤可累及包括细静脉、毛细血管和细动脉在内的所有微循环血管。

轻至中度的热损伤或 X 线和紫外线及某些细菌毒素引起的内皮细胞直接损伤(可能通过细胞凋亡或引起内皮细胞收缩)等,血管通透性增加常在 2～12 h 之后发生,但可持续几小时至数天,故称迟发持续反应(delayed-sustained response),主要累及细静脉和毛细血管。

4. 白细胞介导的内皮细胞损伤　在炎症早期,白细胞黏附于内皮细胞,使白细胞激活,并释放具有活性的氧代谢产物和蛋白水解酶,引起内皮细胞损伤和脱落,使血管通透性增加。这型损伤主要发生在小静脉和肺、肾等脏器的毛细血管。

5. 新生毛细血管壁的高通透性　在炎症愈复过程中,局部内皮细胞增生形成新生毛细血管芽,这种新生的小血管芽由于内皮细胞本身分化尚不成熟,且细胞间连接亦不健全,故具有高通透性。新生毛细血管的这些特点是炎症修复阶段出现局部水肿的重要原因。

渗出液在炎症中的防御作用主要表现为以下几方面:① 渗出液能稀释毒素,减轻毒素对局部的损伤作用,为局部浸润的白细胞带来营养物质和运走代谢产物;② 渗出液中所含的抗体和补体有利于防御、消灭病原微生物;③ 渗出液中的纤维蛋白原所形成的纤维蛋白(纤维素,fibrin)交织成网,不仅能限制病原菌扩散,使病灶局限,还有利于吞噬细胞发挥吞噬作用,纤维素网在炎症后期还可成为修复的支架,有利于成纤维细胞产生胶原纤维;④ 渗出物中的病原微生物和毒素随淋巴液被带到所属淋巴结有利于产生细胞和体液免疫。

但过多的渗出液可影响器官功能和压迫邻近的组织和器官,造成不良后果,例如肺泡内堆积渗出液可影响换气功能,过多的心包或胸膜腔积液可压迫心脏或肺脏,严重的喉头水肿可引起窒息。渗出物中的纤维素若不能溶解吸收则发生机化,引起肺肉质变、浆膜粘连或浆膜腔闭锁。

三、白细胞渗出和吞噬作用

白细胞穿过血管壁到达损伤部位的过程称为白细胞渗出(leucocyte extravasation)。白细胞出现在局部组织间隙的现象称炎性细胞浸润(inflammatory cell infiltration)。炎症反应的最重要功能是将白细胞输送到炎症局部,白细胞渗出是炎症反应最重要的特征,中性粒细胞和单核细胞可吞噬和降解细菌、免疫复合物和坏死组织碎片,构成炎症反应的主要防御环节。白细胞也可通过释放蛋白水解酶、化学介质和毒性氧自由基等,引起组织损伤并可能延长炎症过程。

白细胞的渗出及其在局部发挥的防御作用是极为复杂的连续过程,主要包括白细胞的游出、白细胞在损伤部位聚集和白细胞在局部的作用。

白细胞游出包括三个主要步骤。

1. 白细胞边集　随着血管扩张、血管通透性增加和血流缓慢,白细胞进入边流,靠近血管壁称为白细胞边集,并沿着内皮细胞滚动,之后与内皮细胞黏附。

2. 白细胞黏附　是由内皮细胞和白细胞表面的黏附分子介导的,这些黏附分子包括选择素、免疫球蛋白超家族分子和整合素类分子。

在炎症过程中这些黏附分子介导白细胞黏附的机制包括:受体再分布、诱导新的黏附分子的合成和增加黏附分子间的亲和性。

3. 白细胞游出和化学趋化作用　白细胞的游出主要发生于损伤部位的小静脉(肺也可发生于毛细血管)。白细胞紧紧黏附于内皮细胞是白细胞从血管中游出的前提。白细胞游出是通过白细胞在内皮细胞连接处伸出伪足,整个白细胞以阿米巴运动的方式从内皮细胞缝隙中逸出。中性粒细胞、嗜酸性粒细胞、嗜碱性粒细胞、单核细胞和各种淋巴细胞均以此种阿米巴运动的方式游出血管。穿过内皮细胞的白细胞可分泌胶原酶降解血管基膜。一个白细胞常需 2～12 min 才能完全通过血管壁。白细胞游出后,内皮细胞间隙修复封闭。少量红细胞受流体静压作用可沿尚未封闭的缝隙进入血管外组织,当管壁严重损伤时大量红细胞可通过损伤部位出现于周围组织。红细胞外渗的方式是完全不同于白细胞游出的被动过程,称作红细胞漏出,据此可以判断损伤的严重程度。

炎症的不同阶段游出的白细胞种类有所不同,绝大多数急性炎症的早期(6～24 h)中性粒细胞首先游出;24～48 h 后则由单核细胞取代。其主要原因是不同阶段激活的黏附分子不同,发挥作用的趋化因子也各异;其次,中性粒细胞寿命短,24～48 h 后逐渐崩解消失,而单核细胞的生存期较长;另外,中性粒细胞能释放单核细胞趋化蛋白可以诱导单核细胞的游出;因此中性粒细胞游出后必然引起单核细胞游出。

此外致炎因子的不同,游出的白细胞种类也不同。葡萄球菌和链球菌感染以中性粒细胞为主,病毒感染以淋巴细胞为主,而一些过敏反应及寄生虫感染则以嗜酸性粒细胞渗出为主。

趋化作用(chemotaxis)是指白细胞沿浓度梯度向着化学刺激物做定向移动,这些具有吸引白细胞定向移动的化学刺激物称为趋化因子。趋化因子依一定的浓度梯度分布于炎症组织内,白细胞沿浓度差由低至高运动,最终到达浓度最高的损伤病灶中心。白细胞移动的速度为每分钟 $5\sim20\ \mu m$。

趋化因子有外源性和内源性两大类,前者主要为可溶性细菌产物,如金黄色葡萄球菌分离出的多肽。内源性趋化因子包括补体成分(特别是 C5a)、白细胞三烯 B4 和趋化性细胞因子,如 IL-8、单核细胞趋化蛋白(MCP)和淋巴细胞趋化蛋白分别对中性粒细胞、单核细胞和淋巴细胞等有趋化作用。

趋化因子的作用是有特异性的,即不同的趋化因子只对某一种或几种炎细胞有趋化作用。此外,不同细胞对趋化因子的反应能力也不同,粒细胞和单核细胞对趋化因子的反应较显著,而淋巴细胞对趋化因子的反应则较弱。

4. 白细胞在局部的作用 聚集于炎症病灶的白细胞在防御反应中发挥吞噬作用和免疫作用,由此来有效地杀伤病原微生物。另一方面白细胞也可对局部组织造成损伤和破坏。

(1)吞噬作用:吞噬作用是指白细胞游出并抵达炎症灶,吞噬病原体和组织碎片的过程。是除了白细胞通过释放溶酶体酶之外的另一种杀伤病原体的途径。

1)吞噬细胞的种类:发挥此种作用的细胞主要为中性粒细胞和巨噬细胞。

中性粒细胞吞噬能力较强,细胞质内含有嗜天青颗粒和特异性颗粒,嗜天青颗粒含有酸性水解酶、中性蛋白酶、髓过氧化物酶(MPO)、阳离子蛋白、溶菌酶和磷脂酶 A2,特异性颗粒含溶菌酶、磷脂酶 A2、乳铁蛋白及碱性磷酸酶等。

进入炎症灶中的巨噬细胞来自血液的单核细胞,其溶酶体含有酸性磷酸酶和过氧化物酶。巨噬细胞受到外界刺激能被激活,表现为细胞体积增大,细胞表面皱襞增多,线粒体和溶酶体增多,功能也相应增强。

2)吞噬过程:吞噬过程包括三个阶段(图 3-3):① 识别和黏附;② 吞入;③ 杀伤和降解。

a. 识别和黏附:吞噬细胞首先通过调理素来识别并黏着被吞噬物。所谓调理素是存在于血清中的一类能增强吞噬细胞吞噬功能的蛋白质,主要包括抗体的 Fc 段、补体 C3b 糖结合蛋白(结合素)等。细

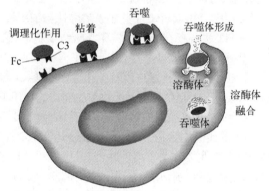

图 3-3 吞噬过程示意图

菌等颗粒状物与含调理素的血清接触并被包裹,此过程称调理素化。随后,吞噬细胞借其表面的 Fc 受体和 Cab 受体识别并黏着被调理素化的细菌。

b. 吞入:吞噬细胞附着于调理素化的颗粒状物体后,吞噬细胞伸出伪足,随伪足延伸和互相吻合,形成由吞噬细胞膜包围吞噬物的泡状小体,谓之吞噬体。吞噬体逐渐脱离细胞膜进入细胞内部,并与初级溶酶体融合,形成吞噬溶酶体,被吞噬的病原体和组织碎片最终被杀伤和降解。

c. 杀伤和降解:吞噬溶酶体内释放众多种类的溶酶体酶在此过程中的不同环节发挥作用。吞噬溶酶体内的细菌主要是被具有活性的氧代谢产物杀伤。

细菌也可以通过不依赖氧杀伤机制消灭,包括:溶酶体内的细菌增加通透性蛋白、溶菌酶、特异性乳铁蛋白、碱性蛋白(MBP)、防御素等。

细菌被杀死后,嗜天青颗粒含有的酸性水解酶可将其降解。

(2)免疫作用:参与免疫过程的细胞主要有巨噬细胞和淋巴细胞(包括 T 细胞和 B 细胞)。抗原进入机体后,巨噬细胞将其吞噬处理,再把抗原提呈给 T 细胞和 B 细胞,免疫活化的淋巴细胞分别产生淋巴因子或抗体,发挥着杀伤病原微生物的作用。

还有一种比淋巴细胞略大的自然杀伤细胞(natural killer cell,NK 细胞),不具有 T 细胞受体,也无细胞表面免疫球蛋白,其胞质内含丰富的嗜天青顺粒,故也称大颗粒淋巴细胞。NK 细胞无需先致敏即可溶解被病毒感染的细胞,在病毒感染性疾病中发挥重要作用。

(3)组织损伤作用:在某些情况下,激活后的白细胞在吞噬过程中的脱颗粒阶段可向细胞外间隙释

放溶酶体酶、活性氧代谢产物及某些损伤性炎症介质,这些产物可引起内皮细胞和组织损伤,加重原始致炎因子的损伤作用。此外,坏死崩解的白细胞也释放出大量损伤性物质。这种由白细胞介导的组织损伤在许多炎症性疾病中都可见到。因此,在治疗此类疾病时适当控制白细胞的渗出具有一定意义。

如上所述,白细胞在机体的防御反应中起着极为重要的作用,若白细胞数量不足或功能障碍均可导致患者严重反复感染。艾滋病患者因体内辅助 T 淋巴细胞(Th)细胞被大量破坏及巨噬细胞功能受抑制,造成严重的免疫缺陷,常导致致命的机会性感染。另外,白细胞先天性缺陷,如黏附分子合成障碍、丙种球蛋白及补体(调理素)缺乏、中性粒细胞肌动球蛋白功能缺陷和 NADPH 氧化酶缺乏等,分别可导致白细胞在黏附、识别、趋化、吞入和杀伤降解等重要环节的功能障碍。

四、炎症介质在炎症过程中的作用

某些致炎因子可直接损伤血管内皮,引起局部组织发生急性炎症反应,但许多急性炎症反应过程,则主要是由一系列内源性化学因子介导实现的,这类参与、介导炎症反应的化学因子即炎症介质(inflammatory mediator),炎症介质在急性炎症形成和发展过程中具有重要意义。

(一)细胞释放的炎症介质

1. 血管活性胺　包括组胺和 5-羟色胺(serotonin,5-HT)。组胺(histamine)主要存在于肥大细胞和嗜碱性粒细胞的颗粒中,也存在于血小板。当接受刺激时,它们通过脱颗粒的方式释放出来。能引起组胺释放的刺激包括:创伤、寒冷、热等物理因素;免疫反应,补体片段,如过敏毒素,即 C3a 和 C5a。组胺可使细动脉扩张和细静脉通透性升高。肥大细胞含有过敏性嗜酸性粒细胞趋化因子(ECF-A),与组胺共同作用,是引起过敏性炎症中嗜酸性粒细胞浸润的主要因素。

5-HT 主要存在于血小板和肠嗜铬细胞中,胶原纤维、纤维蛋白酶、ADP 和免疫复合物、血小板活化因子(PAF)可促进血小板释放 5-HT。

2. 花生四烯酸代谢产物　花生四烯酸(arachidonic acid,AA)是一种不饱和脂肪酸,大量存在于细胞膜磷脂内。在炎症刺激因子和炎症介质的作用下,激活磷脂酶 A2,使花生四烯酸通过环氧化酶或脂质氧化酶途径分别产生前列腺素(PG)和白细胞三烯(leukotriene,LT),可引起炎症和启动凝血系统。

AA 的代谢产物是一组很重要的炎症介质,其作用是:① 血管作用:PGD_2、PGE_2、PGF_2 和 PGI_2 是血管扩张剂,主要作用于细动脉,该效应启动虽较组胺慢,但作用可持续达数小时,它们还能加强组胺升高血管壁通透性的作用。临床上应用解热镇痛类药物如阿司匹林、消炎痛等就是通过抑制环氧化酶途径,减少 PG 的合成而达到治疗目的。LTC_4、LTD_4、LTE_4 可引起强烈的血管收缩、支气管痉挛和静脉血管通透性增加,临床使用类固醇激素类药物可抑制 AA 从膜磷脂中释放,从而减轻炎症反应;② 趋化作用:5-HETE 和白三烯对白细胞都有趋化作用,其中 LTB_4 对中性粒细胞和单核/巨噬细胞的趋化性最强;③ 其他:PGE_2 可引起疼痛,尤其能增强缓激肽的致痛作用,机制是降低痛阈,增加痛觉感受器的敏感性。PGE_2 还能引起发热。

3. 白细胞产物及溶酶体成分　主要包括中性粒细胞和单核细胞的活性氧代谢产物,如超氧负离子(O_2^-)、过氧化氢(H_2O_2)和羟自由基(OH^-)及其胞质内溶酶体成分如酸性蛋白酶、中性蛋白酶等。

(1)活性氧代谢产物:它们在细胞内可与一氧化氮(NO)结合形成活性氮中间产物。所形成的这些强效介质少量释放到细胞外时就能使 IL-8、某些细胞因子及内皮细胞和白细胞黏附分子的表达增加,促进炎症反应;当其大量释放到细胞外时则可损伤内皮细胞导致血管通透性升高及破坏红细胞和实质细胞,并能灭活抗蛋白酶(如 α_1 抗胰蛋白酶),增加细胞外基质的破坏。

(2)溶酶体成分:中性粒细胞和单核细胞均包含有溶酶体颗粒,吞噬细胞的死亡及吞噬过程中的酶类外溢均可导致溶酶体内酶的释放。溶酶体酶种类多,作用广泛。它们中的一些可通过增加血管通透性和增强趋化作用促发炎症。但更主要的作用则是破坏组织,如中性蛋白酶(弹力蛋白酶、胶原酶、组织酶等)可降解各种细胞外成分,包括胶原纤维、基底膜、纤维素、弹力蛋白和软骨等,导致诸如化脓性及其他破坏性炎症过程中组织的严重坏死、溶解。

4. 细胞因子和趋化性细胞因子

(1)细胞因子(cytokines):主要由激活的淋巴细胞和单核巨噬细胞产生,也可来自内皮、上皮和结缔组织中的细胞。其中由淋巴细胞产生的称淋巴因子(lymphokine);来自单核巨噬细胞的称单核因子

(manokine)。这些细胞因子在免疫和炎症反应过程中产生,并通过与靶细胞上特异性受体结合而发挥作用。它们除参与免疫反应外,还可以影响和调节其他炎性细胞的功能,从而在急、慢性炎症中发挥重要作用。

（2）趋化性细胞因子(chemokine)：是一类小分子蛋白细胞因子。有的对中性粒细胞有化学趋化作用,有的对单核细胞、嗜碱性粒细胞和淋巴细胞有化学趋化作用,有的对淋巴细胞有特异性的化学趋化作用。

5. 血小板激活因子 血小板激活因子(platelet-activating factor,PAF)是具有生物活性的磷脂类炎症介质,来源于血小板、嗜碱性粒细胞、肥大细胞、中性粒细胞、单核细胞和内皮细胞。

6. 一氧化氮和氧自由基 一氧化氮(NO)在炎症反应时,NO对于血管扩张起着重要作用,另外,也能抑制血小板黏附、激活、聚集和脱颗粒,抑制肥大细胞诱导的炎症反应,以及调节白细胞的聚集程度。

白细胞在接触了化学趋化物、免疫复合物等之后,可以向胞外释放氧自由基,一定程度的胞外氧自由基释放可以增加化学因子、细胞因子(如 IL-8)和内皮细胞性白细胞黏附分子等的表达,促使炎症反应的进行。但释放过多将对机体产生损害。

7. 神经肽 P物质可传导疼痛,引起血管扩张和血管通透性增加。

（二）体液中的炎症介质

血浆中存在着三种相互关联的系统即激肽、补体和凝血系统,都是重要的炎症介质。主要炎症介质的作用归纳如表3-2。

表3-2 主要炎症介质的作用

功 能	炎 症 介 质 种 类
血管扩张	组织胺、缓激肽、PGE_2、PGD_2、PGF_2、PGI_2、NO
血管通透性升高	组织胺、缓激肽、C3a、C5a、LTC_4、LTD_4、LTE_4、PAF、活性氧代谢产物、P物质、血小板激活因子
趋化作用	C5a、LTB_4、细菌产物、中性粒细胞阳离子蛋白、细胞因子(例如 IL-8)
发热	细胞因子(IL-1、IL-6、TNF 等)、PG
疼痛	PGE_2、缓激肽
组织损伤	氧自由基、溶酶体酶、NO

1. 激肽系统 激肽系统激活的最终产物是缓激肽(bradykinin),后者使细动脉扩张,血管通透性增加,内皮细胞收缩,血管以外的平滑肌细胞收缩,并且在注入皮肤后引起疼痛。

2. 补体系统 C3 和 C5 是最重要的炎症介质。C3a 和 C5a 通过促进肥大细胞释放组胺使血管壁通透性升高和血管扩张,C5a 能激活花生四烯酸代谢中脂氧化通路,使中性粒细胞和单核细胞进一步释放炎症介质,C5a 还能促使中性粒细胞黏着于内皮细胞,对中性粒细胞和单核细胞有趋化作用。

3. 凝血系统 Ⅻ因子激活不仅能启动激肽系统,而且能启动凝血和纤维蛋白溶解两个系统。凝血酶在使纤维蛋白原转变成纤维蛋白的过程中释放纤维蛋白多肽,后者使血管通透性增高,又是白细胞的趋化因子。凝血酶可促进白细胞黏附和成纤维细胞增生。纤维蛋白溶解系统激活,可降解 C3 产生 C3 片段,降解纤维蛋白产生纤维蛋白降解产物,使血管通透性增加。

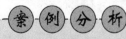

【病历摘要】

患者,女,61 岁。因左脚扭伤,踝部早期局部红肿,最初为鲜红色,发热,以后渐渐变为暗红色,疼痛伴行走困难。

【问题】 患者左踝部出现这些表现的病理学基础是什么?

【分析与解答】

发红：最初的鲜红色为动脉性充血,以后的暗红色为静脉性充血。

肿胀：主要为炎性水肿及充血和渗出。

发热：动脉性充血时血流量增加,血流速度加快。

疼痛：炎症介质的刺激(前列腺素、缓激肽);组织水肿,张力增加,牵拉神经末梢。

行走困难：由于组织损伤、炎性渗出物压迫以及疼痛所致。

五、急性炎症的类型及其病理变化

依急性炎症所发生的器官组织的不同、组织反应的轻重程度不同以及炎症性致病因子的不同,急性炎症的表现也不同。渗出物主要成分的不同是分类急性炎症的依据,一般将急性渗出性炎分为浆液性炎、纤维素性炎、化脓性炎和出血性炎。

(一)浆液性炎

浆液性炎(serous inflammation)是以浆液渗出为主的炎症。渗出物中以血浆成分为主,含有 3%～5% 的蛋白质,其中主要为白蛋白,同时混有少量中性粒细胞和纤维素。

物理性因素如高温;化学性因素如强酸、强碱;生物性因素如细菌毒素、蛇毒及蜂毒等均可引起浆液性炎。好发于浆膜(如胸膜、腹膜和心包膜等)、皮肤、黏膜、滑膜和疏松结缔组织等处。皮肤的浆液性炎如皮肤II°烫伤时,渗出的浆液积聚于皮肤的表皮内形成水泡;黏膜的浆液性炎如感冒初期,鼻黏膜排出大量浆液性分泌物;浆膜的浆液性炎如渗出性结核性胸膜炎,可引起胸膜腔积液;发生在滑膜的浆液性炎如风湿性关节炎可引起关节腔积液;疏松结缔组织的浆液性炎如毒蛇咬伤时,渗出的浆液聚集于组织间隙,则称为炎性水肿。

浆液性炎一般较轻,病因消除后易于消退。但有时因浆液渗出过多可导致较严重的后果。如喉炎时严重的炎性水肿,可致呼吸困难;霍乱时机体大量浆液渗出,可危及生命;心包腔大量炎性积液时,可压迫心、肺而影响其功能。

(二)纤维素性炎

纤维素性炎(fibrinous inflammation)是以纤维蛋白原渗出为主,继而形成纤维蛋白,即纤维素。多是由某些细菌毒素(如白喉杆菌、痢疾杆菌和肺炎双球菌的毒素)或多种内源性、外源性毒素(如尿毒症时的尿素和升汞中毒)所引起。此类致炎因子对血管壁的损伤较为严重,故导致大量纤维蛋白原渗出。纤维素性炎的好发部位及病变特点:① 黏膜的纤维素性炎常见于上呼吸道和肠道,纤维蛋白原形成的纤维素和坏死组织及中性粒细胞共同形成膜状物(假膜)覆盖于黏膜表面,故又称假膜性炎(pseudomembranous inflammation)。白喉时,咽及气管黏膜表面都可形成白色假膜(图3-4),前者与深部组织结合较牢固不易脱落,而气管白喉由于假膜与黏膜损伤部连接松散,容易脱落并堵塞气管引起窒息。另一种常见的黏膜纤维素性炎是细菌性痢疾,黏膜表层坏死,渗出物由大量纤维素、坏死组织、中性粒细胞、红细胞和细菌一起形成假膜。② 浆膜的纤维素性炎常见于胸腔和心包腔,如肺炎双球菌引起的纤维素性胸膜炎和风湿病时的风湿性心包炎。后者由于心外膜大量渗出的纤维素在心脏搏动的影响下形成无数绒毛状物,覆盖于心脏表面,故有“绒毛心”之称。③ 肺的纤维素性炎见于大叶性肺炎,此时肺泡腔内充满大量的纤维素,其间杂有多量的红细胞或中性粒细胞(图3-5)。

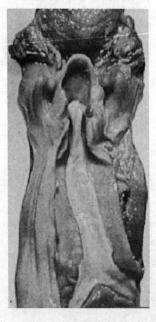

图 3-4 气管白喉

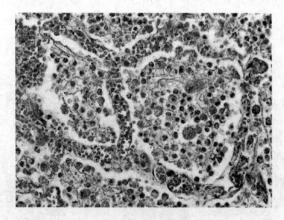

图 3-5 大叶性肺炎

肺泡腔内见大量渗出的纤维素

纤维素性炎一般呈急性经过。少量渗出的纤维素可被白细胞释放的蛋白溶解酶溶解后吸收。若纤维素渗出过多,中性粒细胞渗出过少,或组织内抗胰蛋白酶含量过多可致纤维素吸收不良,而发生机化,形成浆膜的纤维性粘连,或大叶肺炎肉质变。

(三)化脓性炎

化脓性炎(purulent inflammation)是以中性粒细胞大量渗出并伴有不同程度的组织坏死和脓液形成为特征的一种炎症。多由葡萄球菌、链球菌、脑膜炎双球菌、大肠杆菌等化脓菌引起。亦可因某些化学物质和机体坏死组织所致。炎区内大量中性粒细胞破坏崩解后释放的溶酶体酶将坏死组织溶解液化的过程称为化脓,所形成的液状物称为脓液,其内主要含大量渗出的中性粒细胞和脓细胞(变性坏死的中性粒细胞),还含有细菌、被溶解的坏死组织碎片和少量浆液。因渗出物中的纤维素已被中性粒细胞释出的蛋白水解酶所溶解,故脓液一般不凝固。根据化脓性炎症发生的原因和部位的不同,可表现为不同的病变类型。

1. 脓肿(abscess) 器官或组织内的局限性化脓性炎症称脓肿,其主要特征为组织发生坏死、溶解,形成充满脓液的腔,即脓腔。主要由金黄色葡萄球菌感染所致。该菌产生的血浆凝固酶可使渗出的纤维蛋白原转变为纤维素,因而病变较局限。

此外,金黄色葡萄球菌具有层粘连蛋白受体,使其易黏附于血管壁并通过管壁进入血流被带到他处形成迁移性脓肿。小脓肿可通过吸收自行消散;体表或器官较大脓肿由于脓液多、压力较大可经薄层被覆组织自行穿破溢出;深部脓肿则常需切开排脓或穿刺抽脓。脓肿若经久不愈,则由多量增生的肉芽组织和纤维组织包绕形成厚壁脓肿,称慢性脓肿(chronic abscess),常需手术治疗。脓肿内脓液排出后,残存的脓腔常由肉芽组织长入、修复。

脓肿多发生于皮肤和内脏(肺、脑、肝和肾)。疖是毛囊、皮脂腺及其周围组织的脓肿,常为单个,疖的中心部分液化变软后,脓液便可排出。痈是多个疖的融合,在皮下脂肪和筋膜组织中形成多数相互沟通的脓肿,痈的病变范围较大且深,患者中毒症状常较明显,需及时切开引流。

发生于皮肤和黏膜的脓肿破溃后,局部组织坏死、崩解脱落,形成缺损,即溃疡(ulcer)。深部脓肿如向体表或自然管道穿破,可形成窦道或瘘管。窦道(sinus)意指只有一个开口的病理性盲管;而瘘管(fistula)是指连接了体外与有腔器官之间或两个有腔器官之间的有两个以上开口的病理性管道。例如:肛门周围组织的脓肿,可向皮肤穿破,形成脓性窦道;也可既向皮肤穿破,又向肛管穿破,形成脓性瘘管。脓性窦道或脓性瘘管的管壁由肉芽组织构成,可长期不愈合,并从管中不断排出脓性渗出物。

2. 蜂窝织炎 疏松结缔组织的弥漫性化脓性炎称蜂窝织炎(phlegmonous inflammation)。常见于皮下组织、肌肉和阑尾(图3-6)。蜂窝织炎主要由溶血性链球菌引起,链球菌能分泌透明质酸酶,能降解疏松结缔组织中的透明质酸。链球菌能分泌链激酶,可溶解纤维素,不易被局限,因此细菌易于通过组织间隙和淋巴管扩散,表现为疏松结缔组织内大量中性粒细胞弥漫性浸润,炎区组织高度水肿与周围组织无明显分界。但局部组织一般不发生明显的坏死和溶解。较轻的蜂窝织炎愈复后一般不留痕迹;严重者病变扩散快、范围广,全身中毒症状重。如发生于皮下或肌肉等部位,需局部切开引流。

3. 表面化脓和积脓 表面化脓是指发生于黏膜或浆膜的化脓性炎。表面化脓时中性粒细胞主要向黏膜或浆膜表面渗出,深部组织没有明显的炎性细胞浸润。其中黏膜表面化脓性炎又称脓性卡他,化脓性尿道炎或化脓性支气管炎等都属于这类炎症,渗出的脓液可分别通过尿道、气管而排出体外。当表面化脓发生在浆膜或胆囊、输卵管时,脓液则在浆膜腔或胆囊、输卵管腔内蓄积,称为积脓。

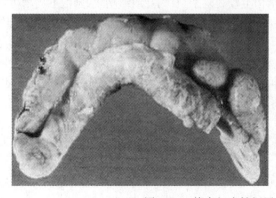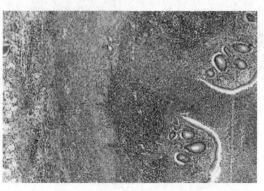

图3-6 蜂窝织炎性阑尾炎(肉眼观及组织学所见)

（四）出血性炎

炎症时，由于血管壁损伤严重，炎性渗出物中含有大量红细胞，可称为出血性炎（hemorrhagic inflammation）。严格地说，出血性炎不是一个独立的炎症类型，它常与其他类型炎症混合存在，如浆液性出血性炎、纤维素性出血性炎、化脓性出血性炎等。常见于某些传染病，如炭疽、鼠疫、流行性出血热及钩端螺旋体病等。

上述各型渗出性炎症可单独发生，也可两种类型并存，如浆液性纤维素性胸膜炎。转变成另一类型，如上呼吸道感染时，早期的浆液性卡他发展为黏液性卡他，晚期可进一步转变为脓性卡他。

第三节　慢性炎症

慢性炎症持续几周或几个月，可发生在急性炎症之后，也可潜隐地逐渐发生，随着对大多数急性感染性炎症的诊断和治疗的进展，慢性炎症越来越受到重视。慢性炎症有从急性炎症转化来的和单独发生的，慢性炎症发生的原因在于：① 持续的低毒力感染，如幽门螺杆菌可引起慢性胃炎，结核杆菌引起结核病等；② 长期暴露于内、外源性的低毒力的损伤因子，例如矽肺是由于长期暴露于二氧化硅的结果；③ 对自身组织产生免疫反应，如类风湿性关节炎和系统性红斑狼疮等。

与急性炎症不同的是，由于损伤因子的持续存在，多数慢性炎症多伴有机体的免疫系统的异常反应，如结核杆菌、梅毒螺旋体和某些真菌的感染可以引起迟发性超敏反应，常形成肉芽肿。慢性炎症的病变常常以实质细胞和间质细胞增生为主，而变性、坏死和渗出不明显。

根据慢性炎症病变的特点可分为非特异性慢性炎和特异性慢性炎——肉芽肿性炎两类。

一、一般非特异性慢性炎

一般非特异性慢性炎中活动性炎症、组织破坏和修复炎症反应同时出现。活动性炎症表现为血管改变、炎症水肿和中性粒细胞浸润等。但慢性炎症最重要的特点是：① 炎症灶内浸润的炎性细胞主要为淋巴细胞、浆细胞和单核细胞，反应了机体对损伤的持续反应；② 常有较明显的成纤维细胞、血管内皮细胞和被覆上皮细胞、腺上皮细胞等实质细胞增生，以替代和修复损伤的组织；③ 变性、坏死和渗出性病变轻微，主要由炎症细胞引起的组织破坏。

上述增生成分在某些部位有时可形成具有一定形态特征的改变：① 炎性息肉是在致炎因子的长期刺激下，局部黏膜上皮、腺体和肉芽组织增生形成突出于黏膜表面的肉芽肿块，息肉大小可由数毫米至数厘米，常有蒂。临床上常见的有鼻息肉、子宫颈息肉（图 3-7）和肠息肉等。② 炎性假瘤是指炎性增生时形成境界清楚的瘤样肿块，常发生于眼眶和肺。组织学上炎性假瘤由肉芽组织、炎细胞、增生的实质细胞及纤维组织构成。X 线检查时，其外形与肿瘤结节相似，因而被称为炎性假瘤，应注意与真性肿瘤鉴别。特别是肺的炎性假瘤在组织结构上较为复杂，肺的炎性假瘤在组织结构上较为复杂，有肉芽组织增生、肺泡上皮增生（但无异型性）、肺泡内出血、含缺血黄素沉积、巨噬细胞反应等，并可有吞噬脂质的泡沫细胞和多核巨细胞。此外，还有淋巴细胞和浆细胞浸润。临床上肺部的炎性假瘤较易与肺的肿瘤性疾病混淆，只能通过病理检查才能确诊。发生于眼眶者主要由淋巴组织大量增生形成。

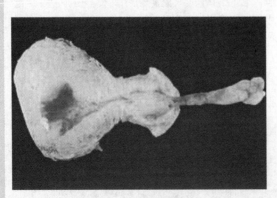

图 3-7　子宫颈息肉

二、肉芽肿性炎

肉芽肿（granularna)是炎症局部主要由巨噬细胞或其演化的细胞增生形成的境界清楚的结节状病灶，病灶较小，直径一般在 0.5～2 mm。这种以肉芽肿为特点的增生性炎称为肉芽肿性炎（granulomatous inflammation)。多见于慢性炎症,少数的肉芽肿性炎,如伤寒肉芽肿、风湿肉芽肿也可以见于急性炎症。肉芽肿中巨噬细胞来源于血液的单核细胞和局部增生的组织细胞。巨噬细胞在不同的肉芽肿内可转化为特殊形态的上皮样细胞、伤寒细胞和多核巨细胞等。通常发生于有限的几种病因所引起的疾病或病变,包括结核病、伤寒病、风湿病、麻风、梅毒、组织胞质菌病、血吸虫病及异物(手术缝线、石棉、滑石粉和尿酸盐等)所致的病变。此外,原因不明的结节病也以肉芽肿为主要病变。

1. 肉芽肿的类型　　根据致炎因子的不同,肉芽肿性炎一般分为感染性肉芽肿和异物性肉芽肿两类。① 感染性肉芽肿(infective granuloma):由生物病原体如结核杆菌、伤寒杆菌、麻风杆菌、梅毒螺旋体、霉菌和寄生虫等引起。能形成具有特殊结构的细胞结节。例如:结核性肉芽肿(结核结节)主要由上皮样细胞和一个或几个朗格汉斯巨细胞组成;伤寒肉芽肿(伤寒小结)主要由伤寒细胞组成。② 异物性肉芽肿(foreign body granuloma):由外科缝线、粉尘、滑石粉、木刺等异物引起。病变以异物为中心,围以数量不等的巨噬细胞、异物巨细胞、成纤维细胞和淋巴细胞等,形成结节状病灶。除上述两种常见的肉芽肿外,还有一些病因不明的肉芽肿,如结节病肉芽肿(sarcoidosis granuloma)。

2. 肉芽肿的组织发生　　在炎症过程中,肉芽肿是否形成以及需多长时间形成,取决于炎性损伤因子和机体的防御状态。例如在皮下注射活的 BCG 疫苗后的 3 周形成肉芽肿。肉芽肿形成初期,通过渗出性和增生性炎症反应,肉芽肿本身而持续下去。一旦炎性刺激物被巨噬细胞清除,则肉芽肿也可消失。

肉芽肿的组织发生在很大程度上取决于机体的防御状态,刺激物的抗原特性,以及相应的免疫反应中抗原的量还是抗体的量占优势。在抗原抗体反应中过剩的抗原引起中性粒细胞的趋化反应,过剩的抗体诱导单核细胞趋化反应;而难以破坏的抗原在细胞免疫中则引起类上皮细胞反应。根据刺激物的毒性情况,形成的肉芽肿有长寿和短寿之分,伴相应的多种细胞成分的更新换代。

3. 肉芽肿的组成成分　　以典型的结核结节为例,结核性肉芽肿中心部为干酪样坏死,坏死灶周围可见大量上皮样细胞和朗格汉斯多核巨细胞,外层淋巴细胞浸润,周边有成纤维细胞和胶原纤维分布(图 3-8)。其中上皮样细胞是结核性肉芽肿中最重要的成分。

结核结节中心的干酪样坏死,内含坏死的组织细胞、白细胞和结核杆菌,组织坏死彻底,光镜下仅见一些无定形的颗粒状物质,这可能是细胞介导免疫反应的结果。

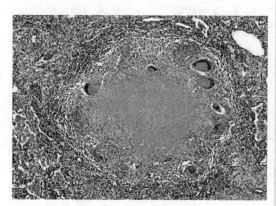

图 3-8　结核结节

第四节　炎症的经过和结局

炎症的发生与发展过程受致炎因子的性质和数量,机体的抵抗力和反应性、防治的条件等诸多因素的影响,因而炎症有不同的经过和结局。多数炎症性疾病能够痊愈,少数急性炎症可迁延为慢性炎症和亚急性炎症,极少数可蔓延扩散到全身。

一、痊　　愈

多数情况下,由于机体抵抗力较强,或经过适当治疗,炎症过程中病因被清除,炎性渗出物及坏死组织被溶解液化、吸收或排出体外,病灶周围的细胞或组织通过再生进行修复,炎症最终痊愈。如果炎症局部组织损伤范围较小,病变组织的形态和功能可以完全恢复正常,称完全痊愈。若损伤范围较大或其他原因使坏死组织和渗出物不能被完全吸收和排出,或细胞和组织再生能力有限,则由肉芽组织机化形成瘢痕。此时,尽管炎症过程已终止,但病变器官或组织的形态结构和功能不能完全恢复正常,称为不完全痊愈。如果瘢痕组织形成过多或发生在某些重要器官,可引起明显功能障碍。

二、迁延不愈或转为慢性

如果机体抵抗力低下或治疗不彻底,致炎因子在短期内不能清除,在机体内持续存在或反复作用,且不断损伤组织,造成炎症过程迁延不愈,急性炎症转化为慢性炎症,病情可时轻时重。如慢性病毒性肝炎、慢性胆囊炎等。

三、蔓 延 播 散

在机体抵抗力低下,或病原微生物毒力强、数量多的情况下,病原微生物可不断繁殖,并沿组织间隙或脉管系统向周围组织、器官蔓延,或向全身播散。

1. 局部蔓延 炎症局部的病原微生物可经组织间隙或自然管道向周围组织和器官蔓延,或向全身扩散。如肺结核病,当机体抵抗力低下时,结核杆菌可沿组织间隙蔓延,使病灶扩大;亦可沿支气管播散,在肺的其他部位形成新的结核病灶。

2. 淋巴道播散 病原微生物经组织间隙侵入淋巴管,引起淋巴管炎,进而,随淋巴液进入局部淋巴结,引起局部淋巴结炎。如上肢感染引起腋窝淋巴结炎,下肢感染引起腹股沟淋巴结炎。淋巴道的这些变化有时可限制感染的扩散,但感染严重时,病原体可通过淋巴入血,引起血道播散。

3. 血道播散 炎症灶内的病原微生物侵入血循环或其毒素被吸收入血,可引起菌血症、毒血症、败血症和脓毒败血症等。

小 结

炎症是具有血管系统的活体组织对损伤因子所发生的复杂的防御反应。炎症的基本病理变化即局部组织的变质、渗出和增生。

急性炎症的基本病理过程包括:① 血流动力学改变(炎性充血);② 血管通透性增高(炎性渗出);③ 白细胞渗出和吞噬作用(炎性浸润)。参与或引起炎症反应的化学活性物质,称为炎症介质,炎症介质在急性炎症形成和发展过程中具有重要意义。急性渗出性炎常分为浆液性炎、纤维素性炎、化脓性炎和出血性炎。

慢性炎症的病变常常以实质细胞和间质细胞增生为主,根据病变特点可分为非特异性慢性炎和特异性慢性炎(肉芽肿性炎)。一般非特异性慢性炎中活动性炎症、组织破坏和修复反应常同时出现。肉芽肿指炎症局部主要由巨噬细胞增生形成的境界清楚的结节状病灶,以肉芽肿为特点的增生性炎称为肉芽肿性炎,多见于慢性炎症。

炎症有不同的经过和结局。多数炎症性疾病能够痊愈,少数急性炎症可迁延为慢性炎症和亚急性炎症,极少数可蔓延扩散到全身。

【思考题】

(1) 何谓炎症介质? 其主要作用有哪些?

(2) 急性炎症的基本病理过程如何?

(3) 何谓炎性肉芽肿? 其与肉芽组织有何不同? 举例说明常见肉芽肿的形态结构。

(4) 简述炎症的组织学类型及各型的临床病理特点,并举例说明。

(5) 简述炎症的意义和结局。

(姜 英 王文超)

第四章　肿　瘤

学习要点

- **掌握**：① 肿瘤的基本概念、形态、异型性、命名原则、分类、生长及扩散；② 良性肿瘤与恶性肿瘤的区别。
- **熟悉**：① 癌前病变、异型增生及原位癌的概念；② 癌与肉瘤的区别。
- **了解**：① 肿瘤的病因学及发病机制；② 常见肿瘤的发生部位、生长方式和形态特点。

肿瘤（tumor，neoplasm）是一类以细胞异常增殖为特点的疾病，常常在机体局部形成肿块（mass）。根据其生物学行为和对机体危害性的大小，肿瘤可分为良性和恶性两大类，良性肿瘤生长缓慢，无侵袭性或侵袭性弱，不转移，对机体危害小；而恶性肿瘤又称癌症（cancer），生长迅速，侵袭性强，常发生转移，是目前危害人类健康最严重的一类疾病。

本章将从病理学的角度介绍关于肿瘤的基本知识，包括肿瘤的形态和分类、生物学特点、病因和发病机制。掌握这些知识，是正确诊断肿瘤、进行恰当防治的基础。

第一节　肿瘤的概念

肿瘤是机体在各种致瘤因素作用下，使细胞的基因突变或基因表达调控异常，导致局部组织的细胞失控性增生和分化障碍而形成的新生物，这种新生物常表现为局部肿块。

肿瘤性增生一般是克隆性的。研究显示，一个肿瘤中的肿瘤细胞群，由单个发生了肿瘤性转化的亲代单个细胞经过反复分裂繁殖产生的子代细胞组成，这个现象称为肿瘤的"克隆性"。正常细胞转变为肿瘤细胞后就具有异常的形态、代谢和功能，并在不同程度上失去了分化成熟的能力。它生长旺盛，并具有相对的自主性，即使后来致瘤因素的作用停止后，肿瘤细胞仍可持续性增生，这些现象提示，在引起肿瘤性增殖的初始因素作用下，肿瘤细胞已发生基因水平的异常，并且稳定地将这些异常传递给子代细胞，所以，即使在引起肿瘤性增殖的初始因素不复存在的情况下，子代细胞仍持续自主生长。其旺盛的生长不仅与机体不协调，而且有害无益。

机体在生理状态下以及在炎症、损伤修复等病理状态下也常有细胞、组织的增生，称为非肿瘤性增生。这类增生有的属于正常新陈代谢所需的细胞更新；有的是针对一定刺激或损伤的防御性、修复性反应，皆为机体生存所需。其次，这类所增生的细胞、组织能分化成熟，并在一定程度上能恢复原来正常组织的结构和功能。而且这类增生是有一定限度的，一旦增生的原因消除后就不再继续增生。但肿瘤性增生却与此不同，二者有着本质上的区别（表4-1）。

表 4-1　肿瘤性增生与非肿瘤性增生的区别

区别点	肿瘤性增生	非肿瘤性增生
克隆性增生	单克隆性	多克隆性
分化程度	分化不成熟	分化成熟
自主性	相对自主性增生	原因消除后停止增生
自限性	无限增生，失去控制	有限增生，受机体控制
对机体的影响	与机体不协调，对机体有害	有防御、修复作用

第二节 肿瘤的形态

一、肿瘤的大体形态

肿瘤的形态多种多样,与肿瘤的性质、发生部位、生长时间等因素有关。并可在一定的程度上反映肿瘤的良恶性,是临床上初步判断肿瘤性质和来源的重要依据。

1. 肿瘤的数目和大小 肿瘤的大小不一,通常一个,有时可为多个。一般说,肿瘤的大小与肿瘤的性质、生长时间和发生部位有一定的关系。有些类型的肿瘤,比如消化道的癌,单发的比较多。有些肿瘤则表现为多发性肿瘤,如神经纤维瘤病。在对肿瘤患者进行体检时,应全面检查,避免只看到明显的肿块而忽略多发性肿瘤的可能。

2. 肿瘤的形状 肿瘤的形状多种多样,有乳头状、菜花状、绒毛状、蕈状、息肉状、结节状、分叶状、浸润性包块状、弥漫肥厚状、溃疡状和囊状等形状(图4-1)。肿瘤形状上的差异一般与其发生部位、组织来源、生长方式和肿瘤的良恶性质密切相关。

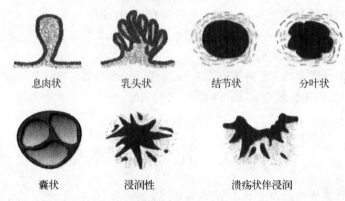

息肉状　　　　乳头状　　　　结节状　　　　分叶状

囊状　　　　　浸润性　　　　溃疡状伴浸润

图4-1 肿瘤的常见大体形态和生长方式示意图

3. 肿瘤的颜色 一般来说,肿瘤的颜色多近似于起源组织的颜色。如上皮组织发生的肿瘤多呈灰白色,脂肪组织肿瘤呈黄或浅黄色;血管源性肿瘤呈暗红色;黑色素瘤呈黑褐色。肿瘤可以发生一些继发性改变,如变性、坏死、出血或感染等等,这些改变可使肿瘤原来的颜色发生变化。

4. 肿瘤的硬度 肿瘤的质地取决于瘤细胞的来源、数量及其与间质的比例以及有无变性坏死。如骨瘤质地坚硬,脂肪瘤质软;瘤细胞丰富而间质纤维成分少的肿瘤一般质地较软(如乳腺髓样癌),反之则质地较硬;瘤组织发生坏死、液化及囊性变时质地变软,有钙质沉着(钙化)或骨质形成(骨化)时则变硬。

二、肿瘤的组织形态

肿瘤的组织形态千变万化。肿瘤组织病理诊断主要是通过观察各种肿瘤的组织形态进行,是组织病理学研究的重要内容。肿瘤组织可分为实质和间质两部分。

1. 肿瘤的实质(parenchyma) 肿瘤的实质即肿瘤细胞,是肿瘤的主要成分和特异性成分。实质反映了肿瘤的组织来源、性质和分化程度,并决定肿瘤的生物学特征及其对机体的影响,是进行肿瘤分类、命名和组织学诊断的主要依据,通常根据肿瘤的实质形态来识别各种肿瘤的组织来源(histogenesis),并根据其分化成熟程度和异型大小来确定肿瘤的良恶性。肿瘤的实质一般只有一种,但有些肿瘤可有两种以上的实质成分。

2. 肿瘤的间质(mesenchyma, stroma) 肿瘤的间质成分基本相同,主要是由结缔组织和血管组成,有时还可有淋巴管,对肿瘤的实质起着支持和营养作用。通常生长迅速的肿瘤,其间质血管多较丰富而结缔组织较少;生长缓慢的肿瘤,其间质血管则较少。

第三节 肿瘤的分化与异型性

肿瘤的分化是指肿瘤组织在形态和功能上与某种正常组织的相似之处。相似的程度称为肿瘤的分化程度。由于分化程度不同,肿瘤的细胞形态和组织结构与其相应的正常组织相比,有不同程度的差异,病理学上将这种差异称为异型性(atypia)。肿瘤的异型性有两个方面:细胞异型性和结构异型性。肿瘤异型性的大小反映了肿瘤组织的成熟程度(即分化程度)。异型性小者,说明它与有关的正常细胞、组织相似,肿瘤组织成熟程度高(分化程度高);异型性大者,表示瘤细胞、组织成熟程度低(分化程度低)。区别这种异型性的大小是病理学上诊断和鉴别良、恶性肿瘤的重要形态学依据。

有的恶性肿瘤主要由未分化细胞构成,称为间变性肿瘤。在现代病理学中,间变(anaplasia)指的是恶性肿瘤细胞缺乏分化,异型性显著。间变性的肿瘤细胞具有明显的多形性(pleomorphism),即瘤细胞彼此在大小和形状上有很大的变异,异型性大。因此,往往难于确定其组织来源。但大多数恶性肿瘤仍可显示某种程度的分化。间变性肿瘤几乎都是高度恶性的肿瘤。

一、肿瘤细胞的异型性

良性肿瘤通常分化较高,细胞异型性小,与其起源的正常细胞很相似,如脂肪瘤。恶性肿瘤细胞常具有高度的异型性,表现为以下特点。

(一)瘤细胞的多形性

恶性肿瘤细胞体积一般比起源的正常细胞大,且呈明显的大小不一,形态各异,常可见瘤巨细胞(图 4-2)。但也有少数分化很差的肿瘤,其瘤细胞较正常细胞小、圆形,大小和形态也比较一致,如肺小细胞癌等。

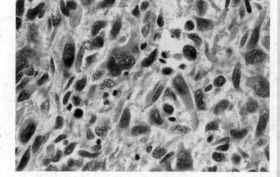

图 4-2 肿瘤的细胞异型性

(二)瘤细胞核的多形性

1)肿瘤细胞核的体积增大(核肥大)。胞核与细胞质的比例(核质比)增大(例如,正常时上皮细胞的核质比多为 $1:6\sim1:4$,恶性肿瘤细胞则接近 $1:1$)。

2)肿瘤细胞核大小、形态、染色不一致。可出现巨核、双核、多核或奇异形的核,核多染色深(由于核内DNA增多),染色质呈粗颗粒状,分布不均匀,常堆积在核膜下,使核膜显得增厚。

3)核仁明显,体积大,数目也常增多。

4)核分裂像常增多,特别是出现不对称性、多极性及顿挫性等病理性核分裂像时,对于诊断恶性肿瘤具有重要的意义。恶性肿瘤细胞的核异常改变多与染色体呈多倍体(polyploidy)或非整倍体(aneuploidy)有关。

(三)瘤细胞胞质的改变

胞质多呈嗜碱性是胞质内核蛋白体增多的缘故。不同类型的瘤细胞分泌物、代谢产物具有不同的特点。

上述瘤细胞的形态,特别是胞核的多形性常为恶性肿瘤的重要特征,在区别良恶性肿瘤上有重要意义,而胞质内的特异性产物常有助于判断肿瘤的来源。

二、肿瘤的结构异型性

肿瘤细胞形成的组织结构,在空间排列方式上与相应正常组织的差异,称为肿瘤的结构异型性。良、恶性肿瘤都有不同程度的组织结构异型性。良性肿瘤瘤细胞的异型性不明显,一般都与其发源组织相似。因此,这种肿瘤的诊断有赖于其组织结构的异型性。例如纤维瘤的细胞和正常纤维细胞很相似,只是其排列与正常纤维组织不同,呈编织状。恶性肿瘤的组织结构异型性明显,瘤细胞排列更为紊乱,失去正常的排列结构层次。例如，纤维肉瘤，瘤细胞很多，胶原纤维很少，排列很紊乱，与正常纤维组织的结构相差较远；食道鳞状细胞癌中，鳞状上皮排列的极向显著紊乱；子宫内膜腺癌中，腺体之间正常的内膜间质消失。

第四节　肿瘤的命名与分类

一、肿瘤的命名原则

肿瘤的命名和分类是肿瘤病理诊断的重要内容，对于临床实践十分重要。医护人员必须了解肿瘤病理诊断名称的含义，正确地使用它们。

人体任何部位、任何器官、任何组织几乎都可发生肿瘤，因此肿瘤的种类繁多，命名十分复杂。一般根据其组织或细胞类型和生物学行为来命名。

（一）肿瘤命名的一般原则

1. 良性肿瘤命名　　一般原则是在组织或细胞类型的名称后面加一"瘤"字，例如来源于纤维结缔组织的良性瘤称为纤维瘤（fibroma）；来源于腺上皮的良性瘤称为腺瘤（adenoma）等。有时结合一些肿瘤形态特点命名，如来源于皮肤鳞状上皮的良性肿瘤，外观呈乳头状，称为鳞状上皮乳头状瘤或简称乳头状瘤（papilloma）；腺瘤呈乳头状生长并有囊腔形成，称为乳头状囊腺瘤（papillary cystadenoma）。

2. 恶性肿瘤命名

（1）上皮组织的恶性肿瘤统称为癌（carcinoma），这些肿瘤表现出某种上皮分化的特点。命名方式是在上皮名称后面加一"癌"字，如来源于鳞状上皮的恶性肿瘤称为鳞状细胞癌（squamous cell carcinoma）；来源于腺体和导管上皮的恶性肿瘤称为腺癌（adenocarcinoma）；由腺癌和鳞癌两种成分构成的癌称为腺鳞癌。有些癌还结合其形态特点命名，如形成乳头状及囊状结构的腺癌，则称为乳头状囊腺癌；呈腺样囊状结构的癌称为腺样囊性癌（adenoid cystic carcinoma）；由透明细胞构成的癌称为透明细胞癌（clear cell carcinoma）。

（2）由间叶组织（包括纤维结缔组织、脂肪、肌肉、脉管、骨、软骨组织等）发生的恶性肿瘤统称为肉瘤，其命名方式是在组织来源名称之后加"肉瘤"，如纤维肉瘤（fibrosarcoma）、横纹肌肉瘤（rhabdomyosarcoma）、骨肉瘤（osteosarcoma）等。恶性肿瘤的外形具有一定的特点时，则又结合形态特点而命名。如呈腺泡状结构的横纹肌肉瘤可称为腺泡型横纹肌肉瘤（alveolar rhabdomyosarcoma）。如一个肿瘤中既有癌的结构，又有肉瘤的结构，则称癌肉瘤（carcinosarcoma）。

在病理学上癌是指上皮组织来源的恶性肿瘤，通常一般人所说的癌症（cancer）则泛指所有恶性肿瘤。

（二）肿瘤命名的特殊情况

有少数肿瘤不按上述原则命名，而采用以下特殊命名法。

（1）来源于幼稚组织的肿瘤称为母细胞瘤（-blastoma），其中大多数为恶性，如视网膜母细胞瘤（retinoblastoma）、髓母细胞瘤（medulloblastoma）和肾母细胞瘤（nephroblastoma）等；也有良性者如骨母细胞瘤、软骨母细胞瘤等。

（2）在肿瘤名称前冠以"恶性"二字，如恶性畸胎瘤、恶性脑膜瘤、恶性神经鞘瘤等。

（3）以"人名"或"病"命名的恶性肿瘤，为沿袭已久的习惯性名称，如白血病、尤文（Ewing）瘤、霍奇金（Hodgkin）淋巴瘤等。

（4）以"瘤"结尾的恶性肿瘤，如精原细胞瘤、黑色素瘤、骨髓瘤等。

（5）瘤病（-omatosis）常用于多发性良性肿瘤，如神经纤维瘤病（neurofibromatosis）；或用于在局部呈弥漫性生长的良性肿瘤，如纤维瘤病（fibromatosis）、脂肪瘤病（lipomatosis）和血管瘤病（angiomatosis）。

二、肿　瘤　的　分　类

肿瘤的分类主要依据肿瘤的组织类型、细胞类型和生物学行为。每一类别又按其分化成熟程度及对机体影响的不同而分为良性与恶性两大类。根据组织发生的肿瘤分类举例如下(表4-2)。

表4-2 肿瘤分类举例

组织来源	良性肿瘤	恶性肿瘤	好发部位
一、上皮组织			
鳞状细胞	乳头状瘤	鳞状细胞癌	乳头状瘤见于皮肤、鼻、鼻窦、喉等处;鳞癌见于宫颈、皮肤、食管、鼻咽、肺、喉和阴茎等处
基底细胞		基底细胞癌	头面部皮肤
腺上皮细胞	腺瘤	腺癌(各种类型)	腺瘤多见于皮肤、甲状腺、胃、肠;腺癌见于胃、肠、乳腺、甲状腺等
	黏液性或浆液性囊腺瘤	黏液性或浆液性囊腺癌	卵巢
	多形性腺瘤	恶性多形性腺瘤	涎腺
移行上皮	乳头状瘤	移行上皮癌	膀胱、肾盂
二、间叶组织			
纤维组织	纤维瘤	纤维肉瘤	四肢
纤维组织细胞	纤维组织细胞瘤	恶性纤维组织细胞瘤	四肢
脂肪	脂肪瘤	脂肪肉瘤	前者多见于皮下组织,后者多见于下肢和腹膜后
平滑肌	平滑肌瘤	平滑肌肉瘤	子宫和胃肠
横纹肌	横纹肌瘤	横纹肌肉瘤	肉瘤多见于头颈、生殖泌尿道及四肢
血管和淋巴管	血管瘤、淋巴管瘤	血管肉瘤 淋巴管肉瘤	皮肤和皮下组织、舌、唇等
骨	骨瘤	骨肉瘤	骨瘤多见于颅骨、长骨;骨肉瘤多见于长骨两端,以膝关节上下尤为多见
	巨细胞瘤	恶性巨细胞瘤	股骨上下端、胫骨上端、肱骨上端
软骨	软骨瘤	软骨肉瘤	软骨瘤多见于手足短骨;软骨肉瘤多见于盆骨、肋骨、股骨、肱骨及肩胛骨等
滑膜	滑膜瘤	滑膜肉瘤	膝、踝、肩和肘等关节附近
间皮	间皮瘤	恶性间皮瘤	胸膜、腹膜
三、淋巴造血组织			
淋巴细胞		恶性淋巴瘤	颈部、纵隔、肠系膜和腹膜后淋巴结
造血细胞		各种白血病	淋巴造血组织
		多发性骨髓瘤	椎骨、胸骨、肋骨、颅骨和长骨
四、神经组织			
神经衣组织	神经纤维瘤	神经纤维肉瘤	单发性:全身皮神经;多发性:深部神经及内脏也受累
神经鞘细胞	神经鞘瘤	恶性神经鞘瘤	头、颈、四肢等处神经
胶质细胞	胶质细胞瘤	恶性胶质细胞瘤	大脑
原始神经细胞		髓母细胞瘤	小脑
脑膜组织	脑膜瘤	恶性脑膜瘤	脑膜
交感神经节	节细胞神经瘤	神经母细胞瘤	前者多见于纵隔和腹膜后,后者多见于肾上腺髓质
五、其他肿瘤			
黑色素细胞	黑痣	恶性黑色素瘤	皮肤、黏膜
胎盘组织	葡萄胎	绒毛膜上皮癌、恶性葡萄胎	子宫
性索	支持细胞、间质细胞瘤	恶性支持细胞、间质细胞瘤	卵巢、睾丸
	颗粒细胞瘤	恶性颗粒细胞瘤	卵巢
生殖细胞		精原细胞瘤	睾丸
		无性细胞瘤	卵巢
		胚胎性癌	睾丸、卵巢
三个胚叶组织	畸胎瘤	恶性畸胎瘤	卵巢、睾丸、纵隔和骶尾部

第五节　肿瘤的生长与扩散

　　肿瘤的生长以肿瘤细胞不断分裂增生为基础。良、恶性肿瘤在生长速度和生长方式上有很大差异，这对判断肿瘤的良恶性有一定意义。

一、肿瘤的生长

（一）肿瘤的生长特点

　　各种肿瘤的生长速度有极大的差异。一般来讲，成熟程度高、分化好的良性肿瘤生长较缓慢，常有几年甚至几十年的历史。如果其生长速度突然加快，就要考虑发生恶性转变的可能。成熟程度低、分化差的恶性肿瘤生长较快，短期内即可形成明显的肿块，并且由于血管形成及营养供应相对不足，易发生坏死、出血等继发改变。

（二）肿瘤的生长方式

　　肿瘤的生长方式，主要有三种：膨胀性生长、外生性生长和浸润性生长。

　　1. 膨胀性生长（expansive growth）　　是发生在器官或组织内的大多数良性肿瘤所表现的生长方式。肿瘤逐渐增大，不侵袭周围正常组织，宛如逐渐膨胀的气球，推开或挤压四周组织。因此，肿瘤往往呈结节状，有完整包膜，与周围组织分界清楚（图 4 - 3）。对周围组织的影响主要是挤压和阻塞，一般不明显破坏器官的结构和功能。临床检查时肿瘤移动性良好，手术容易切除，切除后也常不复发。

　　2. 外生性生长（exophytic growth）　　发生在体表、体腔或管道器官（如消化道、泌尿道等）表面的肿瘤，常向表面生长，形成突起的乳头状、息肉状、蕈状或菜花状肿物。良、恶性肿瘤都可呈现外生性生长。但恶性肿瘤在向表面呈外生性生长的同时，其基底部往往呈浸润性生长，常由于其生长迅速，血液供应不足，容易发生坏死脱落而形成底部不平、边缘隆起的恶性溃疡。

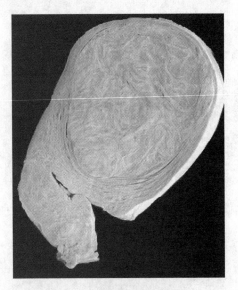

图 4 - 3　良性肿瘤的膨胀性生长

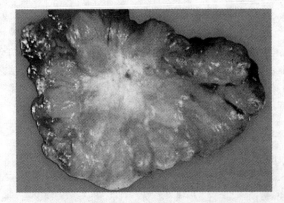

图 4 - 4　恶性肿瘤的浸润性生长

　　3. 浸润性生长（invasive growth）　　为大多数恶性肿瘤的生长方式。肿瘤细胞分裂增生，侵入周围组织间隙、淋巴管和血管内，像树根长入土壤一样，浸润并破坏周围组织（图 4 - 4）。因此呈这类生长方式的肿瘤无包膜，与邻近组织紧密连接在一起而无明显界限。临床触诊时，肿瘤固定不活动。局部切除后，常有肿瘤残留，容易复发。因而临床常对恶性肿瘤施行根治术（如乳腺癌、结肠癌根治术等），将原发病灶及周围可能受累的组织、淋巴结切除，以期将肿瘤组织彻底清除，否则术后易复发。

二、肿瘤的扩散

恶性肿瘤不仅在原发部位浸润性生长、累及邻近器官或组织,而且还可通过多种途径扩散到身体其他部位。这是恶性肿瘤最重要的生物学特点,也是导致患者死亡的主要原因。扩散方式包括直接蔓延和转移两种。

1. 局部浸润和直接蔓延　　随着恶性肿瘤的不断长大,肿瘤细胞常常沿着组织间隙、淋巴管、血管或神经束衣连续地浸润生长,破坏邻近正常器官或组织,并继续生长,这种现象称为直接蔓延。例如晚期子宫颈癌可向两侧直接宫旁组织或骨盆壁,或向前、向后累及直肠和膀胱;晚期乳腺癌可穿过胸肌和胸腔甚至到达肺脏;胰头癌可蔓延到肝脏、十二指肠。

2. 恶性肿瘤的局部浸润和直接蔓延的机制　　恶性肿瘤局部浸润和蔓延的机制比较复杂,有许多问题尚未解决,以癌为例,可以大致归纳为四个步骤(图4-5)。

(1) 癌细胞表面黏附分子减少:浸润能力强的瘤细胞亚克隆的出现和肿瘤内血管形成对肿瘤的局部浸润都起着重要的作用。正常上皮细胞之间有各种细胞黏附分子(cell adhesion molecules,CAMs),如上皮粘连素(E-cadnerin),它使细胞相互胶着而不易分离。肿瘤细胞表面黏附分子减少,使细胞彼此分离(detachment)。

(2) 癌细胞与基底膜的黏着(attachment)增加:正常上皮细胞与基底膜的附着是通过上皮细胞膜表面的称为整合素(integrin)的黏附分子(受体)与其配体的结合来实现的。

(3) 细胞外基质的降解(degradation):在癌细胞与基底膜紧密接触4~8 h后,细胞外基质的成分,如 LN、FN、蛋白聚糖和Ⅳ型胶原纤维可被癌细胞直接分泌的蛋白溶解酶(包括Ⅳ型胶原酶、组织蛋白酶 D 等)所溶解,使基底膜产生局部的缺损,让癌细胞通过。癌细胞也可诱导宿主细胞(如成纤维细胞和巨噬细胞)产生蛋白酶,使 ECM 溶解。

(4) 癌细胞迁移(migration)。癌细胞借助于自身的阿米巴运动通过被溶解的基底膜的缺损处游出。癌细胞穿过基底膜后,重复上述步骤进一步溶解间质结缔组织,在间质中移动。到达血管壁时,以同样的方式穿过血管的基底膜进入血管。

3. 转移(metastasis)　　恶性肿瘤细胞从原发部位侵入淋巴管、血管或体腔,迁徙到其他部位而继续生长,形成与原发瘤同种类型的肿瘤,这个过程称为转移。通过转移形成的肿瘤称为转移性肿瘤或继发肿瘤。良性肿瘤不转移,只有恶性肿瘤才可能发生转移。但也有例外,如皮肤的基底细胞癌多在局部造成破坏而很少发生转移。

恶性肿瘤通过以下几种途径转移。

(1) 淋巴道转移:是癌最常见的转移途径。肿瘤瘤细胞侵入淋巴管后,大多数按淋巴液引流方向到达局部淋巴结,聚集于边缘窦,继续增殖发展为淋巴结内转移瘤。例如乳腺癌常先转移到同侧腋窝淋巴结;肺癌首先转移到肺门淋巴结。转移瘤自淋巴结边缘开始生长,逐渐累及整个淋巴结,受累的淋巴结常呈无痛性肿大、变硬、互相粘连成团,切面灰白而干燥。有的肿瘤可以发生逆行转移(troisier sign)或越过引流淋巴结发生跳跃式转移(skip metastasis)。在临床上最常见的癌转移淋巴结是左锁骨上淋巴结,其原发部位多位于肺和胃肠道。

(2) 血道转移(图4-6):恶性瘤细胞侵入血管后,可随血流到达远处的器官继续生长,形成转移瘤。各种恶性肿瘤均可发生,尤多见于肉瘤、肾癌、肝癌、甲状腺滤泡性癌及绒毛膜癌。由于静脉壁较薄,同时管内压力较低,故瘤细胞多经静脉入血。少数亦可经淋巴管间接入血。血道转移的运行途径与血栓栓塞

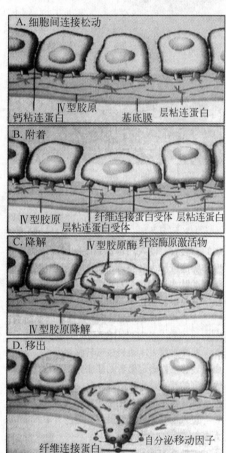

图4-5　恶性肿瘤细胞局部浸润机制示意图

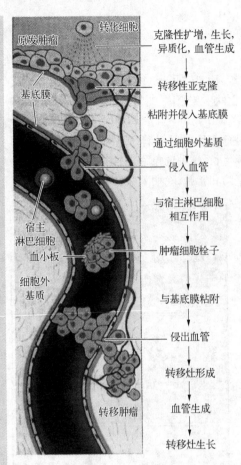

图 4-6　恶性肿瘤浸润和血行转移机制示意图

过程相似，即侵入体循环静脉的肿瘤细胞经右心到肺，在肺内形成转移瘤，例如骨肉瘤等的肺转移；侵入门静脉系统的肿瘤细胞，首先发生肝的转移，例如胃肠癌的肝转移等；原发性肺肿瘤或肺内转移瘤的瘤细胞可直接侵入肺静脉，或通过肺毛细血管而进入肺静脉的瘤细胞，经左心随主动脉血流到达全身各器官，常见转移到脑、骨、肾及肾上腺等处；侵入与椎静脉丛有吻合支的静脉内的瘤细胞，可引起脊椎及脑内转移。例如前列腺癌的脊椎转移，进而转移到脑，这时可不伴有肺的转移。

血道转移虽然可见于许多器官，但最常见的是肺，其次是肝。故临床上判断有无血道转移，以确定患者的临床分期和治疗方案时，作肺及肝的影像学检查是非常必要的。转移瘤在形态上的特点是肿瘤结节大小较一致，边界清楚，并常为多个散在分布，且多接近器官的表面。位于器官表面的转移瘤，由于瘤结节中央出血、坏死而下陷，可形成所谓"癌脐"。

进入血管内的恶性肿瘤细胞，并非都能够迁徙至其他器官形成新的转移灶。单个肿瘤细胞大多数为自然杀伤细胞（NK cell）消灭。但是，和血小板凝集成团的肿瘤细胞，形成不易消灭的肿瘤细胞栓，可与栓塞处的血管内皮细胞黏附，然后穿过血管内皮和基底膜，形成新的转移灶。由于肿瘤的异质化而选择出的高侵袭性的瘤细胞亚克隆，尤其容易形成广泛的血行播散。

肿瘤转移具有器官选择性（organ tropism）。如前列腺癌首先转移到骨，支气管源性癌易于侵犯肾上腺和脑，而神经母细胞瘤则转移到肝和骨。

（3）种植性转移：发生于胸腹腔等体腔内器官的恶性肿瘤侵及器官表面时，瘤细胞可以脱落，并像播种一样种植在体腔内其他器官的表面，继续生长并形成多个转移性肿瘤。这种播散方式称为种植性转移。

种植性转移常见于腹腔器官的癌瘤。例如卵巢的 Krukenberg 瘤多为胃黏液癌经腹腔种植到卵巢表面浆膜再侵入卵巢所形成的肿瘤。此瘤的特点为双侧卵巢受累长大，镜下见富于黏液的印戒细胞癌弥漫浸润和间质反应性增生。肺癌常在胸腔形成广泛的种植性转移。积液内含有脱落的癌细胞，临床上可作细胞学检查，是一种简便的诊断方法。值得注意的是手术也可造成医源性种植（implantation），虽然可能性较小，但应尽量避免。

第六节　肿瘤的分级和分期

肿瘤的分级（grading）和分期（staging）一般都用于恶性肿瘤。恶性肿瘤是根据其分化程度的高低、异型性的大小及核分裂数来确定恶性程度的级别。近年来较多的人倾向于用简明的、较易掌握的三级分级法，即Ⅰ级为分化良好的（高分化），属低度恶性；Ⅱ级为分化中等的（中分化），属中度恶性；Ⅲ级为分化低的（低分化），属高度恶性。这种分级法虽有其优点，对临床治疗和判断预后也有一定意义。但缺乏定量标准，也不能排除主观因素的影响。因此，如何建立精确的分级标准还待进一步研究。

肿瘤的分期代表恶性肿瘤的生长范围和播散程度。目前有不同的方案，其主要原则是根据原发肿瘤的大小，浸润的深度、扩散范围以及是否累及邻近器官，有无局部和远处淋巴结的转移，有无血源性或其他远处转移等来确定肿瘤病程发展的早晚。国际上广泛采用 TNM 分期系统。T 指肿瘤的原发灶，随着肿瘤体积的增加和邻近组织受累范围的增加，依次用 T1～T4 来表示；N 指局部淋巴结受累及，淋巴结无受累及时用 N0 表示，随着淋巴结受累及的程度和范围的加大，依次用 N1～N3 表示；M 指远处转移（通常是血道转移），无远处转移者用 M0 表示，有远处转移者用 M1 表示。

肿瘤的分级和分期对临床医师制定治疗方案和估计预后有一定参考价值,一般来说,分级和分期越高,生存率越低。但是必须结合各种恶性肿瘤的生物学特性以及患者的全身情况等综合考虑。

第七节 肿瘤对机体的影响

肿瘤因其良恶性、大小及发生部位不同,对机体的影响也有所不同。早期或微小肿瘤,常无明显临床表现,有时在死者尸体解剖时才被发现,如微小子宫平滑肌瘤和甲状腺隐匿癌。以下所述是指中晚期肿瘤对机体的影响。

良性肿瘤:因其分化较成熟,生长缓慢,在局部生长,不浸润,不转移,故一般对机体的影响相对较小,主要表现为局部压迫和阻塞症状。其影响的发生主要与其发生部位和继发变化有关。如体表良性瘤除少数可发生局部症状外,一般对机体无重要影响;但若发生在腔道或重要器官,也可引起较为严重的后果,如消化道良性肿瘤(如突入管腔的平滑肌瘤)可引起肠梗阻或肠套叠;呼吸道良性肿瘤(如支气管壁的平滑肌瘤)可引起严重的呼吸困难;颅内良性肿瘤(如脑膜瘤)压迫脑组织可引起相应的神经系统症状。

良性肿瘤也可发生继发性改变,并对机体造成不同程度的影响。如肠的乳头状腺瘤、膀胱的乳头状瘤和子宫黏膜下肌瘤等肿瘤,表面可发生溃疡而引起出血和感染;支气管壁的良性肿瘤阻塞气道后引起分泌物潴留可导致肺内感染。

此外,内分泌腺的良性肿瘤可分泌过多激素而引起症状,如脑垂体前叶的嗜酸性细胞腺瘤(acidophilic adenoma)可引起巨人症(gigantism)或肢端肥大症(acromegaly);胰岛细胞瘤分泌过多的胰岛素,可引起阵发性血糖过低。

恶性肿瘤:恶性肿瘤由于分化不成熟,生长迅速,浸润并破坏器官的结构和功能,并可发生转移,因而对机体的影响严重。

肿瘤可因浸润、坏死而并发出血、穿孔,病理性骨折及感染。出血是引起医生或患者警觉的信号。例如:肺癌的咯血,大肠癌的便血,鼻咽癌的涕血,子宫颈癌的阴道流血,肾癌、膀胱癌的无痛性血尿,胃癌的大便潜血等。坏死可导致自然管道之间的瘘管形成(如食管癌的食管气管瘘)。胃肠道癌的穿孔可导致急性腹膜炎。肿瘤可压迫、浸润局部神经而引起顽固性疼痛。恶性肿瘤晚期患者因机体免疫力低下,常并发严重肺内感染而致死。

恶性肿瘤的晚期患者,往往发生恶病质(cachexia),致患者死亡。恶病质是指机体严重消瘦、无力、贫血和全身衰竭的状态。恶病质的发生机制尚未阐明,可能由于缺乏食欲、进食减少、出血、感染、发热或因肿瘤组织坏死所产生的毒性产物引起机体的代谢紊乱所致。此外,恶性肿瘤的迅速生长,消耗机体大量的营养物质,以及由于晚期癌瘤引起的疼痛,影响患者的进食及睡眠等,也是导致恶病质的重要因素。近年来发现巨噬细胞产生的肿瘤坏死因子(TNF)可降低食欲和增加分解代谢,与恶病质的发生有一定关系。

有些非内分泌腺肿瘤能产生和分泌激素或激素类物质,引起内分泌症状,称为异位内分泌综合征。此类肿瘤称为异位内分泌肿瘤。此类肿瘤大多数为恶性肿瘤,其中以癌为多。如肺癌、胃癌、肝癌、胰腺癌、结肠癌等;也可见于肉瘤,如纤维肉瘤、平滑肌肉瘤、横纹肌肉瘤和未分化肉瘤等。许多分泌异位激素的恶性肿瘤都有产生两种以上激素的特点。此外,内分泌系统的恶性肿瘤,包括弥散神经内分泌系统(diffuse neuroendocrine system)的肿瘤,如类癌、神经内分泌癌、嗜铬细胞瘤和副神经节瘤等,可产生生物胺或多肽激素,有时也可引起内分泌紊乱。

必须指出,肿瘤虽有良、恶性之分,但两者的区别是相对的。如血管瘤虽为良性,但无包膜,常呈侵袭性生长;生长在要害部位(颅内)的良性肿瘤也可危及患者生命。有些良性肿瘤,未得到及时治疗或经多次复发后,可转变为恶性肿瘤,称为恶性变,如结肠息肉状腺瘤等。相反,偶见恶性肿瘤未经有效治疗,却部分或全部自发性消退,如恶性黑色素瘤、神经母细胞瘤等。

第八节 良性肿瘤与恶性肿瘤的区别

良性肿瘤和恶性肿瘤在生物学特性和对机体的影响上有明显不同。良性肿瘤一般对机体影响小,易于治疗,效果好;恶性肿瘤危害较大,治疗措施复杂,效果还不够十分理想。如果把恶性肿瘤误诊为良性肿瘤,就会延误治疗,或者治疗不彻底造成复发、转移。相反,如把良性肿瘤误诊为恶性肿瘤,也必然要进行一些不必要的治疗,使患者遭受不应有的痛苦、伤害和精神负担。因此,区别良性肿瘤与恶性肿瘤,对于正确的诊断和治疗具有重要的实际意义。现将良性肿瘤与恶性肿瘤的区别简要归纳为(表4-3)。

表4-3　良性肿瘤与恶性肿瘤的区别

	良 性 肿 瘤	恶 性 肿 瘤
组织分化程度	分化好,异型性小,与原有组织的形态相似	分化不好,异型性大,与原有组织的形态差别大
核分裂像	无或稀少,不见病理核分裂像	多见,并可见病理核分裂像
生长速度	缓慢	较快
生长方式	膨胀性和外生性生长,前者常有包膜形成,与周围组织一般分界清楚,故通常可推动	浸润性和外生性生长,前者无包膜,一般与周围组织分界不清楚,通常不能推动,后者多伴有浸润性生长
继发改变	很少性发生坏死、出血	常发生出血、坏死、溃疡形成等
转移	不转移	常有转移
复发	手术后很少复发	手术等治疗后较多复发
对机体影响	较小,主要为局部压迫或阻塞作用。如发生在重要器官也可引起严重后果	较大,除压迫、阻塞外,还可以破坏原发处和转移处的组织,引起坏死出血合并感染,甚至造成恶病质

良性肿瘤与恶性肿瘤间有时并无绝对界限,有些肿瘤的组织形态特点介乎二者之间,称为交界性肿瘤(borderline tumor),如卵巢交界性浆液性乳头状囊腺瘤。它们可有腺上皮层次增加,并有一定的异型性,但尚无间质浸润。有些交界性肿瘤有发展为恶性的倾向,故临床上应加强随访。有些其恶性潜能目前尚难以确定,有待通过长时间研究进一步了解其生物学行为。

瘤样病变或假肿瘤性病变指本身不是真性肿瘤,但其临床表现或组织形态类似肿瘤的病变。一些瘤样病变甚至容易被误认为是恶性肿瘤,因此,认识这一类病变并在鉴别诊断时予以充分考虑,是十分重要的。

在恶性肿瘤中,其恶性程度亦各不相同,有的较早发生转移,如鼻咽癌;有的转移晚,如子宫体腺癌;有的很少发生转移,如皮肤的基底细胞癌。此外,肿瘤的良恶性也并非一成不变,有些良性肿瘤如不及时治疗,有时可转变为恶性肿瘤,称为恶变(malignant change),如结肠息肉状腺瘤可恶变为腺癌。而个别的恶性肿瘤(如黑色素瘤),有时由于机体免疫力加强等原因,可以停止生长甚至完全自然消退。又如见于儿童的神经母细胞瘤(neuroblastoma)的瘤细胞有时能发育成为成熟的神经细胞,有时甚至转移灶的瘤细胞也能继续分化成熟,使肿瘤停止生长而自愈。但这种情况很罕见。一般认为与机体免疫功能增强有关,绝大多数恶性肿瘤不能自然逆转为良性。

第九节　常见肿瘤的举例

一、上 皮 性 肿 瘤

上皮组织包括被覆上皮与腺上皮。上皮组织肿瘤最为常见,人体的恶性肿瘤大部分是上皮组织恶性肿瘤,对人类的危害最大。

(一)良性上皮组织肿瘤

1. 乳头状瘤(papilloma)　见于鳞状上皮、尿路上皮等被覆的部位,称为鳞状细胞乳头状瘤、尿路上皮乳头状瘤等。乳头状瘤呈外生性生长,形成许多手指样或乳头状突起,并可呈菜花状或绒毛状。肿瘤的根部常有细蒂与正常组织相连。镜下,每一乳头的轴心由血管和结缔组织等间质成分构成,表面覆盖上皮,其表面覆盖增生的上皮因起源部位的不同而异,可为鳞状上皮(图4-7)、柱状上皮或移行上皮。在外耳道、阴茎等处的鳞状上皮乳头状瘤较易发生恶变而形成鳞状细胞癌,值得注意。

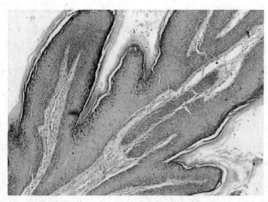

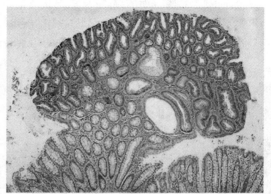

图 4-7 鳞状细胞乳头状瘤　　　　　　　　图 4-8 结肠息肉状腺瘤

2. 腺瘤(adenoma)　　　是腺上皮的良性肿瘤,多见于甲状腺、卵巢、乳腺、涎腺和胃肠道等处。黏膜的腺瘤多呈息肉状(图 4-8),腺器官内的腺瘤多呈结节状,且常有包膜,与周围正常组织分界清楚。腺瘤的腺体与相应正常组织腺体结构相似,可具有一定的分泌功能。不同之处仅在于腺瘤的腺体大小、形态较不规则,排列也比较密集。发生于有小叶和导管结构的器官的腺瘤,其小叶结构往往缺失或不明显,亦无导管形成,故不能将其分泌物排出。

根据腺瘤的组成成分或形态特点,又可将其分为囊腺瘤、纤维腺瘤、多形性腺瘤和息肉状腺瘤等类型。

(1)囊腺瘤(cystadenoma):是由于腺瘤中的腺体分泌物蓄积,腺腔逐渐扩大并互相融合的结果,肉眼上可见到大小不等的囊腔。常发生于卵巢等部位。亦偶见于甲状腺及胰腺。卵巢囊腺瘤主要有两种类型:一种为腺上皮向囊腔内呈乳头状生长,并分泌浆液,故称为浆液性乳头状囊腺瘤;另一种分泌黏液,常为多房性,囊壁多光滑,少有乳头状增生,称为黏液性囊腺瘤(图 4-9)。其中浆液性乳头状囊腺瘤较易发生恶变,转化为浆液性囊腺癌。

(2)纤维腺瘤(fibroadenoma):除腺上皮细胞增生形成腺体外,同时伴随大量纤维结缔组织增生,共同构成肿瘤的实质。本瘤常发生于女性乳腺,是乳腺常见的良性肿瘤。

(3)多形性腺瘤(pleomorphic adenoma):由腺组织、黏液样及软骨样组织等多种成分混合组成。常发生于涎腺,特别常见于腮腺,过去曾称之为混合瘤。

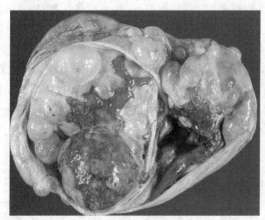

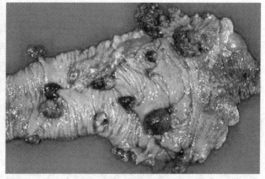

图 4-9 卵巢黏液性囊腺瘤　　　　　　　　图 4-10 结肠多发性息肉状腺瘤

(4)息肉状腺瘤(polypous adenoma):又称腺瘤性息肉。发生于黏膜,呈息肉状,有蒂与黏膜相连,多见于直肠(图 4-10),特别是表面呈乳头状或绒毛状者恶变率较高。本瘤亦见于结肠、胃等处,结肠多发性腺瘤性息肉病常有家族遗传性,不但癌变率很高,并易早期发生癌变。

(二)恶性上皮组织肿瘤

由上皮发生的恶性肿瘤统称为癌,是人类最常见的恶性肿瘤,在 40 岁以上的人群中,癌的发生率显著增加。

发生在皮肤、黏膜表面的癌,可呈息肉状或菜花状,表面常有坏死及溃疡形成。发生在器官内的癌,常为不规则结节状,呈树根状或蟹足状向周围组织浸润,质地较硬,切面常为灰白色,较干燥。镜下,癌细胞可呈腺状、巢状或条索状排列,与间质分界一般较清楚。有时癌细胞亦可在间质内呈弥漫性浸润生长,与间质分界不清。癌在早期一般多经淋巴道转移,到晚期才发生血道转移。

癌的常见类型有以下几种。

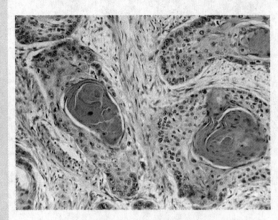

图 4-11　鳞状细胞癌
高分化鳞状细胞癌。癌细胞在间质中
浸润性生长,可见癌巢和角化珠

1. 鳞状细胞癌(squamous cell carcinoma)　简称鳞癌,常发生鳞状上皮被覆的部位,如皮肤、口腔、唇、子宫颈、阴道、食管、喉、阴茎等处。有些部位如支气管、胆囊、肾盂等处,正常时虽不是由鳞状上皮覆盖,但可以通过鳞状上皮化生发生鳞状细胞癌。此癌肉眼上常呈菜花状,也可坏死脱落而形成溃疡。癌组织也同时向深层作浸润性生长。镜下,分化好的鳞状细胞癌,癌巢的中央可出现层状的角化物,称为角化珠(keratin pearl)或癌珠(图 4-11);细胞间还可见到细胞间桥。分化较差的鳞状细胞癌可无角化珠形成,甚至也无细胞间桥,瘤细胞呈明显的异型性并见较多的核分裂像。

2. 基底细胞癌(basal cell carcinoma)　多见于老年人面部如眼睑、颊及鼻翼等处,由该处表皮原始上皮芽或基底细胞发生。镜下,癌巢由深染的基底细胞样癌细胞构成,有浅表型、结节型等组织类型。基底细胞癌生长缓慢,表面常形成溃疡,并可浸润破坏深层组织,但很少发生转移,对放射治疗很敏感,临床上呈低度恶性经过。

3. 移行上皮癌(transitional cell carcinoma)　来自膀胱、输尿管或肾盂等处的移行上皮,常呈乳头状,多发性,可溃破形成溃疡或广泛浸润膀胱壁。镜下,癌细胞似移行上皮,呈多层排列,异型性明显。分为低级别和高级别尿路上皮癌,或移行细胞癌Ⅰ级、Ⅱ级和Ⅲ级。级别越高,越易复发和向深部浸润。级别较低者,亦有复发倾向。有些病例复发后,级别增加。

4. 腺癌　是腺上皮发生的恶性肿瘤。根据其形态结构和分化程度,可分为分化比较好的、具有腺体结构的腺癌和低分化的、形成实体癌巢的实性癌。腺癌分泌黏液较多的则称黏液癌。

(1)腺癌(adenocarcinoma):较多见于胃肠道、肺、乳腺、女性生殖系统等处。癌细胞形成大小不等、形状不一、排列不规则的腺样结构,细胞常不规则地排列成多层,核大小不一,核分裂像多见(图 4-12)。乳头状结构为主的腺癌称为乳头状腺癌;腺腔高度扩张呈囊状的腺癌称为囊腺癌;伴乳头状生长的囊腺癌称为乳头状囊腺癌。

(2)黏液癌(mucoid carcinoma):又称为胶样癌。常见于胃和大肠。肉眼观,癌组织呈灰白色,湿润,半透明如胶冻样,胶样癌因而得名。镜下一种为黏液可堆积在腺腔内,并可由于腺体的崩解而形成黏液湖,当癌组织中黏液成分超过50%,则称其为黏液腺癌;另一种为黏液聚积在癌细胞内,将核挤向一侧,

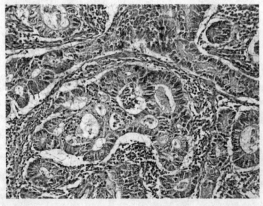

图 4-12　腺癌
癌细胞形成不规则的腺样结构

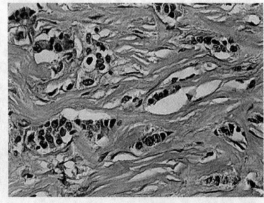

图 4-13　乳腺硬癌
癌细胞呈条索样排列,浸润于纤维间质中

使该细胞呈印戒状,以这种细胞为主要成分则称为印戒细胞癌(signet-ring cell carcinoma)。印戒细胞癌早期则可有广泛的浸润和转移,预后不佳。

(3) 实性癌(solid carcinoma):或称单纯癌,属低分化的腺癌,恶性程度较高,多发生于乳腺,少数可发生于胃及甲状腺。癌巢为实体性,无腺腔样结构,癌细胞异型性高,核分裂像多见。有的癌巢小而少,间质结缔组织多,质地硬,称为硬癌(scirrhous carcinoma)(图4-13)。有的则癌巢较大较多,间质结缔组织相对较少,质软如脑髓,称为髓样癌(medullary carcinoma)。

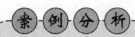

【病历摘要】

患者,男,41岁,农民。因上腹部疼痛5月,持续全腹胀痛3月,加重20天入院。入院前5月饭后发生心前区针刺样痛或隐痛,每次持续半小时,伴畏寒。此后食欲下降,全身无力,仍能坚持劳动。3月前腹痛转至全腹,食欲更差,咳嗽,咳脓痰,头痛。20多天前自觉腹胀,不能进食,卧床不起。近2、3天嗳气、呕吐咖啡色液,每天10多次,每次4~5 mL,病后明显消瘦,过去史无特殊。

体格检查:全身情况差,慢性重病容,消瘦,左锁骨上扪及淋巴结,约黄豆大,中等硬,无压痛,活动。心肺(一)。腹部膨隆,蛙腹状。腹壁静脉可见,腹式呼吸减弱。右上腹肋缘下锁骨中线内侧,扪及蚕豆大之皮下结节2个,活动,中等硬,轻压痛。腹软,轻压痛,肝脾均未扪及,肝上界在锁骨中线第五肋间,明显腹水征。余无异常。

实验室检查:血常规:红细胞1.89×10^{12}/L,血红蛋白86 g/L,白细胞31.3×10^9/L,中性粒细胞0.84,单核细胞0.05,嗜酸性粒细胞0.02,嗜碱性粒细胞0.02,淋巴细胞0.07。尿常规:脓细胞及白细胞少许,颗粒管型、蜡样管型及红细胞管型查见。腹水白细胞0.66×10^6/L,红细胞5.1×10^6/L,中性粒细胞0.29,淋巴细胞0.71,蛋白34.1 g/L,Rivalta试验(+),细菌培养(一)。入院后给予抗感染和支持疗法、放腹水等,患者一直不能进食,不断呕咖啡色液,日益衰竭死亡。

【尸检摘要】

死者全身营养差,左锁骨上淋巴结长大,腹部膨隆。腹腔内有黄色混浊液3 000 mL,大网膜与胃、横结肠粘连成一硬块,表面有灰白结节,肠系膜和腹膜粗糙,有灰白色结节和纤维蛋白,腹腔脏器和腹壁间有纤维性粘连。胃小弯后壁有一10 cm×7 cm×2 cm大之肿瘤,表面高低不平,有溃疡形成,并穿破至小网膜囊内。镜检肿瘤排列成索状,瘤细胞大小不等,胞质少,核大深染,分裂像可见。间质多少不等。肿瘤侵及浆膜层。胃小弯、肠系膜、左锁骨上等处淋巴结、大网膜及腹膜均有上述肿瘤转移。肝表面及切面均有灰白色结节,镜下亦为上述肿瘤,周围肝细胞受压萎缩。双肺水肿,镜下见支气管及周围肺泡内中性粒细胞浸润。肾小管上皮水肿。

【问题】

(1) 患者所患疾病及诊断依据。

(2) 患者死亡原因。

【分析与解答】

(1) 诊断及诊断依据:① 溃疡型胃癌伴淋巴道、血道和种植转移(胃小弯后壁溃疡型胃癌穿破至小网膜囊,胃小弯、肠系膜、左锁骨上淋巴结胃癌转移,大网膜胃癌转移,肝胃癌转移);② 双肺小叶性肺炎;③ 肾小管上皮细胞水肿。

(2) 死亡原因:全身衰竭

二、间叶组织肿瘤

间叶组织肿瘤的种类很多,包括脂肪组织、血管、淋巴管、平滑肌、横纹肌、纤维组织和骨组织等的肿瘤。习惯上将外周神经组织肿瘤也归入间叶组织肿瘤。骨肿瘤以外的间叶组织肿瘤又常称为软组织肿瘤。

间叶组织肿瘤中,良性的比较常见,恶性肿瘤(肉瘤)不常见。此外,间叶组织有不少瘤样病变,形成临床可见的"肿块",但并非真性肿瘤,容易造成诊断困难。

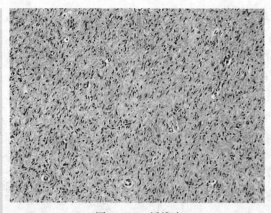

图 4-14　纤维瘤

（一）良性间叶组织肿瘤

　　这类肿瘤的分化成熟程度高,其组织结构、细胞形态、硬度及颜色等均与其发源的正常组织相似。肿瘤生长慢,呈膨胀性生长,一般都具有包膜。

　　1. 纤维瘤(fibroma)　　瘤细胞由分化良好的纤维细胞构成,呈编织状排列,瘤细胞间有丰富的胶原纤维(图 4-14)。外观呈结节状,与周围组织分界明显,有包膜。切面灰白色,可见编织状的条纹,质地韧硬,常见于四肢及躯干的皮下。此瘤生长缓慢,手术摘除后不再复发。

　　2. 脂肪瘤(lipoma)　　主要发生于成人,是最常见的良性软组织肿瘤。脂肪瘤好发部位为背、肩、颈及四肢近端皮下组织。外观常为扁圆形或分叶状,有包膜,质地柔软,切面色淡黄,似正常的脂肪组织。肿瘤大小不一,直径由几厘米至儿头大或更大,常为单发性,亦可为多发性。镜下见似正常脂肪组织,呈不规则分叶状,有纤维间隔,与正常脂肪组织的主要区别在于有包膜。脂肪瘤一般无明显症状,但也有引起局部疼痛者。很少恶变,手术易切除。

　　3. 血管瘤(hemangioma)　　多为先天性发生,故常见于儿童。血管瘤可以发生在任何部位,但以皮肤为多见。一般分为毛细血管瘤(由增生的毛细血管构成)(图 4-15)、海绵状血管瘤(由扩张的血窦构成)及混合型血管瘤(即两种改变并存)三种。肉眼上无包膜,呈浸润性生长。在皮肤或黏膜可呈突起的鲜红肿块,或仅呈暗红或紫红色斑。内脏血管瘤多呈结节状。发生于肢体软组织的弥漫性海绵状血管瘤可引起肢体增大。血管瘤一般随身体的发育而长大,成年后即停止发展,甚至可以自然消退。

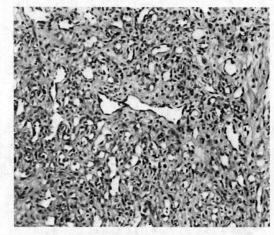

图 4-15　毛细血管瘤

　　4. 淋巴管瘤(lymphangioma)　　淋巴管瘤由增生的淋巴管构成,内含淋巴液。淋巴管可呈囊性扩张并互相融合,内含大量淋巴液,称为囊状水瘤,此瘤多见于小儿。

　　5. 平滑肌瘤(leiomyoma)　　最多见于子宫,其次为胃肠道。瘤组织由形态比较一致的梭形细胞构成。瘤细胞互相编织呈束状或呈栅状排列,核呈长杆状,两端钝圆,核分裂像少见。

（二）恶性间叶组织肿瘤

　　恶性间叶组织肿瘤统称为肉瘤。肉瘤与癌的特点有所不同(表 4-4)。正确掌握癌与肉瘤的特点,对临床诊断和治疗均有实际意义。

表 4-4　癌与肉瘤的区别

	癌	肉　瘤
组织来源	上皮组织	间叶组织
发病率	较常见,约为肉瘤的 9 倍,多见于 40 岁以上成人	较少见,大多见于青少年
大体特点	质较硬、色灰白、较干燥	质软、色灰红、湿润、鱼肉状
组织学特点	多形成癌巢,实质与间质分界清楚,纤维组织每有增生	肉瘤细胞多弥漫分布,实质与间质分界不清,间质内血管丰富,纤维组织少
网状纤维	癌细胞间多无网状纤维	肉瘤细胞间多有网状纤维
转移	多经淋巴道转移	多经血道转移

　　常见的肉瘤有以下几种。

　　1. 纤维肉瘤(fibrosarcoma)　　来自纤维结缔组织的肉瘤,其发生部位与纤维瘤相似,以四肢皮下组织为多见。镜下典型的形态是异型的梭形细胞呈"鲱鱼骨"样排列。分化好的纤维肉瘤瘤细胞多呈梭形,异型性小,与纤维瘤有些相似;分化差的纤维肉瘤则有明显的异型性(图4-16)。纤维肉瘤分化好者生长慢,转移及复发较少见;分化差者生长快,易发生转移,切除后易复发。

2. 恶性纤维组织细胞瘤(malignant fibrous histiocytoma) 为老年人最常见的软组织肉瘤。肿瘤最好发于下肢,其次是上肢的深部软组织和腹膜后等处,也可发生于内脏器官,但较为少见。肿瘤细胞可有多种类型,电镜下,主要见成纤维细胞和组织细胞样细胞,此外尚见原始间叶细胞、肌成纤维细胞、含有细小脂滴的黄色瘤细胞和多核瘤巨细胞。异型性往往十分明显,核分裂像多见。此瘤的恶性程度较高,切除后易复发和转移。

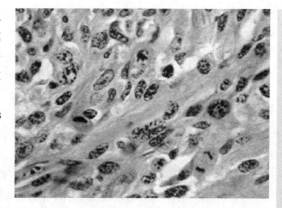

图4-16 纤维肉瘤

3. 脂肪肉瘤(liposarcoma) 是肉瘤中较常见的一种。多见于40岁以上的成年人,极少见于青少年,常发生在大腿及腹膜后等深部软组织。肉眼观,大多数肿瘤呈结节状或分叶状,表面常有一层假包膜,可似一般的脂肪瘤,亦可呈黏液样外观,或均匀一致呈鱼肉样。瘤细胞形态多种多样,可见分化差的星形、梭形、小圆形或呈明显异型性和多形性的脂肪母细胞,胞质内可见多少和大小不等的脂滴空泡(图4-17)。也可见分化成熟的脂肪细胞。

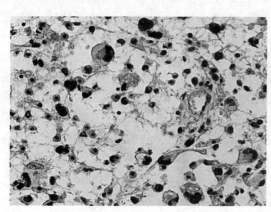

图4-17 脂肪肉瘤

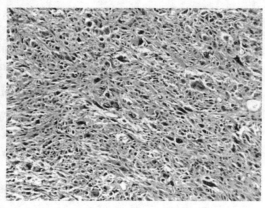

图4-18 多形性横纹肌肉瘤

4. 横纹肌肉瘤(rhabdomyosarcoma) 在儿童比较常见,主要发生于10岁以下的婴幼儿和儿童,少见于青少年和成人。好发于头、颈、泌尿生殖道及腹膜后,偶可见于四肢。肿瘤由不同分化阶段的横纹肌母细胞组成(图4-18)。分化较好的横纹肌母细胞,胞质红染,有时可见纵纹和横纹,用磷钨酸苏木素染色更显而易见。根据瘤细胞的分化程度、排列结构和大体特点,可分为细胞分化程度很低的胚胎性横纹肌肉瘤(包括葡萄状肉瘤)、瘤细胞排列成腺泡状的腺泡状横纹肌肉瘤和瘤细胞呈形态多样的多形性横纹肌肉瘤等组织类型。各型横纹肌肉瘤均生长迅速,易早期发生血道转移,如不及时诊断治疗,预后极差,约90%以上在5年内死亡。

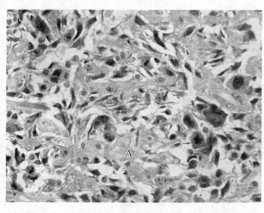

图4-19 骨肉瘤

肿瘤由明显异性的梭形或多边形肉瘤细胞组成,瘤细胞间有骨样组织形成(图中A所示)

5. 骨肉瘤(osteosarcoma) 为最常见的骨恶性肿瘤。常见于青少年。好发于四肢长骨干骺端,尤其是股骨下端和胫骨上端。肉眼观肿瘤位于长骨干骺端,呈梭形膨大,切面灰白色、鱼肉状,出血坏死常见,侵犯破坏骨皮质。其表面的骨外膜常被掀起,可见肿瘤上下两端的骨皮质和掀起的骨外膜之间形成三角形隆起,其为由骨外膜产生的新生骨。在X线上称为Codman三角。

此外,由于骨膜被掀起,在骨外膜和骨皮质之间可形成与骨表面垂直的放射状反应性新生骨小梁。在 X 线上表现为日光放射状阴影,这种现象与上述的 Codman 三角在 X 线上对骨肉瘤的诊断具有特征性。镜下,肿瘤细胞异型性明显,梭形或多边形,直接形成肿瘤性骨样组织或骨组织(tumor bone),这是诊断骨肉瘤的最重要的组织学证据(图 4-19)。骨肉瘤内也可见软骨肉瘤和纤维肉瘤样成分。骨肉瘤呈高度恶性,生长迅速,发现时常已有血行转移。

三、神经外胚叶源性肿瘤

由神经外胚叶起源的肿瘤种类很多,有中枢神经系统和周围神经系统肿瘤、能分泌多肽激素及胺的 APUD(amine precursor uptake decarboxylation)系统来源的肿瘤、视网膜母细胞瘤、色素痣和黑色素瘤等。

(一)视网膜母细胞瘤

视网膜母细胞瘤(retinoblastoma)是来源于视网膜胚基的恶性肿瘤。绝大多数发生在 3 岁以内的婴幼儿,6 岁以上罕见。7% 在出生时即已存在。此瘤是一种常染色体显性遗传疾病,并有家族史。大多数发生在一侧眼内,但亦可在双眼发生。该瘤预后一般不好,多在发病后一年半左右死亡。少数可自发性消退。

(二)色素痣与黑色素瘤

1. 皮肤色素痣(pigmented nevus) 来源于表皮基底层的黑色素细胞,为良性错构瘤性畸形的增生性病变,但有的可恶变成为黑色素瘤。根据其在皮肤组织内发生部位的不同,可分为交界痣(即痣细胞在表皮和真皮的交界处生长,形成多个细胞巢团,此型痣较易恶变为黑色素瘤)、皮内痣(是最常见的一种,痣细胞在真皮内呈巢状或条索状排列)和混合痣(即同时有交界痣和皮内痣的改变)三种。

2. 黑色素瘤(melanoma) 为高度恶性的黑色素细胞肿瘤。大多数见于 30 岁以上成人,发生于皮肤者以足底部和外阴及肛门周围多见,可以一开始即为恶性,但通常由交界痣恶变而来。凡黑痣色素加深、体积增大、生长加快或溃破、发炎和出血等是恶变的象征。黑色素瘤的组织结构呈多样性,瘤细胞可呈巢状、条索状或腺泡样排列。瘤细胞可呈多边形或梭形,核大,常有粗大的嗜酸性核仁,胞质内可有黑色素颗粒。也有胞质内没有黑色素颗粒的黑色素瘤,称为无黑色素性黑色素瘤,但多巴反应可为阳性。

四、多种组织构成的肿瘤

有的肿瘤实质由两种以上不同类型组织构成,称为混合瘤。最复杂的混合瘤是畸胎瘤,含有三个胚层的各种类型的组织混杂在一起构成,有如一个畸形的胎儿。

畸胎瘤(teratoma)是来源于有多向分化潜能的生殖细胞,往往含有两个以上胚层的多种多样组织成分,排列结构错乱。根据其外观又可分为囊性及实性两种;根据其组织分化成熟程度不同,又可分为良性(成熟性)畸胎瘤和恶性(未成熟性)畸胎瘤两类。本瘤最常发生于卵巢和睾丸。偶可见于纵隔、骶尾部、腹膜后、松果体等中线部位。

第十节 癌前病变、异型增生和原位癌

一、癌 前 病 变

癌前病变(precancerous lesions)是某些疾病(病变)虽然本身不是恶性肿瘤,但具有发展为恶性肿瘤的潜能,患者发生相应恶性肿瘤的风险增加。这些疾病或病变称为癌前疾病或癌前病变。因此,早期发现与及时治疗癌前病变,对肿瘤的预防具有重要的意义。癌前病变可分为遗传性和获得性的。常见的癌前病变有以下几种:

1. 黏膜白斑 常发生在食管、口腔、子宫颈及外阴等处黏膜。肉眼上呈白色斑块,故称白斑。主要病理改变是黏膜的鳞状上皮过度增生和过度角化,并出现一定的异型性。长期不愈有可能转变为鳞状细胞癌。

2. 慢性子宫颈炎伴子宫颈糜烂 是妇女常见的疾患。在慢性子宫颈炎的基础上子宫颈阴道部的鳞状上皮坏死、脱落,继而由子宫颈管内膜的单层柱状上皮所取代,使该处呈粉红色或鲜红色,好像发生了黏膜上皮的缺损,称为子宫颈糜烂(假性糜烂)。随后,局部又可被再生的鳞状上皮所替代,称为糜烂愈复。少数病例可通过非典型增生进展为子宫颈鳞状细胞癌。

3. 乳腺纤维囊性病 本病由内分泌失调引起,常见于 40 岁左右的妇女,主要表现为乳腺小叶导管和腺泡上皮细胞的增生、大汗腺化生及导管囊性扩张,间质纤维组织也有增生。其中伴有导管上皮增生者,较易发生癌变。

4. 结肠、直肠的息肉状腺瘤 较为常见,可以单发或多发,有绒毛状腺瘤、管状腺瘤等类型。绒毛状腺瘤发生癌变的机会更大。多发者常有家族史,属遗传学癌前病变。据统计,家族性腺瘤性息肉病,几乎均会发生癌变。

5. 慢性萎缩性胃炎及胃溃疡 慢性萎缩性胃炎时,胃黏膜腺体可有肠上皮化生,这种肠上皮化生与胃癌的发生有一定关系,如久治不愈可通过非典型增生发生癌变。慢性胃溃疡时溃疡边缘的黏膜因受刺激而不断增生,可能转变为癌,其癌变率大约为 1%。另外,近年发现胃的慢性幽门螺杆菌性胃炎,可能引发胃的黏膜相关淋巴组织来源的 B 细胞性淋巴瘤。

6. 慢性溃疡性结肠炎 是一种肠道的炎症性疾病。在反复溃疡和黏膜增生的基础上可发生结肠癌。

7. 皮肤慢性溃疡 经久不愈的皮肤溃疡和瘘管,特别是小腿的慢性溃疡,由于长期慢性刺激,鳞状上皮增生和非典型增生,可进一步发展为癌。

二、异型增生和原位癌

异型增生(dysplasia,atypical hyperplasia):指增生上皮细胞的形态呈现一定程度的异型性,但还不足以诊断为癌的一些病变。镜下表现为增生的细胞大小不一,形态多样,核大而浓染,核质比例增大,核分裂可增多但多属正常核分裂像。细胞排列较乱,极向消失。非典型增生多发生于皮肤或黏膜表面被覆的鳞状上皮,也可发生于腺上皮。根据其异型性程度和(或)累及范围可分为轻、中、重三级。轻度异型增生,异型性较小,累及上皮层的下 1/3;中度异型增生,异型性中等,累及上皮层的下 2/3;重度异型增生,异型性较大,累及上皮 2/3 以上但尚未达到全层。轻度异型增生可恢复正常;中重度异型增生则较难逆转,常转变为癌。上述癌前病变多通过异型增生而发生癌变。

原位癌(carcinoma in situ):一般指异型增生的细胞在形态和生物学特性上与癌细胞相同,并累及上皮的全层,但尚未侵破基底膜而向下浸润生长者(图 4-20)。例如子宫颈、食管及皮肤的原位癌。此外,当乳腺小叶腺泡发生癌变而尚未侵破基底膜者,亦可称为小叶原位癌。原位癌是一种早期癌,因而早期发现和积极治疗,可防止其发展为浸润性癌。肿瘤防治的一个重要工作是建立早期发现原位癌的技术方法。

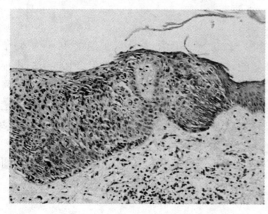

图 4-20 原位癌

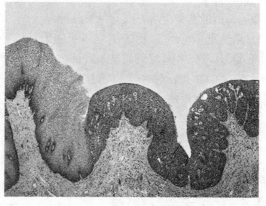

图 4-21 上皮内瘤变

近年来提出的上皮内瘤变(intraepithelial neoplasia)的概念,用来描述上皮从异型增生到原位癌这一连续的过程,将轻度异型增生称为上皮内瘤变Ⅰ级、中度异型增生称为上皮内瘤变Ⅱ级,重度异型增生和原位癌称为上皮内瘤变的Ⅲ级(图4-21),因为重度异型增生和原位癌二者实际上难以截然划分,处理原则也基本一致。

第十一节　肿瘤的病因学及发病机制

肿瘤的病因学十分复杂,肿瘤的发生是多种外界和内在因素共同作用的结果。其特点是多因素交互作用。某种致癌因素可通过不同途径可以引起不同的肿瘤,而同一种肿瘤也可以由不同的因素引起。

一、肿瘤发生的分子生物学基础

数十年的大量研究表明肿瘤发生具有复杂的分子基础,肿瘤发生和演进的分子机制涉及多种基因的多种改变。这些改变包括癌基因(oncogene)与肿瘤抑制基因(tumor suppressor gene)、转移基因与转移抑制基因、凋亡相关基因、DNA修复基因、细胞周期调控基因等基因的改变,端粒酶活性的增高以及DNA甲基化异常。致癌因素以协同或序贯的方式引起细胞的非致死性DNA损伤,从而激活原癌基因或(和)使肿瘤抑制基因失活,同时凋亡调控基因、细胞周期调控基因和(或)DNA修复基因的异常,使细胞发生转化(transformation),出现克隆性增殖。这些细胞经过多阶段演进过程,形成具有异质性、侵袭性和转移性的恶性肿瘤。可见,肿瘤是一种多基因异常导致的疾病,或者说,肿瘤在本质上是一类基因病。

(一)癌基因活化

现代分子生物学的重大成就之一是发现了原癌基因(proto-oncogene)和原癌基因具有转化成致癌的癌基因(oncogene)的能力。Bishop和Varmus因此获得1989年的诺贝尔奖。一些逆转录病毒能引起动物肿瘤或在体外实验中能使细胞发生恶性转化,在研究这些病毒与肿瘤的关系过程中发现,逆转录病毒基因组中含有某些RNA序列,为病毒致瘤或导致细胞恶性转化所必需,称为病毒癌基因(viral oncogene,$v-onc$)。

后来在正常细胞的基因组中也发现存在与病毒癌基因十分相似的DNA序列,称为原癌基因(cellular oncogene,$c-onc$)。由于细胞癌基因在正常细胞中以非激活的形式存在,故又称为原癌基因。这些基因正常时并不导致肿瘤,它们编码的蛋白质大多都是对正常细胞生长十分重要的细胞生长因子和生长因子受体,如血小板衍生生长因子(PDGF)、成纤维细胞生长因子(FGF)、表皮细胞生长因子受体(EGF-R)、重要的信号转导蛋白质(如酪氨酸激酶、丝氨酸-苏氨酸激酶等)以及核调节蛋白质(如转录激活蛋白)等。

当原癌基因发生某些异常时,能使细胞发生恶性转化;这时,这些基因称为细胞癌基因(cellular oncogene),如$c-ras$、$c-myc$等。

原癌基因可因多种因素的作用而被激活成为癌基因。原癌基因转变为细胞癌基因的过程,称为原癌基因的激活。

原癌基因的常见激活方式有以下几种。

1. 点突变　例如,促进细胞生长的信号传导蛋白ras原癌基因第1外显子的第12号密码子从GGC突变为GTC,相应编码的氨基酸从甘氨酸变为缬氨酸,转录产生异常蛋白。突变的Ras蛋白不能将GTP水解成GDP,因此一直处于活性状态。这种突变的Ras蛋白称为Ras肿瘤蛋白,不受上游信号控制,持续促进细胞增殖。

2. 染色体易位　原癌基因所在的染色体发生染色体转位,可以导致原癌基因的表达异常或结构与功能异常。例如伯基特淋巴瘤的t(8;14)使得$c-myc$基因和IgH基因拼接,导致$c-myc$基因的过度表达。

3. 基因扩增　特定基因过度复制,其拷贝数增加,导致特定的基因产物过量表达。例如神经母细胞瘤的$N-myc$原癌基因可复制成多达几百个拷贝,乳腺癌中$HER2$基因的扩增。

(二)肿瘤抑制基因

肿瘤抑制基因(tumor suppressor gene)产物能抑制细胞的生长与增殖,其功能的丧失则可能促进细胞的肿瘤性转化。与原癌基因的激活不同的是，肿瘤抑制基因的失活多数是通过等位基因的两次突变或缺失(纯合子)的方式实现的。目前了解最多的两种肿瘤抑制基因是 *Rb* 基因和 *p53* 基因。它们的产物都是以转录调节因子的方式调节核转录和细胞周期的核蛋白。

1. *Rb* 基因 是在对视网膜母细胞瘤的研究中发现的。其纯合性缺失见于所有的视网膜母细胞瘤及部分的骨肉瘤、乳腺癌和小细胞肺癌等肿瘤。*Rb* 基因定位于染色体 13q14，编码一种核磷蛋白(pRb)。在调节细胞周期中起重要作用。它在细胞核中以活化的脱磷酸化和失活的磷酸化的形式存在。活化的 Rb 蛋白对于细胞从 G_0/G_1 期进入 S 期有抑制作用。

2. *p53* 基因 是得到广泛研究的肿瘤抑制基因。*p53* 基因定位于染色体 17p13.1。编码的正常 P53 蛋白(野生型)存在于核内，是一种核结合蛋白。正常的 P53 蛋白在 DNA 损伤或缺氧时活化，使依赖 P53 的周期素依赖激酶(cyclin-dependent kinase，CDK)抑制者 *p21* 和 DNA 修复基因(Growth arrest and DNA damage 45，GADD45)上调性转录，细胞在 G_1 期出现生长停滞，进行 DNA 修复。如修复成功，细胞进入 S 期；如修复失败，则通过活化 *bax* 基因使细胞进入凋亡，以保证基因组的遗传稳定。因此，正常的 P53 蛋白又被称为"分子警察"。而在 *p53* 基因缺失或发生突变的细胞，DNA 的损伤后不能通过 *p53* 的介导进入 G_1 停滞和 DNA 修复，因此遗传信息受损的细胞可以进入增殖，最终可以发展成恶性肿瘤。

(三)凋亡调节基因和 DNA 修复调节基因

除了原癌基因的激活与肿瘤抑制基因的失活外，近年来还发现调节细胞进入程序性细胞死亡(programmed cell death，PCD)的基因及其产物在某些肿瘤的发生上也起着重要的作用。如 B 细胞淋巴瘤/白血病(B-cell lymphoma/leukemia，bcl)家族中的 bcl-2 蛋白可以抑制凋亡，而 Bax 蛋白则可以促进细胞凋亡。正常情况下 bcl-2 和 bax 在细胞内保持平衡。如 bcl-2 蛋白增多，细胞则长期存活；如 Bax 蛋白增多，细胞则进入凋亡。

恶性肿瘤的发生是一个长期的多因素形成的分阶段的过程。流行病学、分子遗传学和化学致癌的动物模型等多方面的研究均显示，肿瘤的发生并非单个分子事件，而是一个多步骤过程。要使得细胞完全恶性转化，需要多个基因的改变，包括几个癌基因的激活，两个或更多肿瘤抑制基因的失活，以及凋亡调节和 DNA 修复基因的改变。以结肠癌的发生为例，从结肠上皮增生到结肠癌的发展过程中，发生多个步骤的癌基因突变和肿瘤抑制基因的失活。这些阶梯性积累起来的不同基因水平的改变，可以通过形态学改变反映出来。一个细胞要积累这些基因改变，一般需要较长的时间。

二、环境致癌因素及致癌机制

(一)化学致癌因素

现已确知的对动物有致癌作用化学致癌物约有 1 000 多种，其中有些可能和人类癌瘤有关。对化学致癌物的研究表明：① 各种化学致癌物在结构上是多种多样的。其中少数不需在体内进行代谢转化即可致癌，称为直接作用的化学致癌物，如烷化剂。绝大多数则只有在体内(主要是在肝脏)进行代谢，活化后才能致癌，称为间接作用的化学致癌物或前致癌物。其代谢活化产物称为终末致癌物，如 3,4-苯丙芘是间接致癌物，其终末致癌物是环氧化物。② 所有的化学致癌物在化学上都具有亲电子结构的基团，如环氧化物，硫酸酯基团等。它们能与细胞大分子的亲核基团(如 DNA 分子中的鸟嘌呤的 N-7、C-8，腺嘌呤的 N-1、N-3，胞嘧啶的 N-3 等)共价结合，形成加合物，导致 DNA 的突变。化学致癌物大多数是致突变剂(mutagens)。③ 某些化学致癌物的致癌性可由于其他本身无致癌性的物质的协同作用而增大。这种增加致癌效应的物质叫作促癌物(promoter)，如巴豆油、激素、酚和某些药物。致癌物引发的初始变化称为激发作用(initiation)，而促癌物的协同作用称为促进作用(promotion)。

(二)物理性致癌因素

一些物理因素可以导致肿瘤。流行病学研究的大量证据表明，阳光中的紫外线(UV)使得皮肤鳞状细胞癌、基底细胞癌及恶性黑色素瘤发病率增高。UV 可使 DNA 中相邻的两个嘧啶形成二聚体，造成 DNA 分子复制错误。这种类型的 DNA 损伤可经 DNA 切除修复机制进行修复。着色性干皮病是常染色体隐性遗传性疾病，患者先天缺乏修复 DNA 所需的酶，不能修复紫外线导致的 DNA 损伤，对日照十分敏感，皮肤癌的发病率很高，且在幼年即发病。

电磁（χ射线、γ射线）和粒子（α粒子、β粒子、质子、中子）辐射都具有致癌性。放射工作者如长期接触射线而又缺乏有效防护措施，皮肤癌和白血病的发生率较一般人高。发明伦琴射线的众多先驱者多患有皮肤癌；在中欧和美国的落基山脉地区放射性元素矿工患肺癌的发病率增高10倍。更有说服力的是随访日本原子弹爆炸后广岛和长崎的幸存者，最初白血病（主要为急、慢性髓细胞白血病）的发病率明显增高，平均潜伏期约为7年，随着潜伏期延长，实体癌的发病率（如乳腺癌、结肠癌、甲状腺癌和肺癌）亦增加。

（三）病毒和细菌致癌

生物致瘤因素主要是病毒。导致肿瘤形成的病毒称为肿瘤病毒，分为DNA肿瘤病毒和RNA肿瘤病毒。人类某些肿瘤可能与病毒有关。

1. RNA致瘤病毒 对动物逆转录病毒致癌的研究发现，由于病毒类型的不同，它们是通过转导（transduction）或插入突变（insertional mutagenesis）这两种机制将其遗传物质整合到宿主细胞DNA中，并使宿主细胞发生转化的。

2. DNA致瘤病毒 DNA病毒感染人体后，如果病毒未整合到细胞的基因组中，病毒进行正常复制，产生大量病毒颗粒，最终导致细胞死亡。当病毒整合到细胞的基因组中时，则可以引起细胞转化，有许多DNA病毒可引起肿瘤。

三、影响肿瘤发生、发展的内在因素及其作用机制

肿瘤发生和发展是一个十分复杂的问题，除了外界致癌因素的作用外，机体的内在因素也起着重要作用，后者包括遗传因素宿主对肿瘤反应，以及肿瘤对宿主的影响。这些内在因素是复杂的，许多问题至今尚未明了，还有待进一步研究。

小 结

肿瘤是机体的细胞异常增殖形成的新生物，常在机体局部形成肿块。肿瘤组织分肿瘤实质和间质两部分。肿瘤细胞构成肿瘤实质，其细胞形态、组成的结构或其产物是判断肿瘤的分化方向、进行肿瘤组织学分类的主要依据。肿瘤间质一般由结缔组织和血管组成，起着支持和营养肿瘤实质的作用。肿瘤组织在细胞形态和组织结构上都与发源的正常组织有不同程度的差异，即为肿瘤的异型性。肿瘤的异型性包括两个方面：细胞异型性和结构异型性。异型性是肿瘤组织和细胞出现成熟障碍和分化障碍的表现，是区别良、恶性肿瘤的重要指标。肿瘤的种类繁多，具有不同的生物学行为和临床表现。良性肿瘤分化较成熟，生长缓慢，在局部呈膨胀性或外生性生长，不浸润，不转移，对人体的危害相对较小，主要表现为局部压迫和阻塞症状。恶性肿瘤分化不成熟，生长迅速，呈浸润性生长，侵袭性强，还可发生转移，对人体的危害大。恶性上皮组织起源的肿瘤统称癌，多见于40岁以上成人，多形成癌巢，多经淋巴道转移。恶性间叶组织肿瘤统称肉瘤，肉瘤细胞多弥漫分布，不成巢，多经血道转移。正确识别癌前病变、非典型性增生及原位癌是防止肿瘤发生发展及早期诊断肿瘤的重要环节。癌前病变指某些疾病虽然本身不是恶性肿瘤，但具有癌变的潜在可能性的病变。非典型性增生指上皮组织内出现异型性细胞增生，但未波及全层上皮。属癌前病变。原位癌指上皮组织异型性细胞增生波及全层上皮，但未突破基底膜向深层浸润，目前多使用上皮内瘤变来描述上皮从异型增生到原位癌这一连续的过程。

【思考题】

（1）肿瘤性增生与机体损伤修复以及炎性增生时有何区别？

（2）肿瘤的异型性表现在哪些方面？其与肿瘤的分化有何关系？

（3）试比较良性肿瘤与恶性肿瘤的区别。

（4）试比较癌与肉瘤的区别。

（5）如何认识癌前病变在肿瘤防治中的意义。

（贾筱琴 沈娅婷）

第五章 心血管系统疾病

学习要点

- **掌握：**① 动脉粥样硬化的主要危险因素、基本病理变化及其危害性；② 高血压病的基本病理变化特点；③ 风湿病的基本病理变化特点；④ 慢性风湿性心瓣膜病的形态特点及对机体的危害性。
- **熟悉：** 动脉粥样硬化的发病机制。
- **了解：** 风湿病、高血压病的发病机制及对机体的影响。

心血管系统疾病是严重威胁人类健康与生命的一组疾病。目前，世界上心血管疾病的病死率居第一位，尤其是高血压、脑血管疾病和冠状动脉粥样硬化心脏病的发病率和病死率均呈上升趋势。在我国，心血管疾病的病死率仅次于恶性肿瘤，居第二位。本章主要介绍动脉粥样硬化、高血压病、风湿病、感染性心内膜炎、心瓣膜病、心肌炎和心肌病等疾病。

第一节 动脉粥样硬化

动脉硬化(arteriosclerosis)是指动脉壁增厚变硬和弹性减退为特征的一类疾病，包括以下三种类型：① 动脉粥样硬化(atherosclerosis，AS)：是最常见的和最具危害性的疾病，是本节叙述的重点。② 动脉中层钙化：较少见，好发于老年人，表现为肌型动脉的中膜有钙盐沉积，并可发生骨化。③ 细动脉硬化(arteriolosclerosis)：常与高血压和糖尿病有关，其基本病变主要是细小动脉的玻璃样变。

动脉粥样硬化是一种与血脂异常及血管壁成分改变有关的动脉疾病。主要累及大中动脉和弹力肌型动脉(如冠状动脉、脑动脉等)。病变特征是脂质在动脉内膜中沉积，引起内膜灶性纤维性增厚及其深部成分的坏死、崩解，形成粥样物，并使动脉壁变硬、管腔狭窄，引起相应器官缺血性改变。

动脉粥样硬化症是严重危害人类健康的常见病，是发达国家的主要死亡原因。近年来，我国 AS 发病率有明显增加的趋势，多见于中、老年人，以 40～50 岁发展最快。

一、病因及发病机制

(一)动脉粥样硬化的危险因素

1. 高脂血症 是指血浆总胆固醇和三酰甘油异常增高。血脂以脂蛋白(lipoprotein，LP)的形式在血液循环中进行转运。脂蛋白分为乳糜微粒、极低密度脂蛋白、低密度脂蛋白、中等密度脂蛋白和高密度脂蛋白。各种脂蛋白对 AS 的作用并不一样。

大量流行病学调查证明，血浆低密度脂蛋白(LDL)、极低密度脂蛋白(VLDL)水平持续升高与动脉粥样硬化的发病率呈正相关。而且 LDL、VLDL 常以某种方式修饰后(如氧化修饰)参与形成动脉粥样硬化，目前认为氧化 LDL(ox-LDL)是最重要的致动脉粥样硬化因子，它是损伤内皮和平滑肌细胞的因子。ox-LDL 不能被正常 LDL 受体识别，而被巨噬细胞的清道夫受体识别并快速摄取，促进巨噬细胞形成泡沫细胞。相反，高密度脂蛋白(HDL)可通过胆固醇逆向转运机制清除动脉壁的胆固醇，将胆固醇转运至肝代谢并排出体外。此外，HDL 有抗氧化作用，阻止 LDL 氧化，并可通过竞争性抑制 LDL 与内皮细胞受体结合而减少其摄取，因此，HDL 有抗动脉粥样硬化作用。运动和适量饮酒可提高血浆 HDL 水平,肥胖和吸烟则降低 HDL 水平。此外,载脂蛋白功能的异常,影响脂蛋白的代谢,也与动脉粥样硬化的发生有关。

2. 高血压　高血压是动脉粥样硬化的主要危险因素之一。据统计,高血压患者与同年龄组、同性别的人相比较,其动脉粥样硬化发病较早,病变较重。抗高血压治疗则能减少动脉粥样硬化及其相关疾病的发生。高血压时血流对血管壁的剪应力较高,可引起内皮损伤和功能障碍,易导致脂蛋白渗入内膜、单核细胞黏附并迁入内膜、血小板黏附及中膜平滑肌细胞(SMC)迁入内膜等一系列变化。

3. 吸烟　吸烟是动脉粥样硬化主要危险因素之一。据统计,每天吸烟一包以上者,几年后,其缺血性心脏病的病死率上升 200%。

4. 糖尿病及高胰岛素血症　是与继发性高脂血症有关的疾病。糖尿病患者血中 TG、VLDL 水平明显升高,而 HDL 水平降低,与 AS 和 CHD 关系极为密切。高血糖可致 LDL 氧化,促进血液单核细胞迁入内膜并转化为泡沫细胞。

5. 年龄　年龄是动脉粥样硬化的主要影响因素。动脉粥样硬化早期病变一般开始于儿童时期,缓慢发展,直至中年后才出现临床症状。然后随年龄增加,冠心病的病死率逐渐增高。

6. 性别　女性在绝经期前动脉粥样硬化的发病率低于同龄组男性,LDL 水平低于男性,而 HDL 水平则高于男性,但在绝经期后这种差异消失,这是由于雌激素具有改善血管内皮的功能、降低血胆固醇水平的作用。

7. 遗传因素　冠心病的家族聚集现象提示遗传因素是本病的危险因素。家族性高胆固醇血症(familial hypercholesterolemia)患者由于细胞的 LDL 受体基因突变以致其功能缺陷,导致血浆 LDL 水平极度升高,可引起严重的动脉粥样硬化症,患者 20 岁前即可出现心肌梗死等动脉粥样硬化相关症状。

(二)发病机制

动脉粥样硬化的发病机制至今尚未完全明了,学者们提出了不同的学说。

1. 脂质渗入学说　此说基于高脂血症与本病的因果关系。血浆增多的胆固醇及胆固醇酯等沉积于动脉内膜,引起巨噬细胞的清除反应,导致血管壁 SMC 和结缔组织增生,并形成斑块。实验研究也证明,给动物喂饲富含胆固醇和脂肪的饮食可引起与人类动脉粥样硬化相似的血管病变。

2. 损伤应答学说　即内皮损伤学说。此说为 Ross(1976)所提出,1986 年又加以修改,认为动脉粥样硬化斑块形成至少有两个途径:① 各种原因(机械性、LDL、高半胱氨酸、免疫性、毒素、病毒等)引起内皮损伤,使之分泌生长因子(growth factor, GF),并吸引单核细胞黏附于内皮。单核细胞迁移入内皮下间隙,摄取进入内膜发生氧化的脂质,形成脂纹,并释放血小板源性生长因子(PDGF)样生长因子。脂纹可直接演变为纤维斑块,或由于内皮细胞脱落而引起血小板黏附。这样,血小板、巨噬细胞及内皮细胞均可产生生长因子,刺激中膜 SMC 增生。增生病灶内的 SMC 也可分泌 PDGF 样生长因子。② 内皮细胞受损,但尚完整,内皮细胞更新增加,并分泌生长因子,从而刺激动脉中膜 SMC 迁移进入内膜,并发生增生、转化、分泌细胞因子以及合成细胞外基质,导致纤维斑块形成,并继续发展。

损伤应答学说实际上也是一种炎症观点。近年来,随着研究工作的不断深入,动脉粥样硬化发生的炎症学说又重新被强调。

3. 其他　还有致突变学说、受体缺失学说等。

二、病　理　变　化

(一)基本病理变化

动脉粥样硬化的基本病理变化是在动脉内膜形成动脉粥样硬化斑块。

动脉粥样硬化斑块含有三种主要成分:① 细胞,包括平滑肌细胞、巨噬细胞和淋巴细胞;② 细胞外基质,包括胶原、弹性纤维和蛋白聚糖;③ 细胞内和细胞外脂质。这三种成分的含量和分布随斑块的变化有所不同。

1. 脂纹 脂纹(fatty streak)是 AS 的早期病变。肉眼观:于动脉内膜面,见黄色帽针头大的斑点或长短不一的条纹,宽 1～2 mm、长 1～5 cm,平坦或微隆起。光镜下:病灶处内皮细胞下有大量泡沫细胞聚集。泡沫细胞圆形,体积较大,胞质内有大量小空泡(原为脂滴,制片过程中被溶解)(图 5-1)。泡沫细胞来源于巨噬细胞和 SMC,苏丹Ⅲ染色呈橘红色,为脂质成分。

脂纹最早可出现于儿童期,是一种可逆性变化,并非所有脂纹都必然发展为纤维斑块。

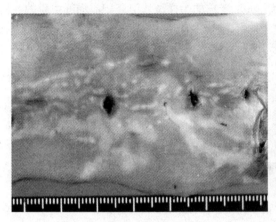

图 5-1 脂纹
主动脉内膜表面可见隆起的脂纹

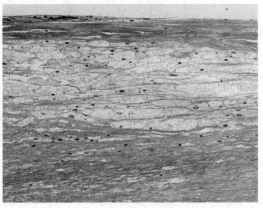

图 5-2 纤维斑块
纤维帽下可见泡沫细胞

2. 纤维斑块 脂纹进一步发展则演变为纤维斑块(fibrous plaque)。肉眼观:内膜面散在不规则形隆起的斑块,初为淡黄或灰黄色,后因斑块表层胶原纤维的增多及玻璃样变而呈瓷白色。斑块直径 0.3～1.5 cm,并可融合。光镜下:病灶表层是由大量胶原纤维、SMC、少数弹性纤维及蛋白聚糖形成纤维帽,胶原纤维可发生玻璃样变性。纤维帽下方可见不等量的泡沫细胞、SMC、细胞外脂质及炎细胞(图 5-2)。病变晚期,可见脂质池及肉芽组织反应。

3. 粥样斑块 粥样斑块(atheromatous plaque),亦称粥瘤(atheroma),由纤维斑块深层细胞的坏死发展而来,是 AS 的典型病变。肉眼观:动脉内膜面见灰黄色斑块,既向内膜表面隆起,又向深部压迫中膜。切面见纤维帽的下方,有多量黄色粥糜样物。光镜下:在玻璃样变性的纤维帽的深部,有大量粉红染的无定形物质,实为细胞外脂质及坏死物,其中可见胆固醇结晶(HE 染色片中为针状空隙)及钙化(图 5-3)。斑块底部及周边部可见肉芽组织、少量泡沫细胞和淋巴细胞浸润。粥瘤处中膜 SMC 受压萎缩,弹性纤维破坏,该处中膜变薄。外膜可见毛细血管新生、结缔组织增生及淋巴细胞、浆细胞浸润。

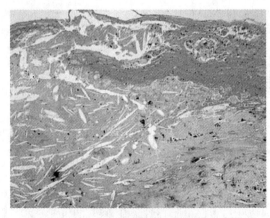

图 5-3 动脉粥样硬化
表层为纤维帽,其下可见散在泡沫细胞,深层为一些坏死物质、沉积脂质和胆固醇结晶裂隙

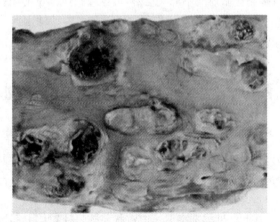

图 5-4 粥瘤及粥瘤性溃疡

4. 复合性病变 复合性病变指在纤维斑块和粥样斑块的基础上,可继发以下病变:① 斑块内出血:斑块内新生的血管破裂,形成斑块内血肿,可致斑块突然肿大,甚至使管径较小的动脉腔完全闭塞,

导致急性供血中断。② 斑块破裂:斑块表面的纤维帽破裂,粥样物自裂口溢入血流,遗留粥瘤样溃疡(图5-4),入血的坏死物和脂质可形成胆固醇栓子,导致栓塞。③ 血栓形成:病灶处的内皮损伤和粥瘤性溃疡,使动脉壁内的胶原纤维暴露,在 von Willebrand 因子介导下,血小板在局部聚集形成血栓。血栓可加重血管腔阻塞,导致梗死;附壁性血栓如脱落,可致栓塞;血栓亦可发生机化再通。④ 钙化:钙盐沉着于纤维帽及粥瘤灶内。严重者,眼观可见灰白色斑点或斑块,触之有沙砾感。镜检,HE 染色片中钙盐为蓝色颗粒或团块。钙化导致管壁变硬、变脆。⑤ 动脉瘤形成:严重的粥样斑块引起相应局部中膜的萎缩和弹性下降,在血管内压力作用下,动脉管壁局限性扩张,动脉瘤(aneurysm),动脉瘤破裂可致大出血。⑥ 血管腔狭窄:中等动脉(弹力肌型动脉)可因粥样斑块而导致管腔狭窄,引起供血量的减少,致相应器官发生缺血性病变。

(二)重要器官的动脉粥样硬化

1. 主动脉粥样硬化 病变多发生于主动脉后壁和其分支开口处。腹主动脉病变最严重,其次是胸主动脉和主动脉弓,再次是升主动脉。病变严重者,斑块破裂,形成粥瘤性溃疡,其表面可有附壁血栓形成。有的病例因中膜 SMC 萎缩,弹力板断裂,局部管壁变薄弱,在血压的作用下管壁向外膨出而形成主动脉瘤。这种动脉瘤主要见于腹主动脉。偶见动脉瘤破裂,发生致命性大出血。

2. 冠状动脉粥样硬化 详见本章第二节。

3. 脑动脉粥样硬化 病变最常见于颈内动脉起始部、基底动脉、大脑中动脉和 Willis 环。纤维斑块和粥样斑块常可导致管腔狭窄、斑块内出血、溃疡及附壁血栓形成。本病时由于脑动脉管腔狭窄,脑组织因长期供血不足而发生脑萎缩。大脑皮质变薄,脑回变窄,脑沟变宽、加深,重量减轻。严重者常有智力减退,甚至痴呆。严重的脑动脉粥样硬化使管腔高度狭窄,常继发血栓形成而导致管腔阻塞,脑组织缺血而发生脑梗死(脑软化)。脑软化多见于颞叶、内囊、尾状核、豆状核和丘脑等部位。镜检下,脑软化灶早期,组织变疏松,神经细胞变性、坏死,数量减少,周围有少量炎性细胞浸润。由小胶质细胞转变来的巨噬细胞摄取坏死组织崩解产生的脂质,使胞体增大,胞质呈泡沫状。小软化灶可被吸收,由胶质细胞增生修复。较大的软化灶周围由增生的胶质纤维和胶原纤维围绕,坏死组织液吸收形成囊腔。严重脑梗死可引起患者失语、偏瘫,甚至死亡。发生在延髓的软化灶可引起呼吸、循环中枢麻痹。脑动脉粥样硬化病变可形成小动脉瘤,当血压突然升高时可破裂引起脑出血。

4. 肾动脉粥样硬化 病变最常累及肾动脉开口处及主干近侧端,亦可累及叶间动脉和弓形动脉。因斑块所致管腔狭窄,终致肾组织缺血,肾实质萎缩和间质纤维组织增生。亦可因斑块合并血栓形成致肾组织梗死,梗死灶机化后遗留较大瘢痕,多个瘢痕可使肾脏缩小,称为 AS 性固缩肾。

5. 四肢动脉粥样硬化 病变以下肢动脉为重。当较大动脉管腔明显狭窄时,可因供血不足致耗氧量增加时(如行走)引起疼痛,休息后好转,再走时再次出现剧痛,即所谓间歇性跛行。当动脉管腔完全阻塞侧支循环又不能代偿时,可导致缺血部位的干性坏疽。

6. 肠系膜动脉粥样硬化 肠系膜动脉因此病变狭窄甚至阻塞时,患者有剧烈腹痛、腹胀和发热。如引起肠梗死,可有便血、麻痹性肠梗阻及休克等症状。

第二节 冠状动脉粥样硬化性心脏病

冠状动脉性心脏病(coronary heart disease, CHD)简称冠心病,由于是因冠状动脉缺血所引起,也称为缺血性心脏病(ischemic heart disease, IHD)。严格地说,它是所有冠状动脉病的结果,但因冠状动脉粥样硬化症占冠状动脉病的绝大多数,因此,习惯上把 CHD 视为冠状动脉粥样硬化性心脏病(coronary artherosclerotic heart disease)的同义词。

CHD 虽然基本上是由冠状动脉粥样硬化引起,但只有在后者已引起心肌缺血、缺氧的机能性和(或)器质病变时,才可称为 CHD。目前倾向于只有当冠状动脉狭窄>50%,有临床症状,或有下列证据,如心电图、放射性核素心肌显影或病理检查显示有心肌缺血表现者,才属于 CHD。

CHD 时心肌缺血缺氧的原因:① 冠状动脉供血不足。主要病变为冠状动脉粥样硬化斑块引起的管腔狭窄(>50%),也包括继发的复合性病变及冠状动脉痉挛等。其他如低血压、冠状动脉灌注期缩短(如心动过速)、体内血液重新分配(如饱餐后)等也可使原已处于危险临界状态的冠状动脉供血下降;② 心肌耗氧量剧增而冠状动脉供血不能相应增加。主要有各种原因导致的心肌负荷增加,如血压骤升、体力劳累、情绪激动、心动过速及心肌肥大等。

一、心　绞　痛

心绞痛(angina pectoris)是冠状动脉供血不足和(或)心肌耗氧量骤增致使心肌急剧的、暂时性缺血、缺氧所引起的临床综合征。典型表现为阵发性胸骨后部位的压榨性或紧缩性疼痛感,可放射至心前区域左上肢,持续数分钟,可因休息或用硝酸酯制剂而缓解消失。

心绞痛的发生是由于缺血缺氧造成心肌内代谢不全的酸性产物或多肽类物质堆积,刺激心脏局部的神经末梢,信号经1~5胸交感神经节和相应脊髓段传至大脑,产生痛觉,并引起相应脊髓段脊神经分布的皮肤区域的压榨和紧缩感。

1. 稳定性心绞痛　又称轻型心绞痛,指劳累性心绞痛的性质、强度、部位、发作次数、诱因等在1~3个月内无明显改变者,仅在体内活动过度增加,心肌耗氧量增多时发作。多伴有较稳定的冠状动脉粥样硬化性狭窄(>75%)。

2. 不稳定性心绞痛　是一种进行性加重的心绞痛。通常由冠状动脉粥样硬化斑块破裂和血栓形成而引发。临床上颇不稳定,在负荷时、休息时均可发作。

3. 变异性心绞痛　又称Prinzmetal心绞痛,多无明显诱因,常于休息或梦醒时发作。患者冠状动脉明显狭窄,亦可因发作性痉挛所致。

二、心　肌　梗　死

心肌梗死(myocardial infarction,MI)指冠状动脉供血中断,致供血区持续缺血而导致的较大范围的心肌坏死。临床上有剧烈而较持久的胸骨后疼痛,休息及硝酸酯类制剂不能完全缓解,可并发心律失常、休克或心力衰竭。

MI多发生于中老年人,40岁以上者占87%~96%。男性略多于女性。冬春季发病较多。部分患者发病前有附加诱因。

MI的冠状动脉因粥样硬化而高度狭窄(多数>75%),并多数有复合病变及痉挛。常累及一支以上的冠状动脉支。根据梗死的范围和深度可将其分为心内膜下梗死和透壁性(全层)梗死。

(一) 类型

心肌梗死可分为两个主要类型:心内膜下心肌梗死和透壁性心肌梗死。

1. 心内膜下心肌梗死　心内膜下心肌梗死(subendocardial myocardial infarction)指梗死仅累及心室壁内侧1/3的心肌,并波及肉柱及乳头肌。常表现为多发性、小灶性(0.5~1.5 cm)坏死,分布区域不限于某一支冠状动脉的供血区,而是不规则地分布于左心室四周,严重者可融合或累及整个左心室内膜下心肌引起环状梗死(circumferential infarction)。患者通常有冠状动脉三大支严重动脉粥样硬化性狭窄,当附加某种诱因(如休克、心动过速、不适当的体力活动)加重冠状动脉供血不足时,可造成各冠状动脉支最末梢区域(心内膜下心肌)缺血、缺氧,导致心内膜下心肌梗死。

2. 透壁性心肌梗死　透壁性心肌梗死(transmural myocardial infarction)也称区域性心肌梗死(regional myocardial infarction)。MI的部位与闭塞的冠状动脉支供血区一致,病灶较大,最大直径在2.5 cm以上,并累及心室壁全层(如未累及全层而深达室壁2/3以上则可称厚层梗死)。最常见的部位是左前降支供血区:左心室前壁、心尖部和室间隔前2/3,约占全部MI的50%。其次是右冠状动脉供血区:左室后壁、室间隔后1/3及右心室,占25%~30%。再次为左旋支供血区:左室侧壁、膈面及左房,并可累及房室结,占15%~20%。透壁性梗死常有相应的一支冠状动脉病变突出,并常附加血栓形成或动脉痉挛。

(二) 病理变化

心肌梗死的形态变化是一个动态演变过程。① 梗死后6 h内,无肉眼可见变化。光镜下:梗死边缘的心肌纤维呈波浪状和肌质不匀;② 6 h后,坏死灶心肌呈苍白色;③ 8~9 h后呈土黄色。光镜下:心肌纤维早期凝固性坏死改变,如核碎裂、核消失,胞质均质红染或呈不规则粗颗粒状,间质水肿、漏出性出血及少量中性粒细胞浸润;④ 第4日后,梗死灶外周出现充血出血带(图5-5),光镜:该带内血管充血、出血,有较多的中性粒细胞浸润。心肌纤维肿胀,胞质内出现颗粒状物及不规则横带(图5-6)。另一部分心肌细胞有空泡变,继而肌原纤维及核溶解消失,肌纤维呈空管状;⑤ 第7日后,边缘区开始出现肉芽组织;⑥ 第2~8周梗死灶机化及瘢痕形成。

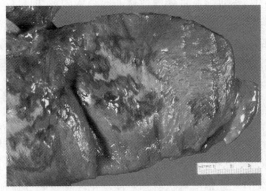 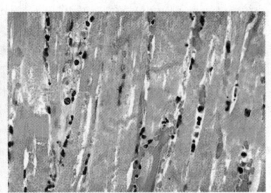

图5-5 急性心肌梗死
灰白色不规则梗死灶,外周出现充血出血带

图5-6 心肌梗死
坏死心肌胞质内出现不规则横带

心肌缺血30 min内,心肌细胞内糖原即消失。此后,肌红蛋白逸出。细胞坏死后,心肌细胞内的谷草转氨酶(GOT)、谷丙转氨酶(GPT)、肌酸磷酸激酶(CPK)及乳酸脱氢酶(LDH)透过细胞膜释放入血,引起相应酶在血液内浓度升高。其中尤以CPK对心肌梗死的临床诊断有一定的参考意义。

(三) 合并症

心肌梗死,尤其是透壁性梗死,可合并下列病变。

1. 心脏破裂 较少见,是急性透壁性心肌梗死的严重并发症,占心肌梗死所致死亡病例的3%~13%,常发生在心肌梗死后1~2周内。主要由于梗死灶周围中性粒细胞和单核细胞释出的蛋白水解酶以及坏死的心肌自身溶酶体酶使坏死的心肌溶解所致。好发部位为:① 左心室前壁下1/3处,心脏破裂后血液流入心包,引起心包填塞而致急死。② 室间隔破裂,左心室血流入右心室,引起右心功能不全。③ 左心室乳头肌断裂,引起急性二尖瓣关闭不全,导致急性左心衰竭。

2. 室壁瘤(ventricular aneurysm) 10%~30%的心肌梗死病例合并室壁瘤,可发生于心肌梗死急性期,但更常发生在愈合期。由于梗死区坏死组织或瘢痕组织在室内血液压力作用下,局部组织向外膨出而成。多发生于左心室前壁近心尖处,可引起心功能不全或继发附壁血栓。

3. 附壁血栓形成(mural thombosis) 多见于左心室。由于梗死区心内膜粗糙,室壁瘤处及心室纤维性颤动时出现涡流等原因,为血栓形成提供了条件。血栓可发生机化,或脱落引起大循环动脉栓塞。

4. 心外膜炎 心肌梗死波及心外膜时,可出现无菌性纤维素性心外膜炎。

5. 心功能不全 梗死的心肌收缩力显著减弱以至丧失,可引起左心、右心或全心充血性心力衰竭,是患者死亡最常见的原因之一。

6. 心源性休克 心肌梗死范围>40%时,心室收缩力极度减弱,心输出量显著减少,即可发生心源性休克,导致患者死亡。

7. 心律失常 心肌梗死累及传导系统,引起传导紊乱,有些可导致心脏急停、猝死。

三、心 肌 纤 维 化

心肌纤维化(myocardial fibrosis)是由于中、重度的冠状动脉粥样硬化性狭窄引起心肌纤维持续性和(或)反复加重的缺血缺氧所产生的结果。心肌长期缺血、缺氧,引起心肌萎缩,间质纤维组织增生导致心肌纤维化。

临床上可以表现为心律失常(心律失常型冠心病)或心力衰竭(心力衰竭型冠心病)。

四、冠状动脉性猝死

冠状动脉性猝死是心源性猝死中最常见的一种。多见于 40～50 岁成人，男性比女性多 3.9 倍。猝死是指自然发生的、出乎意料的突然死亡。冠状动脉性猝死可在某种诱因作用下发作，如饮酒、劳累、吸烟、运动等，也可在夜间睡眠中发病，不被人察觉。

冠状动脉性猝死多发生在冠状动脉粥样硬化的基础上，由于冠状动脉中、重度粥样硬化、斑块内出现，致冠状动脉狭窄或微循环血栓栓塞，导致心肌急性缺血，冠状动脉血流突然中断，引起心室纤颤等严重心律失常。

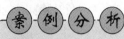

【病历摘要】

患者，男，53 岁，干部。因心前区疼痛 6 年，加重伴呼吸困难 10 小时入院。入院前 6 年感心前区疼痛，痛系膨胀性或压迫感，多于劳累、饭后发作，每次持续 3～5 分钟，休息后减轻。入院前 2 月，痛渐频繁，且休息时也发作，入院前 10 小时，于睡眠中突感心前区剧痛，并向左肩部、臂部放射，且伴大汗、呼吸困难，咳出少量粉红色泡沫状痰液，急诊入院。

体格检查：体温 37.8℃，心率 130 次/min，血压 80/40 mmHg。呼吸急促，口唇及指甲发绀，不断咳嗽，咳粉红色泡沫状痰液，皮肤湿冷，颈静脉稍充盈，双肺底部可闻有湿鸣，心界向左扩大，心音弱。

实验室检查：外周血白细胞 $20 \times 10^9/L$，中性粒细胞：0.89，尿蛋白(＋)，血中尿素氮 30.0 mmol/L，CO_2 结合力 16.0 mmol/L，入院后经治疗无好转，于次日死亡。

【尸检摘要】

主动脉有散在灰黄色或灰白色斑块隆起，部分有钙化、出血，腹主动脉的斑块有溃疡形成。脑底动脉管壁呈偏心性增厚变硬，腔狭窄。冠状动脉：左冠状动脉主干壁增厚，管腔Ⅲ度狭窄，前降支从起始至 2.5 cm 处管壁增厚，管腔Ⅱ～Ⅳ度狭窄，左旋支管腔Ⅱ～Ⅲ度狭窄；右冠状动脉距起始部 0.5～5 cm 处管壁增厚，腔Ⅲ～Ⅳ度狭窄，室间隔大部，左心室前壁、侧壁，心尖部，右室前壁内侧心肌变软、变薄，失去光泽，镜下有不同程期的心肌坏死，右室后壁亦有多个灶性坏死区。肝 900 g，表面弥漫分布着细小颗粒，切面黄褐相间，似槟榔状，右肺 600 g，左肺 550 g，左胸腔积液 400 mL，四肢末端凹陷性水肿。

【问题】

(1) 本病例的主要疾病是什么？死因是什么？

(2) 患者临床症状及体征的病理改变基础是什么？

【分析与解答】

(1) 诊断：冠状动脉粥样硬化性心脏病；死因：冠心病、心肌梗死伴心力衰竭。

(2) 心前区疼痛——冠状动脉粥样硬化，管腔Ⅱ～Ⅳ度狭窄；心肌梗死；呼吸困难，咳粉红色泡沫痰——左心衰。

第三节　高血压病

血压一般指体循环动脉血压，是推动血液在动脉血管内向前流动的压力，也是血液作用于动脉管壁上的侧压力。动脉血压是由心室收缩射血、循环血量、动脉管壁顺应性、周围动脉阻力四个要素构成。

高血压是以体循环动脉血压持续升高为主要特点的临床综合征，成年人收缩压≥140 mmHg (18.4 kPa) 和 (或) 舒张压≥90 mmHg(12.0 kPa) 被定为高血压。其可分为原发性高血压(primary hypertension)，又称特发性高血压(essential hypertension)；症状性高血压(symptomatic hypertension)，又称继发性高血压(secondary hypertension) 和特殊类型高血压。

　　高血压病是指原发性高血压,是我国最常见的心血管疾病,多见于中、老年人。根据我国流行病学调查,近 10 年来我国人群心血管病,特别是高血压、冠心病、脑卒中的发病危险因素在升高。其中,生活节奏的加快、精神紧张、心理的失衡是促使高血压患病率升高不可忽视的诱因。

　　继发性高血压是指继发于其他疾病或原因的高血压,只占人群高血压的 5%～10%,血压升高仅是这些疾病的一个临床表现,如慢性肾小球肾炎、肾盂肾炎所引起的肾性高血压;盐皮质激素增多症、嗜铬细胞瘤所引起的内分泌性高血压。

一、病因及发病机制

　　原发性高血压的病因和发病机制尚未完全明了,目前认为高血压病是一种遗传因素和环境因素相互作用所致的疾病,同时神经系统、内分泌系统、体液因素及血流动力学等也发挥着重要作用。

（一）危险因素

　　1. 遗传因素　　高血压患者有明显的家族集聚性,据估计人群中 20%～40% 的血压变异是由遗传决定的。

　　2. 超重肥胖、膳食因素及饮酒　　这三大因素与高血压发病显著相关。① 超重肥胖或腹型肥胖:中国成人正常体重指数为 19～24(BMI: kg/m²),≥24 为超重,≥28 为肥胖。② 膳食因素:摄钠过多可引起高血压。日均摄盐量高的人群,高血压患病率高于日均摄盐量少的人群,减少摄入或用药物增加 Na$^+$ 的排泄可降低血压。WHO 建议每人每日摄盐量应控制在 5 g 以下,可起到预防高血压作用。钾摄入量与血压呈负相关,且具有独立的作用,K$^+$ 摄入减少,可使 Na$^+$/K$^+$ 比例升高,促进高血压发生。膳食钙对血压的作用还存在争议,多数认为膳食低钙是高血压的危险因素,Ca^{2+} 摄入不足也易导致高血压,高钙饮食可降低高血压发病率。③ 饮酒:中度以上饮酒是高血压发病因素之一。饮酒致血压升高可能是与血中的儿茶酚胺类和促皮质激素水平升高有关。

　　3. 社会心理应激因素　　据调查表明,社会心理应激与高血压发病有密切关系。应激性生活事件包括:父母早亡、失恋、丧偶、家庭成员车祸死亡、病残、家庭破裂、经济政治冲击等。遭受生活事件刺激者高血压患病率比对照组高。据认为,社会心理应激可使大脑皮质功能失调,失去对皮质下血管舒缩中枢的调控能力,当血管舒缩中枢产生持久的以收缩为主的兴奋时,可引起全身细、小动脉痉挛而增加外周血管阻力,使血压升高。

　　4. 体力活动　　与高血压呈负相关,缺乏体力活动的人发生高血压的危险高于有体力活动的人。研究发现,体力活动具有降压的作用,并且可以减少降压药物的剂量,维持降压效果。

　　5. 神经内分泌因素　　一般认为,细动脉的交感神经纤维兴奋性增强是高血压病发病的主要神经因素。缩血管神经递质和舒血管神经递质具有升压或降压作用。

（二）发病机制

　　原发性高血压的发病机制并未完全清楚,目前认为原发性高血压是在一定遗传背景下,并与环境因素的共同作用而产生。

　　1) 长期精神不良刺激,导致大脑皮质失调,皮层下血管收缩中枢冲动占优势,通过交感神经收缩血管节后纤维分泌去甲肾上腺素,作用于细小动脉平滑肌 α 受体,引起细小动脉收缩,致血压升高。

　　2) 交感神经兴奋,导致肾缺血,刺激球旁装置的球旁细胞分泌肾素。肾素使血管紧张素原转变为血管紧张素Ⅰ;在血管紧张素活化酶(ACE)的作用下,形成血管紧张素Ⅱ。血管紧张素Ⅱ在高血压发病中是中心环节。

　　3) 钠水贮留,可使细胞外液增加,致心排出量增加,引起小动脉壁含水量增多,外周阻力增加,血压升高;由于血管壁平滑肌内 Na$^+$、Ca^{2+} 浓度增高,使动脉壁平滑肌收缩性增强,引起血压升高。

二、类型及病理变化

（一）缓进型高血压

　　缓进型高血压(chronic hypertension)又称良性高血压(benign hypertension),多见于中、老年人,病程

长,进展缓慢,最终常死于心、脑病变。

病理变化可人为地分为三期。

1. 机能紊乱期 此期为高血压的早期阶段。基本改变为全身细小动脉间歇性痉挛收缩,血压升高,无血管及心、脑、肾、眼底等器质性病变。临床表现有高血压,但血压水平常有波动,血压时而升高时而正常。可有头晕、头痛。头痛多发于晨间,枕部明显,活动后减轻。可能与晨间颈外动脉扩张、搏动增强有关。活动后因肢体血管相对舒张,头部充血减轻因而症状缓解。一般不需服用降压药。

2. 动脉系统病变期

(1) 细小动脉硬化(arteriolosclerosis):是高血压病的主要病变特征,表现为细小动脉玻璃样变。细小动脉玻璃样变可累及全身细小动脉,但具有诊断意义的是肾的入球动脉和视网膜动脉。由于细动脉反复痉挛,内皮细胞受损,内皮间隙扩大,血浆蛋白渗入内皮下间隙甚至更深;同时中膜平滑肌细胞分泌细胞外基质增多,继而平滑肌细胞因缺氧而变性、坏死,血管壁正常结构消失,逐渐由血浆蛋白、细胞外基质和坏死的 SMC 产生的修复性胶原纤维及蛋白聚糖所代替。镜检:细动脉管腔变小,内皮下间隙区甚至整个管壁呈均质状,深或淡伊红染,管壁增厚。

(2) 肌型小动脉硬化:内膜胶原纤维及弹性纤维增生,内弹力膜分裂。中膜平滑肌细胞增生、肥大,伴胶原纤维及弹性纤维增生。血管壁增厚,管腔狭窄。

(3) 大动脉硬化:弹力肌型或弹力型大动脉无明显病变或并发粥样硬化病变。

此期临床表现为血压进一步升高持续于较高水平,失去波动性。需服降压药。

3. 内脏病变期

(1) 心脏:主要为左心室肥大,左心室因压力性负荷增加发生代偿性肥大。代偿期内,心脏肥大,重量增加,可达 400 g 以上。左心室壁增厚,可达 1.5～2 cm,乳头肌和肉柱增粗变圆,但心腔不扩大,相对缩小,称向心性肥大(concentric hypertrophy)(图 5-7)。镜检:心肌细胞变粗,变长,有较多分支。细胞核大而深染。病变继续发展,肥大的心肌细胞与间质毛细血管供养不相适应,加上可能伴发的冠状动脉粥样硬化,供血不足,心肌收缩力因而降低,发生失代偿,逐渐出现心腔扩张。此时称离心性肥大(eccentric hypertrophy)。严重者可出现心力衰竭。

当心脏发生上述病变时,即属高血压性心脏病(hypertensive heart disease)。患者可有心悸、心电图示左心室肥大及心肌劳损,严重者有心力衰竭的症状体征。

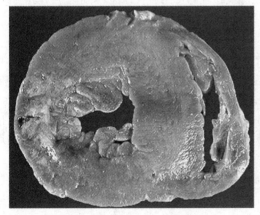

图 5-7 左心室向心性肥大

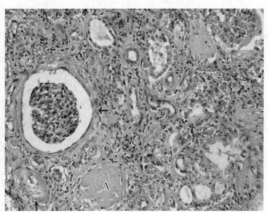

图 5-8 原发性颗粒固缩肾
部分肾单位纤维化、萎缩,部分肾单位代偿性肥大

(2) 肾脏:高血压时,由于肾入球动脉的玻璃样变及肌型小动脉硬化,病变区的肾小球因缺血发生纤维化、硬化或玻璃样变,相应的肾小管萎缩、消失。间质则有纤维组织增生及淋巴细胞浸润(图 5-8)。纤维化肾小球及增生的间质纤维组织收缩,使表面凹陷。病变较轻区域健存的肾小球因功能代偿而肥大,肾小管相应地代偿性扩张,向肾表面突起。从而形成肉眼所见肾表面的细小颗粒。肉眼观:双侧肾体积对称性缩小,重量减轻,单侧肾可小于 100 g(正常成人约 150 g),质地变硬,表面呈均匀弥漫的细颗粒状。切面,肾皮质变薄(≤2 mm,正常厚 3～5 mm),髓质变化较少,肾盂周围脂肪组织填充性增生。具有以上特点的肾被称为细动脉性肾硬化(arteriolar nephrosclerosis)或原发性颗粒性固缩肾。

临床上可有轻至中度蛋白尿,少见有透明或颗粒管型。当病变严重时,肾功能逐渐出现严重损伤,可有水肿、蛋白尿和肾病综合征;血中非蛋白氮、肌酐、尿素氮升高,甚至出现尿毒症。

(3)脑:由于脑血管的病变,患者可出现一系列脑部变化。① 高血压脑病:由于脑血管病变及痉挛致血压骤升,引起以中枢神经功能障碍为主要表现的征候群称高血压脑病(hypertensive encephalopathy)。脑部变化差异较大,可仅有脑水肿,或伴有点状出血。临床上表现为颅内高压,头痛、呕吐、视力障碍及意识模糊。有时血压急剧升高,患者可出现剧烈头痛、意识障碍、抽搐等症状,称为高血压危象,此种危象见于高血压的各个时期。② 脑软化:由于脑的细、小动脉硬化、痉挛,可致其供养区域脑组织因缺血而发生梗死,继而坏死组织液化,形成质地疏松的筛网状病灶,称之为脑软化(softening of the brain)。脑软化通常为多数而且较小,称微梗死灶(microinfarct),后期坏死组织被吸收,由胶质瘢痕修复。③ 脑出血:是高血压最严重且往往是致命性的并发症。多为大出血,常发生于基底节、内囊,其次

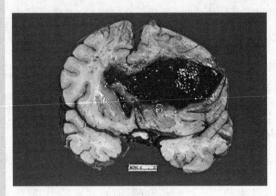

图 5-9 高血压病脑出血

为大脑白质,约 15% 发生于脑干。出血区域脑组织完全被破坏,形成囊腔状,其内充满坏死组织和凝血块。当出血范围大时,可破裂入侧脑室(图5-9)。引起脑出血的原因为脑血管的细、小动脉硬化使血管壁变脆,血压突然升高时血管破裂;此外,血管壁病变致弹性下降,当失去壁外组织支撑(如微小软化灶)时,可发生微小动脉瘤,如再遇到血压剧烈波动,可致微小动脉瘤破裂。脑出血之所以多见于基底节区域(尤以豆状核区最多见),是因为供应该区域的豆纹动脉从大脑中动脉呈直角分出,直接受到大脑中动脉压力较高的血流冲击和牵引,易使已有病变的豆纹动脉破裂之故。

临床表现常因出血部位的不同、出血量多少而异。患者常表现为呼吸加深、脉搏加快、肢体弛缓、键反射消失、大小便失禁,甚至突然昏迷等。严重者瞳孔及角膜反射消失,出现陈-施(Cheyne-Stokes)呼吸。内囊出血者可引起对侧肢体偏瘫及感觉丧失。出血破入脑室时,患者发生昏迷,常导致死亡。脑桥出血可引起同侧面神经麻痹及对侧上、下肢瘫痪。左侧脑出血常引起失语。脑出血可因血肿占位及脑水肿,引起颅内高压,并引起脑疝。

(4)视网膜:视网膜中央动脉发生细动脉硬化。眼底镜检查除可见血管迂曲、反光增强、动静脉交叉处出现压痕。晚期可有视乳头水肿,视网膜出血,视力减退。

(二)急性型高血压

恶性高血压(malignant hypertension)又称为急进型高血压(accelerated hypertension),多见于青少年,可由良性高血压恶化而来或起病即为急进性。临床表现为血压显著升高,持续蛋白尿、血尿、视乳头水肿、视网膜出血甚至剥离。患者多在一年内因尿毒症、脑出血、心力衰竭死亡。恶性高血压主要有以下病理变化。

1. 细动脉纤维素样坏死(arteriolar fibrinoid necrosis) 病变累及内膜和中膜,并有血浆渗入,使管壁结构破坏,光镜下管壁呈嗜伊红性,内含纤维蛋白、免疫球蛋白、补体及细胞核碎片。有时可见到坏死性细动脉炎(necrotizing arteriolitis)的表现,在坏死的血管壁周围有单核细胞及中性粒细胞浸润。

2. 小动脉增生性动脉内膜炎(proliferative endarteritis) 表现为内膜显著增厚,有多量平滑肌细胞增生,并呈向心性排列,形成颇具特征性的层状洋葱皮样病变。增生的平滑肌细胞产生大量的胶原及蛋白聚糖,使管腔高度狭窄。

上述细小动脉病变主要累及肾、脑和视网膜,以肾的病变更为显著,肾的入球小动脉最常受累,病变可波及肾小球,使肾小球毛细血管襻发生节段性坏死。在脑常引起局部脑组织缺血,微梗死形成和脑出血。良性高血压与恶性高血压病变区别见表5-1。

表 5-1 良性高血压与恶性高血压病变特征比较

	良 性 高 血 压	恶 性 高 血 压
小动脉	内膜纤维性增厚	增生性动脉内膜炎
	中膜肥厚	(内膜呈层状葱皮样病变)
细动脉	玻璃样硬化	纤维素样坏死

（续表）

	良 性 高 血 压	恶 性 高 血 压
眼	视网膜中央动脉玻璃样硬化	中央动脉痉挛狭窄、视乳头水肿、视网膜出血、渗出物
心脏	左心室向心性肥厚	左心室肥厚＋局灶性心肌坏死、早期心衰
脑	常较后期出现出血、微梗死灶,严重者可有高血压脑病	常较早期出现高血压脑病、脑出血、微梗死灶
肾	双侧对称性颗粒性固缩肾,但很少见肾衰	早期可出现肾衰竭、尿毒症

第四节 风 湿 病

风湿病(rheumatism)是一种与 A 组 β 溶血性链球菌感染有关的变态反应性疾病。病变主要侵犯全身结缔组织及血管,常形成特征性风湿肉芽肿,常累及心脏、关节、皮肤、血管和脑等器官,其中以心脏受累危害最大。

风湿病的急性期称为风湿热(rheumatism fever)。临床上,除有心脏和关节症状外,常伴有发热、皮疹、皮下结节、小舞蹈病等症状和体征;血液检查,抗链球菌溶血素 O 抗体滴度增高,血沉加快等。

风湿病可发生于任何年龄,儿童多见,发病高峰为 6～9 岁。男女发病率大致相等。本病常反复发作,急性期后,可遗留慢性心脏损害,形成风湿性心瓣膜病。风湿病多发生在寒冷地区。我国东北、西北和华北地区发病率较高。

一、病因和发病机制

1. 与 A 组 β 溶血性链球菌感染有关　患者在发病前 2～3 周多有乙型链球菌感染(如咽峡炎)史。应用抗生素、磺胺类药物预防乙型链球菌感染,可降低风湿病的发病率。虽然风湿病的患者血液中发现高效价的抗链球菌抗原的抗体,但在局部(心、血管、关节等处)却无这种细菌感染,炎性病变也非化脓性,说明并不是细菌直接作用所致。

从链球菌细胞壁分离出 C 抗原(糖蛋白)所产生的抗体与体内多处结缔组织可产生交叉反应;细菌的胞壁 M 抗原(蛋白质)产生的抗体可与心、血管平滑肌产生交叉反应。说明此病是一种与链球菌感染有关的变态反应性病损。链球菌的溶血素"O"可在咽部感染后 10～15 d 诱导机体产生抗"O"抗体,与风湿病的发病时间相一致。因此,临床检测血中抗"O"抗体作为风湿病的血清学的诊断指标。

2. 变态反应性疾病　目前普遍认为风湿病是一种与 A 组 β 溶血性链球菌感染有关的变态反应性疾病。从链球菌细胞壁分离出 C 抗原(糖蛋白)所产生的抗体与体内多处结缔组织可产生交叉反应;细菌的胞壁 M 抗原(蛋白质)产生的抗体可与心、血管平滑肌产生交叉反应。说明此病是一种与链球菌感染有关的变态反应性疾病。链球菌的溶血素"O"可在咽部感染后 10～15 d 诱导机体产生抗"O"抗体,与风湿病的发病时间相一致。因此,临床检测血中抗"O"抗体作为风湿病的血清学的诊断指标。

此外,近年也有人提出遗传因素和链球菌产生毒素参与风湿病发病的可能性。

二、基本病理变化

风湿病的病变主要发生在结缔组织的胶原纤维,全身各器官可受累,但以心脏、血管和浆膜等处的改变最为明显。风湿病的特征性病理变化为风湿小体(Aschoff 小体),对诊断风湿病有意义。其发生发展过程可分为三个阶段。

1. 变质渗出期　是风湿病的早期改变。病变部分的结缔组织首先出现基质酸性黏多糖增多,形成黏液样变性;随后胶原纤维肿胀、断裂、分解,与黏液样变性的基质混合,形成无结构、深伊红着色的纤维素样物质,即纤维素样变性。同时病灶内还有少量浆液、纤维素渗出和炎细胞(淋巴细胞、浆细胞和单核细胞)浸润,并可查见少量免疫球蛋白。此期持续约 1 个月。

2. 增生期(肉芽肿期)　此期的特征性病变是形成 Aschoff 小体,也称风湿小体。Aschoff 小体

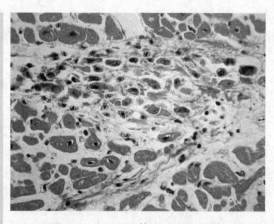

图 5-10　风湿小体（Aschoff 小体）

（图 5-10）是一种肉芽肿性病变，为圆形或梭形结节，体积很小，在显微镜下方能看见。风湿小体的形成是在纤维素样坏死物质周边围绕数量不等的风湿细胞，它们是由增生的巨噬细胞吞噬纤维素样坏死物质转变而来，风湿细胞也称阿绍夫细胞（Aschoff cell），细胞体积较大，圆形、卵圆形，胞质丰富，略嗜碱性，核大圆形或卵圆形，核膜清晰，核染色质集中于中央，核的横切面呈枭眼状，纵切面呈毛虫状。有时可见多个核的 Aschoff 巨细胞。纤维素样坏死、成团的风湿细胞及伴有的淋巴细胞、浆细胞等共同组成的具有特征性的病变为风湿小体或阿绍夫小体（Aschoff baody）。风湿小体主要分布于心肌间质、心内膜下和皮下结缔组织，心外膜、关节和血管等处少见。心肌间质处风湿小体，多位于小血管旁。此期病变持续 2～3 个月。

3. 纤维化期（硬化期或愈合期）　经过 3～4 个月后，随着残留的纤维素样变性物质被吸收，组织细胞和成纤维细胞相继转变为纤维细胞，并产生胶原纤维，Aschoff 小体逐渐纤维化，最后整个小体成为梭形小瘢痕。此期持续 2～3 个月。

上述基本病变的整个病程为 4～6 个月。由于风湿病常反复发作，因此在受累器官或组织中新旧病变常同时并存，并且随纤维化，瘢痕也不断增多，破坏组织结构，影响器官功能。

三、重要器官和组织病变

（一）风湿性心脏病

风湿性心脏病（rheumatic heart disease）可分为风湿性心内膜炎（rheumatic endocarditis）、风湿性心肌炎（rheumatic myocarditis）和风湿性心外膜炎（rheumatic pearicarditis），若病变累及心脏全层则称为风湿性全心炎（rheumatic pancarditis）。在儿童风湿病患者中，60%～80% 有心肌炎的临床表现。

1. 风湿性心内膜炎　病变主要侵犯心瓣膜，引起瓣膜炎。以二尖瓣受损最多见，其次为二尖瓣和主动脉瓣联合受损，主动脉瓣、三尖瓣和肺动脉瓣一般不被累及。

病变早期，瓣膜的结缔组织发生黏液样变性和纤维素样变性，浆液渗出和炎细胞浸润，使瓣膜肿胀，同时病变瓣膜由于受血流冲击和瓣膜关闭时的碰撞，使瓣膜表面，尤以闭锁缘处内膜损伤，形成粗糙面，导致血小板在该处沉积、凝集，形成串珠状单行排列的，大小如粟粒（1～2 mm），灰白色，半透明的，与瓣膜粘连牢固不易脱落的疣状赘生物。

光镜下，疣状赘生物是由血小板和纤维素构成，伴有小灶状的纤维素样坏死，其周围可出现少量的 Aschoff 细胞和少量的炎细胞浸润。

病变后期，心内膜下风湿病变发生纤维化，心瓣膜和腱索中的赘生物发生机化，形成灰白色瘢痕。导致瓣膜增厚、变硬、卷曲、缩短，瓣叶之间发生纤维性粘连，腱索增粗和缩短，最终导致慢性心瓣膜病，引起血流动力学改变甚至心力衰竭。当炎症病变累及房、室内膜时，引起内膜灶状增厚及附壁血栓形成。由于病变所致瓣膜口狭窄或关闭不全，受血流反流冲击较重，引起内膜灶状增厚，称为 McCallum 斑（McCallum patch）。

2. 风湿性心肌炎　病变主要累及心肌间质结缔组织。病变早期，表现为心肌间质水肿，间质血管附近的结缔组织发生纤维素样变性；以后形成典型的 Aschoff 小体（图 5-11）；病变后期小体纤维化，在心肌

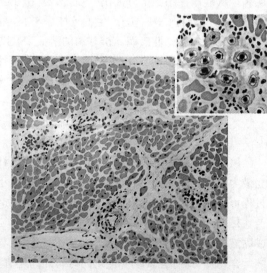

图 5-11　风湿性心肌炎
心肌间质内风湿小体和枭眼状细胞

间质内形成梭形小瘢痕。

病变呈灶性分布,以左心室后壁、室间隔、左心耳和左心房最常见。

少数儿童的风湿性心肌炎主要表现为一般的渗出性炎症,心肌间质明显水肿,弥漫性炎细胞浸润,心肌纤维变性。常发生急性心力衰竭。

风湿性心肌炎可影响心肌收缩力,故临床上常有心跳加快,第一心音减弱等表现。严重者可致心力衰竭,如病变累及传导系统,可发生传导阻滞。

3. 风湿性心包炎 病变主要累及心外膜脏层,呈浆液性炎或浆液纤维素性炎(图5-12)。心包腔内常有大量浆液渗出,造成心外膜积液,临床叩诊心界向左右扩大,听诊时心音弱而遥远,X线检查心脏呈烧瓶形。当有大量纤维素渗出时,渗出的纤维素常附着于心外膜表面,因心脏不停搏动和牵拉而形成绒毛状,称为绒毛心。炎症消退后,渗出的浆液可完全吸收,纤维素也可溶解吸收;仅少数由于机化,使心包膜脏层和壁层发生纤维性粘连,或在心包表面呈块状增厚。极少数严重病例由于心包膜两层广泛纤维性粘连,造成缩窄性心外膜炎。

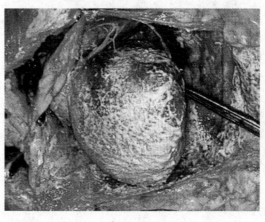

图5-12 风湿性心包炎

(二)心外器官的风湿病变

1. 风湿性关节炎(rheumaticarthritis) 75%的风湿病患者出现不同程度的关节病变,发生风湿性关节炎。一般累及膝、踝、肩、腕、肘等大关节,呈游走性、反复发作性。发作时关节局部出现红、肿、热、痛和功能障碍等表现。主要病变为关节滑膜的浆液性炎,有时在关节周围结缔组织内出现不典型的Aschoff小体。愈复时,渗出物可被完全吸收,一般不留后遗症,预后良好。

2. 皮肤病变 急性风湿病时,皮肤出现皮下结节和环形红斑,临床上具有诊断意义。

(1)皮下结节:为增生性病变,结节常出现于腕、肘、膝、踝等关节伸面皮下结缔组织,直径0.5~2 cm,圆或椭圆形,质较硬,活动,压之不痛。镜下,结节中心为大片纤维素样变性物质,周围为增生的Aschoff细胞和成纤维细胞,呈栅栏状排列,伴有淋巴细胞为主的炎细胞浸润。数周后结节纤维化形成瘢痕。

(2)环形红斑:为渗出性病变,多出现于躯干和四肢皮肤,为淡红色环形或半环形红晕,中央皮肤色泽正常,病变常在1~2 d消退。镜下见红斑处真皮浅层血管充血、水肿,血管周围淋巴细胞和单核细胞浸润等非特异性病变。

3. 中枢神经系统病变 主要累及大脑皮质、基底节、丘脑及小脑皮质,表现为风湿性动脉炎、神经细胞变性和胶质细胞增生。由于锥体外系统受累,患者常出现肢体不自主运动,临床上称为小舞蹈症。多见于5~12岁儿童,女孩较多见。

第五节 感染性心内膜炎

感染性心内膜炎(infective endocarditis)是指由细菌和其他微生物经血行途径直接侵袭心内膜,特别是心瓣膜而引起的炎症性疾病,常伴有赘生物的形成。由于感染大多由细菌引起,过去一直称为细菌性心内膜炎。常见病原体为链球菌,近年来由于心脏手术和介入性治疗的开展、抗生素的广泛应用等,葡萄球菌呈增多趋势。

感染性心内膜炎根据病因和病程的不同,一般分为急性和亚急性心内膜炎两种;根据瓣膜类型,可分为自体瓣膜和人工瓣膜心内膜炎。

一、急性感染性心内膜炎

急性感染性心内膜炎(acute infective endocarditis)主要由致病力强的化脓菌(如金黄色葡萄球菌、溶

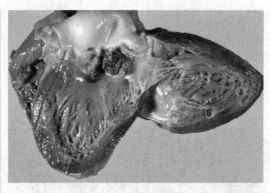

图 5-13 急性感染性心内膜炎(主动脉瓣赘生物)

血性链球菌、肺炎球菌等)引起,常为严重化脓性感染(如急性化脓性骨髓炎、痈,产褥热等)引起败血症时的重要并发症。病变大都发生在原来正常的心瓣膜,最常单独侵犯二尖瓣或主动脉瓣。主要病变为心瓣膜的急性化脓性炎。肉眼观,瓣膜闭锁缘处常形成较大的赘生物(图5-13)。赘生物呈灰黄色或灰绿色,质地松软,易脱落形成带有细菌的栓子,引起某些器官的梗死和多发性小脓肿。严重者,可发生瓣膜破裂、穿孔或腱索断裂,可致急性心瓣膜关闭不全而猝死。镜下,瓣膜溃疡底部组织坏死,有大量中性粒细胞浸润,赘生物为血栓,其中混有坏死组织和大量细菌菌落及肉芽组织。

本病起病急、病程短、病情严重,患者多在数周内死亡。近年来由于广泛应用抗生素,使本病的病死率大大下降,但因瓣膜破坏严重,治愈后可形成大量瘢痕,可引起瓣膜口关闭或瓣膜口开放发生障碍,导致慢性心瓣膜病。

二、亚急性感染性心内膜炎

亚急性感染性心内膜炎亦称亚急性细菌性心内膜炎(subacute bacterial endocarditis,SBE),临床上远较急性者多见。

(一)病理变化

亚急性感染性心内膜炎最常侵犯二尖瓣和主动脉瓣。病变特点是在原来已有病变的瓣膜上进一步发生炎症并形成赘生物。肉眼观,常在原有病变的瓣膜上形成赘生物。病变瓣膜增厚、变形,并发生溃疡,甚至穿孔和腱索断裂,其表面赘生物大小不一,单个或多个,形态不规则呈息肉状或菜花状,颜色呈灰黄色,干燥质脆,易脱落引起栓塞。镜下,赘生物由血小板、纤维素、坏死组织、炎细胞、细菌菌落构成。溃疡底部可见少许肉芽组织及淋巴细胞、单核细胞浸润。

(二)临床病理联系

1. 瓣膜损害 二尖瓣和主动脉瓣由于上述病变而形成瓣膜口狭窄或关闭不全,临床体检时可在相应部位听到杂音,且杂音性质常因赘生物的变动(如脱落)而发生变化。少数病例可因瓣膜穿孔或腱索断裂而致急性瓣膜功能不全。

2. 败血症 由于赘生物中的细菌及其毒素不断进入血流,患者一般均存在败血症。患者虽有明显的败血症表现,但由于细菌团块多埋藏在赘生物深部,且为纤维素所包绕,故血培养有时可呈阴性。

3. 动脉性栓塞 是亚急性感染性心内膜炎的重要表现之一,也是本病最严重的合并症。常发生脑、脾、肾等器官的栓塞,特别是脑栓塞常导致严重后果。由于细菌毒力较弱,常为无菌性梗死。此外,约有2/3的病例发生局灶性肾小球肾炎,而目前认为这是由于变态反应引起,并非栓塞所致。

本病经及时使用大剂量抗生素治疗,绝大部分可以治愈,特别是由链球菌引起者治愈率可高达90%左右。但治愈后因大量瘢痕形成而引起严重的瓣膜变形,导致瓣膜关闭不全和狭窄。

第六节 心 瓣 膜 病

心瓣膜病(valvular vitium of the heart)是指由于各种原因所引起的心脏瓣膜器质性病变,表现为瓣膜口狭窄或(和)关闭不全,最后常导致心功能不全,引起全身血液循环障碍,是常见的慢性心脏病之一。心瓣膜病常为风湿性心内膜炎反复发作的结果,从风湿病初次发至形成明显的瓣膜变形,一般需历时2~10年,故风湿性心瓣膜病多见于20~40岁的中青年人。此外,感染性心内膜炎也常引起心瓣膜病,其他少见的原因还有主动脉粥样硬化、梅毒性主动脉炎,以及心瓣膜先天发育异常等。

瓣膜口狭窄是指瓣膜口在开放时不能充分开放,造成血液通过障碍。它是由于相邻瓣叶之间发生粘连,瓣膜增厚、变硬、弹性减弱或丧失,或者瓣膜环硬化、缩窄等改变引起。瓣膜关闭不全是指瓣膜在关闭时不能完全闭合,造成部分血液反流。它是由于瓣膜增厚,变硬、卷曲,缩短,或者腱索增粗、缩短等改变引起。瓣膜狭窄和关闭不全可单独存在,亦可合并存在,后者称为联合瓣膜病。

心瓣膜病最多见于二尖瓣,约占70%,二尖瓣合并主动脉瓣病变者为20%～30%,单纯主动脉瓣病变者为2%～5%,三尖瓣和肺动脉瓣病变者少见。

一、二 尖 瓣 狭 窄

二尖瓣狭窄是指二尖瓣瓣膜增厚,瓣膜口缩小,瓣膜口不能充分开放,导致血流通过障碍。大多数由风湿性心内膜炎反复发作,或反复链球菌感染所致的上呼吸道感染病史引起。

正常成人二尖瓣口开放时面积为 5 cm²,可通过两个手指。当瓣膜狭窄时,轻者,瓣膜轻度增厚,瓣叶边缘轻度粘连形如隔膜;重者,瓣膜极度增厚,瓣叶广泛粘连,瓣口形如漏斗。瓣口面积一般缩小至 1～2 cm²,严重者仅 0.5 cm²。由于二尖瓣瓣口狭窄,舒张期血液从左心房流入左心室发生障碍,以致舒张末期仍有部分血液滞留于左心房内,加上来自肺静脉的血液,使左心房的血容量比正常增多,导致左心房扩张。与此同时,左心房因负荷过重,收缩力增强,心肌代谢增强,致心肌纤维变粗,逐渐发生代偿性肥大,以维持相对正常的血液循环。此时属临床代偿期。后期,随时间延长或病变加重,超过代偿极限,左心房收缩力减弱而呈高度扩张(肌原性扩张),致左心房失代偿。此时,左心房血液在舒张期不能充分排入左心室,引起左心房严重淤血,左心房压力增高使肺静脉血液进入左心房受阻,从而导致肺静脉压升高,随即引起肺淤血。由于肺静脉压升高及肺淤血,可通过神经反射引起肺内小动脉收缩,使肺动脉压升高。长期肺动脉压升高致使右心室代偿性扩张、肥大。以后,右心室发生肌原性劳损,出现肌原性扩张。继而出现右心室淤血。右心室高度扩张时,右心室瓣膜环随之扩大,出现三尖瓣相对关闭不全,收缩期,右心室部分血液反流入右心房,加重了右心房负担,可致右心功能不全,引起体循环淤血。

临床上,二尖瓣狭窄患者可在其心尖区听到舒张期隆隆样杂音,这是由于心舒期左心房的血液通过狭窄的二尖瓣口造成涡流所致。X线检查显示左心房增大,但左心室不增大,呈"梨形心"。由于肺淤血、水肿,患者出现呼吸困难、发绀、咳出带血的泡沫痰;右心衰竭时,因体循环淤血而出现颈静脉怒张、肝脾肿大、下肢水肿,以及体腔积液等表现。

二、二尖瓣关闭不全

二尖瓣关闭不全时,在左心室收缩期,左心室部分血液通过未关闭的瓣膜口反流到左心房,加上肺静脉输入的血液使左心房血容量较正常增多,压力升高,久之左心房代偿性扩张肥大。左心室舒张期,左心房内大量血液涌入左心室,左心室血容量增多,压力升高,负荷增加,导致左心室代偿性扩张肥大。以后,左心室、左心房均可发生代偿失调(左心衰竭),从而依次发生肺淤血、肺动脉高压、右心室代偿肥大随后失代偿,右心衰竭及体循环淤血。X线检查显示左心室肥大,呈"球形心"。

三、主 动 脉 瓣 狭 窄

主动脉瓣狭窄时,心缩期左心室血液排出受阻,左心室出现代偿性肥大,心室壁肥厚,向心性肥大;晚期左心室代偿失调,出现左心衰竭,进而引起肺淤血、右心衰竭和体循环淤血。

临床上,主动脉瓣狭窄最主要的表现是左心室肥大,X线检查心脏向左下扩大呈靴形;听诊时可在主动脉瓣听诊区听到收缩期杂音。主动脉瓣口严重狭窄者,由于心输出量减少,可使血压降低,造成内脏器官,特别是心、脑供血不足,有时可发生心绞痛、眩晕等症状。

四、主动脉瓣关闭不全

由于主动脉瓣关闭不全,在心舒期,主动脉内部分血液反流至左心室,使左心室血容量比正常增加;

负荷增大,而逐渐发生代偿性肥大。最后代偿失调,即依次发生左心衰竭、肺淤血、右心衰竭和体循环淤血。临床上,主动脉瓣关闭不全的患者也主要表现为左心室肥大,听诊时在主动脉瓣区可听到心舒期吹风样杂音。由于心舒期主动脉内部分血液反流,使舒张压明显下降,脉压差增大,患者可出现水冲脉及毛细血管搏动等现象。而且由于舒张压下降,也可使脑、心供血不足,出现眩晕和心绞痛。

小　结

　　动脉粥样硬化是一种与血脂异常及血管壁成分改变有关的动脉疾病。主要累及大中型动脉,基本病变是动脉内膜的脂质沉积、内膜灶状纤维化、粥样斑块形成,致管壁变硬、管腔狭窄,并引起斑块内出血、斑块破裂、血栓形成、钙化和动脉瘤形成一系列继发性改变,特别是在心脏和脑等器官,可引起缺血性改变。

　　高血压病是一种原因未明的,以体循环动脉血压长期的持续性升高为主要表现的独立性全身性疾病,以全身细动脉硬化为基本病变,常引起心、脑、肾及眼底病变及相应的临床表现。缓进型高血压多见中、老年人,呈慢性经过。按病变的发展分为三期:① 机能紊乱期;② 动脉病变期;③ 内脏改变期。急进型高血压/恶性高血压,多见于青少年,血压显著升高,病变进展迅速,特征性的病变是增生性小动脉硬化和坏死性细动脉炎。可发生高血压脑病,或较早就出现肾衰竭,或常出现视网膜出血及视盘水肿。

　　风湿病是与 A 组 β 溶血性链球菌感染有关的变态反应性疾病。病变主要累及全身结缔组织及血管,常形成特征性风湿肉芽肿即风湿小体,最常累及心脏、关节和血管等处,以心脏病变最为严重。风湿病的急性期有发热、心脏和关节损害、环形红斑、皮下结节、舞蹈病等症状和体征。基本病理变化可分为三期:① 变质渗出期;② 增生期或肉芽肿期;③ 纤维化期或愈合期。风湿性病变具有反复发作的性质,病变持续反复进展,纤维化的瘢痕不断形成,破坏心脏瓣膜组织结构,影响其功能,导致风湿性心瓣膜病。

【思考题】

(1) 试述动脉粥样硬化的基本病变和继发改变。

(2) 试述心肌梗死的好发部位、类型、病变特点及合并症。

(3) 简述原发性高血压内脏病变期心、脑、肾和视网膜的主要病变及相应临床表现。

(4) 试述风湿性心脏病的基本病变及相应临床表现。

(5) 你学过的心血管疾病中有哪些可引起左心衰竭？简述其发生机制。

(贾筱琴　李晓敏)

第六章 呼吸系统疾病

常见的呼吸系统疾病种类很多,本章主要介绍慢性阻塞性肺病、肺炎、慢性肺源性心脏病、肺尘埃沉着症和肺癌等。

第一节 慢性阻塞性肺疾病

慢性阻塞性肺病(chronic obstructive pulmonary diseases,COPD)是一组以慢性气道阻塞、呼气阻力增加、肺功能不全为共同特征的疾病总称。主要包括慢性支气管炎、肺气肿、支气管哮喘和支气管扩张症等疾病。本节重点讲述慢性支气管炎和肺气肿。

一、慢性支气管炎

慢性支气管炎(chronic bronchitis)是指气管、支气管黏膜及其周围组织的慢性非特异性炎症。临床上以反复发作的咳嗽、咳痰或伴有喘鸣音为特征。上述临床症状每年持续 3 个月,连续发生 2 年以上,即可诊断为慢性支气管炎。

(一)病因及发病机制

1. 感染 是慢性支气管炎发生和发展的重要因素。病原体多为病毒和细菌。凡能引起感冒的病毒均能引起本病的发生和复发,病毒感染可造成呼吸道黏膜上皮的损伤,使局部防御功能下降,为细菌感染创造有利条件。常见的病毒有鼻病毒、腺病毒及呼吸道合胞病毒等,常见细菌多为呼吸道常驻寄生菌,如肺炎链球菌、流感嗜血杆菌、甲型链球菌、奈瑟球菌等。

2. 吸烟 众所周知,吸烟与慢性支气管炎的发病关系密切。吸烟者比不吸烟者患病率高 2~8 倍,患病率与吸烟时间长短、日吸烟量呈正相关。纸烟烟雾中的有害成分能使支气管黏膜上皮纤毛变短、运动受限,杯状细胞增生,腺体分泌增加,黏液排出障碍,利于细菌的感染;另外吸烟能削弱肺泡巨噬细胞的吞噬能力,使进入肺泡内的细菌清除受限。

3. 大气污染和气候变化 大气中常有刺激性烟雾和有害气体,如二氧化氮、二氧化硫、氯气、臭氧等能使纤毛清除能力下降,腺体黏液分泌增加,为病毒、细菌的入侵创造条件。气候变化特别是寒冷空气可使黏液分泌增加,纤毛运动减弱,因此,慢性支气管炎多在气候变化剧烈的季节发病和复发。

4. 过敏因素 据调查,喘息型慢性支气管炎患者往往有过敏史,在患者痰中嗜酸性粒细胞数量及组织胺含量均增多。

5. 其他 机体的内在因素亦参与慢性支气管炎的发病。

（二）病理变化

病变常起始于较大的支气管,各级支气管均可受累。主要病变为黏膜上皮损伤与修复性改变,支气管黏膜腺体肥大、增生、黏液腺化生以及支气管壁其他组织的慢性炎性损伤(图6-1)。

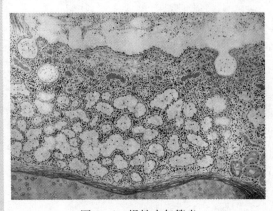

图6-1　慢性支气管炎

支气管内见黏液,上皮细胞变性、坏死、脱落黏液腺增多,固有层、黏膜下层见大量炎细胞浸润

1. 黏膜上皮的损伤与修复　支气管黏膜上皮纤毛发生粘连、变短、倒伏,甚至缺失,上皮细胞变性、坏死、脱落,在再生修复时可伴有鳞状上皮化生。

2. 腺体增生、肥大及黏液腺化生　黏膜下腺体肥大增生,部分浆液腺泡黏液腺化生,小气道黏膜上皮杯状细胞增多。由于黏膜上皮及腺体分泌功能亢进,患者常出现咳嗽、咳痰症状,因黏液分泌增多使分泌物变黏稠,不易咳出,易潴留于支气管腔内形成黏液栓,造成支气管腔的完全性或不完全性阻塞。病变后期,患者支气管黏膜及腺体出现萎缩性改变,致使黏液分泌减少,咳痰减少或无痰。

3. 支气管壁其他组织的慢性炎性损伤　支气管壁各层组织充血、水肿,淋巴细胞、浆细胞浸润(图6-1)。病变反复发作可使支气管壁平滑肌束断裂、萎缩,软骨变性、萎缩、钙化、骨化。

（三）临床病理联系

慢性支气管炎的主要临床症状为咳嗽、咳痰、气喘。支气管黏膜充血、水肿及分泌物增多均可引起咳嗽。炎症刺激支气管黏膜,使其分泌增强导致咳痰,痰液一般为白色黏液或浆液泡沫状,较黏稠而不易咳出。急性发作伴细菌感染时,痰为黄色脓性,且咳嗽加重,痰量增加。部分患者因支气管痉挛或黏液分泌物阻塞而伴喘息,听诊可闻及哮鸣音。

（四）并发症

由于管壁组织的炎性破坏,使其弹性及支撑力削弱,加之长期慢性咳嗽,使支气管吸气时被动扩张,呼气时不能充分回缩,久之则形成支气管扩张。支气管黏膜因炎性渗出及肿胀而增厚,管腔内黏液潴留及黏液栓形成,阻塞支气管腔,使末梢肺组织过度充气而并发肺气肿,进而发展成慢性肺源性心脏病。因细支气管壁甚薄,管壁炎症易于扩散而累及肺泡,并发支气管肺炎。

二、肺　气　肿

肺气肿(pulmonary emphysema)是指呼吸性细支气管、肺泡管、肺泡囊、肺泡等末梢肺组织因组织弹性减弱而过度充气,呈永久性扩张,并伴有肺泡间隔破坏,致使肺容积增大的病理状态。其发病在45岁以后随年龄的增长而增加,是老年人的一种常见病和多发病。

（一）病因及发病机制

1. 支气管阻塞性通气功能障碍　慢性支气管炎时由于炎性渗出物和黏液栓造成支气管阻塞,细支气管炎症使其管壁增厚,管腔狭窄,同时炎症破坏了支气管壁及肺间质的支撑组织。吸气时气体进入支气管的通路不畅,但可经细支气管扩张或侧支通过肺泡间孔进入受阻支气管远端的呼吸性细支气管;呼气时细支气管腔内黏液栓阻塞,肺泡间孔关闭,同时细支气管失去周围组织的支撑,管腔因而闭塞,气体流出受阻,使肺内残气量增多,导致肺组织过度膨胀、肺泡扩张、间隔断裂、肺泡融合、肺大泡形成。

2. 弹性蛋白酶及其抑制物失衡　慢性支气管炎时,肺组织内渗出的中性粒细胞和单核细胞较多,二者释放大量弹性蛋白酶(elastase)和氧自由基。弹性蛋白酶对支气管壁及肺泡间隔的弹力蛋白有破坏溶解作用。$\alpha1$-抗胰蛋白酶($\alpha1$ - antitrypsin, $\alpha1$ - AT)是血清、组织液及炎细胞中多种蛋白水解酶的抑制物,包括炎症时中性粒细胞和巨噬细胞分泌的弹性蛋白酶。中性粒细胞、巨噬细胞释放的氧自由基可氧化 $\alpha1$ - AT 活性中心的蛋氨酸使之失活,从而对弹性蛋白酶的抑制减弱,使其活性增强,过多降解肺组织中的弹性硬蛋白、Ⅳ型胶原蛋白及蛋白聚糖,使肺组织中的支撑组织受破坏,肺泡间隔断裂,肺泡融合形成肺气肿。遗传性 α1‑AT 缺乏是引起原发性肺气肿的主要原因,此型肺气肿常无慢性支气管炎病史,发病年龄轻,病变进展快,此型较少见。

3. 吸烟　吸烟可引起并促进肺气肿的形成。吸烟导致肺组织内中性粒细胞和单核细胞渗出并释放弹性蛋白酶,此外可形成大量的氧自由基,抑制肺组织中的 α1‑AT 的活性,进一步增强弹性蛋白酶活性,使肺组织结构破坏,弹性下降。

（二）病理变化与分类

根据病变部位肺气肿可分为肺泡性肺气肿和间质性肺气肿两大类。肺泡性肺气肿多合并阻塞性通气功能障碍,故又称为阻塞性肺气肿(obstructive emphysema)。

1. 肺泡性肺气肿(alveolar emphysema)　病变发生于肺腺泡,依其发生部位和范围不同,可分为腺泡中央型肺气肿、全腺泡型肺气肿和腺泡周围型肺气肿(图 6‑2)。

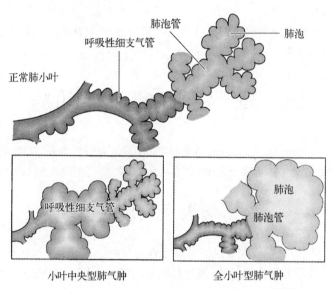

图 6‑2　肺泡型肺气肿类型模式图

（1）腺泡(小叶)中央型肺气肿(centriacinar emphysema):最为常见,多伴有小气道炎症。病变以肺尖段为常见且严重。位于肺腺泡中央的呼吸细支气管呈囊状扩张,而肺泡管、肺泡囊未见明显变化。

（2）腺泡(小叶)周围型肺气肿(periacinar emphysema):肺腺泡远端的肺泡管和肺泡囊扩张,近端的呼吸细支气管基本正常。由于此型肺气肿多系因小叶间隔受牵拉或发生炎症所致,故又称隔旁肺气肿。

（3）全腺泡(小叶)型肺气肿(panacinar emphysema):整个肺腺泡从呼吸细支气管直至肺泡均弥漫性扩张,气肿囊腔遍布于肺小叶。若肺泡间隔破坏严重,气肿囊腔可融合成直径超过 1 cm 的大囊泡而形成大泡性肺气肿,多见于肺边缘胸膜下。此型肺气肿的发生可能与遗传性 α1‑AT 缺乏有关。

2. 间质性肺气肿　间质性肺气肿(interstitial emphysema)是由于肺内压急剧升高时,肺泡壁或细支气管壁破裂,气体进入肺间质所致。成串的小气泡呈网状分布于肺叶间隔、肺膜下,气体可沿细支气管和血管周围组织间隙扩散至肺门、纵隔,甚至胸部皮下引起皮下气肿。

除以上几种主要类型外,还有其他类型的肺气肿。瘢痕旁肺气肿(paracicatrical emphysema)为肺瘢痕灶附近肺组织受到破坏,形成局限性肺气肿。局部肺泡破坏严重,气肿囊泡直径超过 2 cm 并破坏小叶间隔时称肺大泡(bullae lung)。多位于胸膜下,破裂可引起气胸。代偿性肺气肿发生在肺萎陷、肺叶切除及炎症实变灶周围肺组织,肺泡过度充气、膨胀,多无肺泡间隔破坏,并非真性肺气肿。老年性肺气肿为老年人肺组织发生退行性改变,弹性回缩力减弱,使肺残气量逐渐增加,肺组织膨胀,由于不伴有肺组织结构的破坏,因而不属于真性肺气肿,而是过度充气。

肉眼观,气肿肺明显膨胀,边缘变钝,表面可见肋骨压痕,肺组织柔软而缺乏弹性,色灰白,切面肺组织呈蜂窝状,触之捻发音增强。

镜下,肺泡明显扩张,间隔变窄断裂,扩张的肺泡融合形成较大的含气囊腔,肺泡壁毛细血管受压且数量减少。肺小动脉内膜纤维性增厚,小气道可见慢性炎症。腺泡中央型肺气肿的气囊壁上有呼吸上皮、平滑肌束残迹及炭末沉积。全腺泡型肺气肿的囊泡壁上偶见残留的平滑肌束片段,在较大的融合性气肿囊腔内有时可见肺小血管的悬梁。

（三）临床病理联系

早期,轻度肺气肿临床上常无明显症状,随着病变加重,出现渐进性呼气性呼吸困难,胸闷、气短。合并呼吸道感染时,症状加重,并出现发绀、呼吸性酸中毒等阻塞性通气功能障碍和缺氧症状。肺功能降低,肺活量下降,残气量增加。重者出现肺气肿典型临床体征,患者胸廓前后径变大,呈桶状胸,叩诊呈过清音,心浊音界缩小,肋间隙增宽,膈肌下降,触觉语颤减弱,听诊呼吸音弱,呼气延长。肺 X 线检查肺野透光度增强。

（四）并发症

1. 肺源性心脏病及右心衰竭　主要由于肺气肿时破坏了肺泡间隔毛细血管床,使肺循环阻力增加,肺动脉压升高,导致肺源性心脏病及右心衰竭。

2. 自发性气胸和皮下气肿　肺大泡破裂可导致自发性气胸,若位于肺门区可致纵隔气肿,气体上升至肩部、颈部皮下形成皮下气肿。

3. 急性肺感染　呼吸道急性感染时易并发支气管肺炎,患者出现发热、寒战,呼吸困难及咳嗽、咳痰加重,外周血白细胞计数增高。

第二节　慢性肺源性心脏病

慢性肺源性心脏病(chronic cor pulmonale)简称肺心病,是由慢性肺疾病、肺血管疾病及胸廓运动障碍性疾病引起肺循环阻力增加、肺动脉压力增高、右心室肥厚、扩张为特征的心脏病。

一、病因及发病机制

1. 支气管、肺疾病　以慢性支气管炎并发阻塞性肺气肿最常见,占 80％～90％,其次为支气管哮喘、支气管扩张、尘肺、弥漫性肺间质纤维化、慢性纤维空洞型肺结核、结节病等。这些疾病引起的阻塞性通气功能障碍,破坏肺气血屏障,减少气体交换面积,导致氧气的弥散障碍而发生低氧血症。缺氧可引起前列腺素、白细胞三烯、组胺、血管紧张素Ⅱ、内皮素等缩血管活性物质增多,使收缩血管物质与舒张血管物质的比例失调,造成肺血管收缩,肺循环阻力增加,形成肺动脉高压。缺氧可使肺血管平滑肌细胞膜对 Ca^{2+} 通透性增强,进而使血管平滑肌的收缩性增强。动脉血二氧化碳分压升高产生过多的 H^+,使血管对缺氧收缩的敏感性增强。各种肺部病变还可造成肺毛细血管床减少、闭塞,进一步使肺循环阻力增加和肺动脉高压,最终导致右心室肥大、扩张。

2. 胸廓运动障碍性疾病　较少见。严重的脊柱后侧突、脊柱结核、类风湿性关节炎、胸廓广泛粘连、胸廓成形术后造成的严重胸廓或脊椎畸形,均可引起胸廓运动受限、肺组织受压,不仅引起限制性通气功能障碍,还可导致较大的肺血管受压、扭曲,使肺循环阻力加大,肺动脉高压从而引起肺心病。

3. 肺血管疾病　甚少见。如反复发生的肺小动脉栓塞、原发性肺动脉高压症等均可造成肺动脉高压而发生肺心病。

二、病　理　变　化

1. 肺部病变　肺内除原有肺部疾病如慢性支气管炎、肺气肿、肺结核、尘肺等病变外,其主要病变是肺小动脉的改变。表现为肌型小动脉中膜平滑肌细胞增生、细胞外基质增多,内皮细胞增生肥大,内膜下出现纵行肌束,使血管壁增厚,管腔狭窄。无肌型细动脉出现中膜肌层和内、外弹力层,即发生无肌细动脉肌化。还可发生肺小动脉炎及小动脉血栓形成与机化。肺泡壁毛细血管数量显著减少。

2. 心脏病变　心脏体积增大,重量增加,右心室肥厚,心腔扩张,心尖钝圆,主要由右心室构成。肺动脉圆锥显著膨隆,肥厚的右心室内乳头肌、肉柱增粗,室上嵴增厚。通常以肺动脉瓣下 2 cm 处右心室肌壁厚≥5 mm(正常为 3～4 mm)为肺心病的病理诊断标准。镜下,可见缺氧所致的心肌纤维萎缩,肌质溶解,横纹消失。尚可见到心肌纤维横径增宽、核大、深染,心肌间质水肿及胶原纤维增生等改变。

三、临床病理联系

肺心病发展过程缓慢。代偿期主要为原有肺、胸廓疾病的症状和体征,并逐渐出现肺、右心衰竭的征象,表现为气促、呼吸困难、心悸、发绀、肝肿大、下肢浮肿等。并发急性呼吸道感染常可诱发呼吸衰竭。由于肺组织的严重损伤导致缺氧和二氧化碳潴留,严重者出现肺性脑病,患者出现头痛、烦躁、抽搐、嗜睡、甚至昏迷等精神障碍和神经系统症状。肺性脑病是肺心病的首要死因。此外,还可并发酸碱失衡、电解质紊乱、心律失常、上消化道出血、DIC 及休克等。

第三节 肺 炎

肺炎(pneumonia)主要是指肺的急性渗出性炎症,是呼吸系统的常见病和多发病。肺炎可以是原发性独立性疾病,也可作为其他疾病的常见并发症出现。常见的肺炎分类有三种,一是根据病变累及的部位和范围将肺炎分成大叶性肺炎、小叶性肺炎、间质性肺炎;二是根据病因分为细菌性、病毒性、支原体性、真菌性、寄生虫性、过敏性及理化因子引起的肺炎等;三是根据病变性质可分为浆液性、纤维素性、化脓性、出血性、干酪性、肉芽肿性肺炎等。以细菌性肺炎为最常见,约占肺炎的 80%。

一、细 菌 性 肺 炎

(一)大叶性肺炎

大叶性肺炎(lobar pneumonia)主要是由肺炎链球菌引起,病变累及一个肺叶以上肺组织,以肺泡内弥漫性纤维素渗出为主的急性炎症。临床上起病急骤,常以高热、恶寒开始,继而出现胸痛、咳嗽、咳铁锈色痰,呼吸困难,并有肺实变体征及外周血白细胞计数增高等。病程大约 1 周,体温骤降,症状消失。该病多发生于青壮年男性。

1. 病因及发病机制 多种细菌均可引起大叶性肺炎,但绝大多数为肺炎链球菌,其中以Ⅲ型致病力最强。少数为肺炎杆菌、金黄色葡萄球菌、溶血性链球菌、流感嗜血杆菌等。肺炎链球菌为口腔及鼻咽部的正常寄生菌群,若呼吸道的排菌自净功能及机体的抵抗力正常时,不引发肺炎。当机体受寒、过度疲劳、醉酒、感冒、糖尿病、免疫功能低下等使呼吸道防御功能被削弱,细菌侵入肺泡通过变态反应使肺泡壁毛细血管通透性增强,浆液及纤维素渗出,富含蛋白的渗出物中细菌迅速繁殖,并通过肺泡间孔或呼吸细支气管向邻近肺组织蔓延,波及一个肺段或整个肺叶。大叶间的蔓延系带菌的渗出液经叶支气管播散所致。

2. 病理变化 大叶性肺炎其病变主要为肺泡内的纤维素性渗出性炎症。一般只累及单侧肺,以下叶多见,也可先后或同时发生于两个以上肺叶。未经抗生素治疗时其病变多表现出典型的自然发展过程,大致可分为四个期。

(1)充血水肿期:主要见于发病后 1~2 d。肉眼观,肺叶肿胀、充血,呈暗红色,挤压切面可见淡红色浆液溢出。镜下,肺泡壁毛细血管扩张充血,肺泡腔内可见浆液性渗出物,其中见少量红细胞、中性粒细胞、肺泡巨噬细胞(图6-3)。渗出物中可检出肺炎链球菌,此期细菌可在富含蛋白质的渗出物中迅速繁殖。

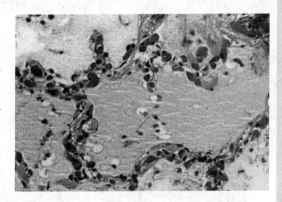

图 6-3 大叶性肺炎充血水肿期
肺泡腔内充满红细胞、纤维素、中性粒细胞

(2)红色肝变期:一般为发病后的 3~4 d 进入此期。肉眼观,受累肺叶进一步肿大,质地变实,切面灰红色,较粗糙。胸膜表面可有纤维素性渗出物。镜下,肺泡壁毛细血管仍扩张充血,肺泡腔内充满含大量红细胞、一定量纤维素、少量中性粒细胞和巨噬细胞的渗出物(图6-4),纤维素可穿过肺泡间孔与相邻肺泡中的纤维素网相连,有利于肺泡巨噬细胞吞噬细菌,防止细菌进一步扩散。

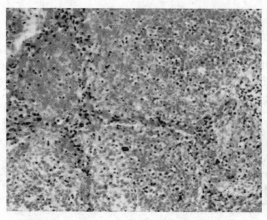

图6-4 大叶性肺炎红色肝变期
肺泡壁毛细血管扩张充血,肺泡腔见大量浆液

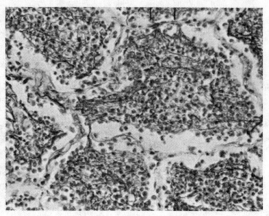

图6-5 灰色肝样变期
肺泡腔渗出物以纤维素为主,纤维素网中见大量
中性粒细胞,血管受压而充血消退

(3) 灰色肝变期:见于发病后的第5~6 d。肉眼观,肺叶肿胀,质实如肝,切面干燥粗糙,由于此期肺泡壁毛细血管受压而充血消退,肺泡腔内的红细胞大部分溶解消失,而纤维素渗出显著增多,故实变区呈灰白色。镜下,肺泡腔渗出物以纤维素为主,纤维素网中见大量中性粒细胞,红细胞较少(图6-5)。肺泡壁毛细血管受压而呈贫血状态。渗出物中肺炎链球菌多已被消灭,故不易检出。

(4) 溶解消散期:发病后1周左右,随着机体免疫功能的逐渐增强,病原菌被巨噬细胞吞噬、溶解,中性粒细胞变性、坏死,并释放出大量蛋白溶解酶,使渗出的纤维素逐渐溶解,肺泡腔内巨噬细胞增多。溶解物部分经气道咳出,或经淋巴管吸收,部分被巨噬细胞吞噬。病灶肺组织逐渐净化,肺泡重新充气,由于炎症未破坏肺泡壁结构,无组织坏死,故最终肺组织可完全恢复正常的结构和功能。

如今抗生素的早期应用,大叶性肺炎上述典型经过在实际病例中已不多见,病变分期不明显,临床症状也不甚典型,病变范围往往也较局限,表现为肺段性肺炎。

3. 临床病理联系 疾病早期,患者因毒血症而出现高热、寒战,外周血白细胞计数增高。因肺泡腔内有浆液性渗出物,故听诊可闻及湿性啰音,X线检查肺纹理增粗。当肺组织发生实变时,临床上则出现叩诊呈浊音、触觉语颤增强及支气管呼吸音等典型实变体征。由于肺泡腔充满渗出物,使肺泡换气功能下降,出现发绀等缺氧症状及呼吸困难。以后渗出物中的红细胞被巨噬细胞吞噬、破坏,形成含铁血黄素混于痰中,使痰液呈铁锈色。随着肺泡腔中红细胞被大量纤维素和中性粒细胞取代,痰液的铁锈色消失。并发纤维素性胸膜炎时可出现胸痛,听诊可闻及胸膜摩擦音。X线检查可见段性或大叶性分布的均匀密度增高阴影。随着病原菌被消灭,渗出物溶解、液化和清除,临床症状减轻,肺实变灶消失。X线表现为散在不均匀的片状阴影。若不出现并发症,本病的自然病程为2周左右,若早期应用抗生素可缩短病程。

4. 并发症 大叶性肺炎并发症较少见,如治疗不及时、病原菌毒力强或机体反应性过高则可出现肺脓肿、脓胸或脓气胸。严重感染细菌入血繁殖并播散可致败血症或脓毒败血症。如引起末梢循环衰竭及中毒症状可导致感染性休克。病变累及胸膜导致纤维素渗出而发生纤维素性胸膜炎。

肺肉质变(pulmonary carnification):由于肺泡腔内渗出的中性粒细胞数量少或功能缺陷,释放蛋白溶解酶不足以使渗出的纤维素完全溶解而被吸收清除,由肉芽组织机化,使病变肺组织呈褐色肉样纤维组织,称肺肉质变。

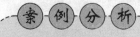

【病历摘要】

患者,男,25 岁。主诉:寒战、发热、咳嗽、咳褐色痰、胸痛1周。现病史:1周前劳动后,自觉周身不适,逐渐出现寒战、发热,体温40℃。

用抗生素治疗症状有所减轻,但第二天仍寒战、发热。3天前出现胸痛,干咳,以后咳红褐色痰,下午开始出现呼吸困难,收入院治疗。

既往史:健康。查体:发育、营养良好,意识清,高热病容,下颌淋巴结肿大,压痛(+),口周有疱疹,咽部充血,右胸语颤增强,右肩胛区可闻及管状呼吸音,未闻及干湿罗音,心音钝,律整,心率100次/分。腹软,肝脾未触及,体温:39.7℃,心律:100次/分,X线:右肺上叶大片致密阴影,边界模糊。

血常规化验:WBC:15 000,st:19,S:76,L:5。治疗经过:经抗生素和对症治疗,发热骤退,症状好转,三周后出院。

【问题】

(1)本例的诊断是什么?

(2)以上症状、体征、化验阳性所见是怎样引起的?

【分析与解答】

(1)诊断:大叶性肺炎。

(2)以上症状、体征、化验阳性所见都是由肺炎链球菌感染导致大叶性肺炎引起。

(二)小叶性肺炎

小叶性肺炎(lobular pneumonia)是以肺小叶为单位的灶状急性化脓性炎症。由于病灶多以细支气管为中心,故又称支气管肺炎(bronchopneumonia)。病变起始于支气管,并向其周围所属肺泡蔓延。多见于小儿和年老体弱者。临床上主要表现为发热、咳嗽、咳痰等症状,听诊肺部可闻及散在的湿性啰音。

1. 病因及发病机制 小叶性肺炎多由细菌感染所致,常为多种细菌混合感染。常见的致病菌通常为肺炎链球菌、葡萄球菌、绿脓杆菌、大肠杆菌、流感嗜血杆菌等。某些诱因如患急性传染病、营养不良、受寒等使机体抵抗力下降,呼吸道的防御机能受损,黏液分泌增多,这些细菌即可入侵细支气管及末梢肺组织并繁殖,引起小叶性肺炎。病原菌多经呼吸道侵入肺组织,仅少数经血道引起本病。某些因大手术、心力衰竭等长期卧床的患者,由于肺部血液循环缓慢,产生肺淤血、水肿,加之血液本身的重力作用,使侵入的致病菌易于繁殖,导致坠积性肺炎(hypostatic pneumonia)。全身麻醉、昏迷患者及某些溺水者或胎儿由于某些原因发生宫内呼吸等,常误将分泌物、呕吐物等吸入肺内,引起吸入性肺炎(aspiration pneumonia)。这两种肺炎亦属于小叶性肺炎。

2. 病理变化 肉眼观,典型病例双肺出现散在分布的多发性实变病灶,病灶大小不等,一般直径在1 cm左右(相当于肺小叶范围),尤以两肺下叶及背侧较多。病灶形状不规则,色暗红或灰黄色,质实,多数病灶中央可见受累的细支气管,挤压可见淡黄色脓性渗出物溢出(图6-6)。严重者,病灶互相融合成片,甚至累及全叶,形成融合性小叶性肺炎。

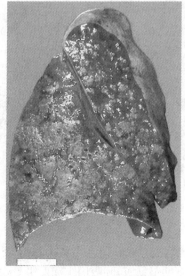

图6-6 小叶性肺炎

肺切面见大小不等灰白色实变区即炎症病灶

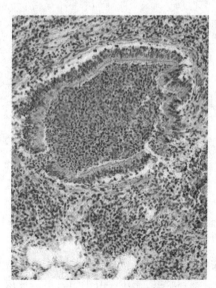

图6-7 小叶性肺炎

病变的支气管及其周围的肺泡腔内充满以嗜中性粒细为主的脓性渗出物,部分支气管黏膜上皮脱落

　　镜下,受累的细支气管壁充血水肿,中性粒细胞浸润,黏膜上皮细胞坏死脱落,管腔内充满大量中性粒细胞、浆液、脓细胞、脱落崩解的黏膜上皮细胞。支气管周围受累的肺泡壁毛细血管扩张充血,肺泡腔内见中性粒细胞、脓细胞、脱落的肺泡上皮细胞,尚可见少量红细胞和纤维素(图6-7)。病灶周围肺组织呈不同程度的代偿性肺气肿和肺不张。

　　3. 临床病理联系　　当支气管壁受炎症刺激而黏液分泌增多、炎性渗出使患者出现咳嗽、咳痰,痰液往往为黏液脓性或脓性。因病灶较小且分散,故除融合性支气管肺炎外,一般无肺实变体征。听诊可闻及湿性啰音,此乃病变区支气管及肺泡腔内含有炎性渗出物所致。X线检查两肺散在不规则斑片状阴影。病变重者由于肺换气功能障碍,病变区静脉血得不到充分氧和而造成缺氧,引起患者呼吸困难及发绀。

　　4. 并发症　　小叶性肺炎的并发症远较大叶性肺炎多见,尤其是年老体弱者更易出现,且预后较差,严重者可危及生命。常见的并发症有心力衰竭、呼吸衰竭、肺脓肿、脓胸、脓气胸、脓毒败血症,支气管壁破坏较重且病程长者,可继发支气管扩张。

二、病 毒 性 肺 炎

　　病毒性肺炎(viral pneumonia)多为上呼吸道病毒感染向下蔓延所致的肺部炎症。在非细菌性肺炎中最为常见。引起肺炎的病毒主要为流感病毒、副流感病毒、腺病毒、呼吸道合胞病毒、麻疹病毒、巨细胞病毒、鼻病毒等。常通过飞沫呼吸道传染,传播速度快。多发于冬春季节,一般为散发,偶可爆发流行。除流感病毒肺炎外,患者多为儿童。

　　1. 病理变化　　病毒性肺炎的基本病变为急性间质性肺炎。肉眼观,病变可不明显,肺组织因充血水肿而体积轻度增大。镜下,炎症由支气管、细支气管开始,沿肺的间质向纵深发展,支气管、细支气管壁及其周围组织和小叶间隔等肺间质充血水肿,淋巴细胞、单核细胞浸润,致使肺泡间隔明显增宽,肺泡腔内无渗出物或仅见少量浆液(图6-8)。严重的病例病变可波及肺泡腔,肺泡腔内可见多少不等的浆液、纤维素、单核细胞、巨噬细胞等。支气管、肺泡壁组织发生变性坏死。渗出明显者,浆液纤维素性渗出物浓缩在肺泡腔面形成一层均匀红染的膜状物,即透明膜。在麻疹肺炎时,增生的支气管黏膜上皮和肺泡上皮细胞常形成多核巨细胞(巨细胞肺炎)。病毒性肺炎病理诊断的重要依据是找到病毒包涵体。病毒包涵体常呈圆形、椭圆形,红细胞大小,嗜酸性红染,周围有一清晰的透明晕。病毒包涵体可见于上皮细胞核内(如腺病毒)(图6-9)、胞质内(如呼吸道合胞病毒)或胞核、胞质内均有(如麻疹病毒)。病毒性肺炎若合并细菌感染,常伴化脓性病变,从而掩盖病毒性肺炎的特征。

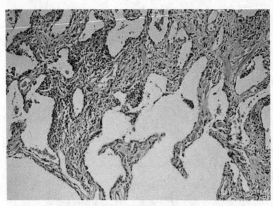
图6-8　间质性肺炎
肺泡间隔等肺间质内见大量单核细胞、淋巴细胞浸润,肺泡间隔增宽,肺泡腔内无渗出物

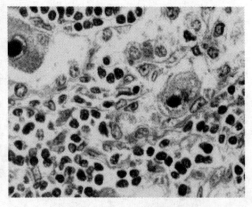
图6-9　巨细胞病毒性肺炎
在肺泡上皮细胞核内可见嗜酸性、均质状圆形小体,其周围可见透明晕

　　2. 临床病理联系　　由于病毒血症患者出现发热、头痛、全身酸痛、倦怠等症状,由于炎症刺激支气管壁患者出现剧烈咳嗽、无痰。由于间质炎性渗出,患者出现明显缺氧、呼吸困难和发绀等症状。X线检查肺部可见斑点状、片状或均匀的阴影。无并发症的病毒性肺炎预后较好。

　　重症急性呼吸综合征(severe acute respiratory syndrome, SARS)是一新病种,国内又称传染性非典型肺炎,初步查明是由变异的冠状病毒所引起,临床表现比一般病毒性肺炎严重,常以高热及呼吸道症状而就诊。由于传染性强,病死率较高,尚无特异性药物治疗等,引起国内外医学界的高度重视。病理改变为严重的间质性肺炎,伴肺泡腔内大量渗出及透明膜形成等。

第四节 肺硅沉着症

肺硅沉着症(silicosis)简称硅肺(亦曾称矽肺),是因长期吸入含大量游离二氧化硅(SiO_2)粉尘微粒而引起的以硅结节形成和肺广泛纤维化为病变特征的尘肺。游离的二氧化硅存在于绝大多数的岩石中,尤其是石英,二氧化硅含量高达 97%~99%。长期从事开矿、采石、碎石作业,在玻璃厂、陶瓷厂、搪瓷厂工作的工人,可经常吸入二氧化硅粉尘,若防预措施不当,则有可能患肺硅沉着症。硅肺是尘肺中最常见、发展最快、危害最严重的一种。

一、病因及发病机制

硅肺的病因是吸入含游离二氧化硅的粉尘。一般直径>5 μm 的硅尘被吸入后,通常可被呼吸道黏膜阻挡或通过黏液纤毛排送系统而咳出,不能进入肺内。直径<5 μm 的硅尘颗粒则可被吸入肺内并沉积于肺间质而致病。尤其是直径为 1~2 μm 的硅尘颗粒致病力最强。少量硅尘颗粒被吸入肺后,可由巨噬细胞吞噬并带走。若吸入的硅尘量超出肺的清除能力,或肺的清除能力减弱,特别是气道的清除能力降低均可导致硅尘在肺内的沉积。

二氧化硅粉尘引起硅结节形成和肺间质弥漫性纤维化的机制尚未阐明。多数学者认为,硅尘被巨噬细胞吞噬后,硅尘表面的 SiO_2 与水作用形成硅酸,其羟基与细胞内次级溶酶体膜结构中的磷脂和蛋白质分子中的氢原子形成氢键,从而改变了溶酶体膜的稳定性和完整性,使膜的通透性增强,导致巨噬细胞溶酶体崩解,并释放出多种蛋白水解酶,使细胞崩解死亡,硅尘释放,又被其他巨噬细胞吞噬,如此反复。被激活的巨噬细胞可释放白细胞介素(IL)、肿瘤坏死因子(TNF)、纤维连接蛋白(FN)等,可引起肺组织的炎症,促进成纤维细胞增生和胶原形成,巨噬细胞增生聚集,最终导致肺纤维化。硅尘反复吸入、沉积,并被吞噬释放,使肺内病变不断进展加重,这也是患者脱离硅尘作业环境后肺部病变仍会继续发展的原因。

二、病 理 变 化

硅沉着症的基本病变是肺及肺门淋巴结内硅结节(silicotic nodule)形成和肺间质弥漫性纤维化。硅结节为境界清晰的圆形、椭圆形结节,直径 2~5 mm,灰白色,质坚实,触之有砂粒感。随着病变的不断进展,硅结节逐渐增大或相互融合成团块状,中心常因缺血缺氧而发生坏死液化,形成硅肺性空洞。镜下,硅结节的形成和发展过程大致可分为:细胞性结节,为早期硅结节,由吞噬硅尘的巨噬细胞聚集在局部形成的;纤维性结节,由成纤维细胞、纤维细胞和胶原纤维组成,纤维组织呈同心圆状排列;玻璃样结节,纤维性结节从中心开始发生玻璃样变,最终形成典型的硅结节,由呈同心圆状或漩涡状排列的、已发生玻璃样变的胶原纤维构成(图 6-10)。结节中央往往可见内膜增厚的血管。

肺内尚有不同程度的间质弥漫性纤维化,在血管、支气管周围及肺泡间隔纤维组织增生,为致密的有玻璃样变的胶原纤维。此外,胸膜也因纤维组织弥漫增生而增厚,可达 1~2 cm。

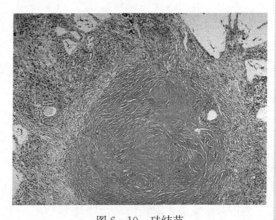

图 6-10 硅结节

典型的硅结节,由呈同心圆状或漩涡状排列的、已发生玻璃样变的胶原纤维构成

三、并 发 症

1. 肺结核病 硅肺患者易并发肺结核病,称硅肺结核病(silicotuberculosis)。硅肺并发肺结核的原因,可能是由于肺间质弥漫性纤维化使肺内淋巴和血液循环障碍及巨噬细胞的吞噬功能下降,降低了肺组织对结核菌的抵抗力。

2. 肺源性心脏病 晚期硅肺并发肺源性心脏病者颇多,据统计占 60%～75%。硅结节内的小血管炎使血管腔狭窄甚至闭塞,肺间质弥漫性纤维化造成肺毛细血管床减少,加之肺组织缺氧引起的肺小动脉痉挛均可导致肺循环阻力增加,肺动脉高压,右心室肥厚。

3. 肺感染 由于硅肺患者抵抗力较低,易继发细菌、病毒感染而诱发呼吸衰竭。

4. 肺气肿和自发性气胸 晚期硅肺患者常发生不同程度的阻塞性肺气肿。在胸膜下形成肺大泡,并可因剧烈咳嗽等破裂引起自发性气胸。

第五节 呼吸系统常见肿瘤——肺癌

肺癌(carcinoma of the lung)是常见的恶性肿瘤之一。近年来肺癌的发病率及病死率在包括我国在内的世界上许多国家和地区呈明显的上升趋势,在我国城市人口中与某些发达国家整体水平一样,肺癌居常见肿瘤的首位,发病年龄多在 40 岁以上,男性多见,男女性别比例约为 2∶1。

(一)病因

1. 吸烟 国内外大量研究及流行病学资料表明,肺癌的发病与吸烟有密切关系。日吸烟量越大,开始吸烟的年龄越早,患肺癌的危险性越大。烟雾中含有多种有害的化学物质,其中尼古丁、苯并芘等多环芳烃化合物、镍、砷等均与肺癌的发生有关。3,4-苯并芘等多环芳烃化合物在芳烃羟化酶的作用下,转化为环氧化物,成为致癌物质,可与 DNA 结合,导致细胞的突变和恶性转化。由于体内芳烃羟化酶的活性不同,因而吸烟的致癌性存在着个体差异。

2. 大气污染 工业废气、机动车排出的废气、家庭排烟均可造成空气污染,被污染的空气中含有苯并芘、二乙基亚硝胺等致癌物质。调查表明,工业城市肺癌发病率与空气中 3,4-苯并芘的浓度呈正相关。

3. 职业因素 长期从事放射性矿石开采、冶金及长期吸入有害粉尘石棉、镍及接触砷粉的工人,其肺癌发生率较高。

4. 分子遗传学改变 肺癌的发生是否与遗传因素有关,尚无定论。但各种致癌因素确实引起细胞内多种基因的变化,现在已知 10～20 个基因参与了肺癌的发生发展,常伴 $p53$ 基因失活,小细胞肺癌主要是 c-myc 的活化,而肺腺癌主要是 K-ras 的突变。

(二)病理变化

绝大多数肺癌起源于支气管黏膜上皮,故肺癌实为支气管癌(bronchogenic carcinoma),少数源于支气管腺体和肺泡上皮。肺鳞状细胞癌主要起源于较大的支气管黏膜上皮,在致癌因子的作用下,经鳞状上皮化生、非典型增生、原位癌等阶段发展为浸润癌。肺腺癌来自支气管腺体,细支气管肺泡癌来源于细支气管黏膜上皮和Ⅱ型肺泡上皮和 Clara 细胞,小细胞癌来源于支气管黏膜和腺体中的 Kultschitzky 细胞(嗜银细胞),属 APUD 瘤之一。

1. 肉眼类型 根据肺癌的发生部位将其分为中央型、周边型和弥漫型三种类型。

(1)中央型:此型最常见。癌发生于主支气管和叶支气管等大支气管,从支气管壁向周围肺组织浸润、扩展,可形成结节或巨块(图 6-11)。

(2)周边型:癌发生于段以下支气管,常在近胸膜的肺周边组织形成孤立的癌结节,直径 2～8 cm,与周围肺组织的界限较清楚,但无包膜(图 6-12)。此型肺癌淋巴道转移较中央型晚。

(3)弥漫型:较少见。癌组织弥漫浸润部分或全肺叶,肉眼呈多数粟粒大小的灰白色结节,颇似大叶性肺叶之外观。

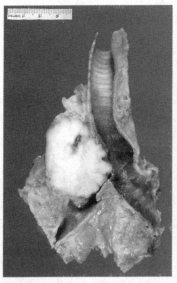
图 6-11　中央型肺癌

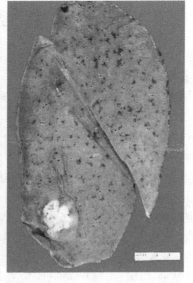
图 6-12　周围型肺癌

关于早期肺癌和隐性肺癌,国际上尚未统一。日本肺癌学会将癌块直径<2 cm,并局限于肺内的管内型和管壁浸润型称为早期肺癌。所谓隐性肺癌则指痰细胞学检查癌细胞阳性,临床和 X 线检查为阴性,手术切除标本经病理学检查证实为支气管黏膜原位癌或早期浸润癌,而无淋巴结转移者。

2. 组织学类型　　　以下重点介绍 4 种常见类型的肺癌。

(1)鳞状细胞癌:占肺癌的 20%～30%,为肺癌中最常见的类型。肉眼多为中央型,常由支气管黏膜上皮经鳞状上皮化生恶变而来。患者多有吸烟史,常为老年男性。肿瘤生长缓慢,转移较晚。组织学上根据其分化程度不同分为高、中、低分化三型,高分化鳞癌癌巢中多有角化珠形成,中分化鳞癌有角化现象但不形成角化珠,低分化鳞癌细胞异型性明显,无角化现象,多无细胞间桥。

(2)腺癌:肺腺癌多为周边型,女性多见,且多为非吸烟者。高分化腺癌癌细胞排列成腺腔样结构,可增生形成乳头状结构,亦可伴黏液分泌。中分化腺癌癌细胞紧密排列成腺腔状或实体状癌巢。低分化腺癌癌细胞排列成实体状或筛状,细胞异型性明显。

细支气管肺泡癌(bronchioalvolar carcinoma)是肺腺癌的一个亚型,肉眼观呈弥漫型或多结节型。镜下见肺泡管、肺泡异常扩张,内衬单层或多层柱状癌细胞,如腺样结构,并可形成乳头,肺泡间隔大多完整。

(3)小细胞癌:本型占原发性肺癌的 15%～20%,是肺癌中分化最低、恶性度最高的一种。生长迅速,转移早,5 年存活率仅 1%～2%。此型肺癌对化疗及放疗敏感。镜下癌细胞小呈短梭形,细胞一端稍尖,称燕麦细胞癌(oat cell carcinoma)。也可呈淋巴细胞样,染色深,胞质少,形似裸核。癌细胞常密集成群,由结缔组织分隔(图 6-13),有时癌细胞围绕小血管排列成假菊形团样结构。小细胞癌具有神经内分泌功能,电镜下胞质内可见神经内分泌颗粒,能产生 5-HT,ACTH 等引起相应的临床症状。

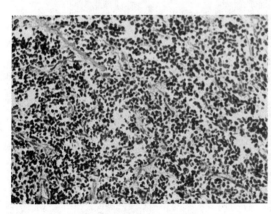
图 6-13　肺小细胞癌
癌细胞呈短梭形,排列成团(燕麦细胞癌)

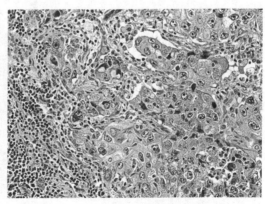
图 6-14　肺大细胞癌
癌细胞大,异型性明显,可见瘤巨细胞

（4）大细胞癌：属于未分化癌（约占 10％），恶性程度高，生长快，转移早。其主要特点是癌细胞大，胞质丰富，异型性明显，可出现畸形核、多核，可见瘤巨细胞或透明细胞（图 6-14）。

（三）扩散

1. 直接蔓延　中央型肺癌常直接侵入纵隔、心包及周围血管，沿支气管向同侧甚至对侧肺组织蔓延。周边型肺癌可直接侵犯胸膜、胸壁。

2. 转移　沿淋巴道转移时，首先转移到肺门淋巴结，以后由支气管肺淋巴结进而转移到纵隔、锁骨上、腋窝、颈部淋巴结。血道转移常见于脑、肾上腺和骨。小细胞肺癌比鳞状细胞癌和腺癌更易发生血道转移。

（四）临床病理联系

肺癌的临床症状常有咳嗽、咳痰带血、胸痛等症状，其中咯血较易引起患者的注意因而就诊。一半中央型肺癌临床症状出现较早，肿瘤压迫阻塞支气管可引起局限性肺萎陷或肺气肿、肺感染。侵及胸膜时可引起血性胸水，侵蚀食管可引起支气管-食管瘘。位于肺尖部的肺癌压迫或侵蚀颈交感神经及颈神经根引起 Horner 综合征，表现为病侧眼睑下垂、瞳孔缩小、胸壁皮肤无汗等交感神经麻痹综合征。肿瘤侵犯纵隔，压迫上腔静脉可引起上腔静脉综合征，表现为面部浮肿及颈胸部静脉曲张。有异位内分泌作用的肺癌，尤其是小细胞癌，可因 5-HT 分泌过多而引起类癌综合征，表现为支气管哮喘、心动过速、水样腹泻、皮肤潮红等。

肺癌的早期诊断可根据早期临床症状、影像学检查（X 线、CT、核磁共振）、痰细胞学检查及纤维支气管镜检查等确立诊断。肺癌的早期诊断是提高治疗效果的有效途径。对 40 岁以上的人群定期进行 X 线及痰脱落细胞学检查，是发现早期肺癌最简便易行的方法。

小 结

慢性阻塞性肺病（COPD）主要包括慢性支气管炎、肺气肿、支气管哮喘和支气管扩张症等疾病。慢性支气管炎的病理特征是支气管和细支气管的非特异性慢性炎症，黏液腺增生肥大，杯状细胞增多伴黏液分泌过多，导致气道阻塞，并且合并肺气肿。肺气肿指是细支气管（包括呼吸细支气管、肺泡管和肺泡）永久性扩大伴随着他们的管壁破坏；肺气肿包括 4 种类型：腺泡中央型，腺泡型、间质型和不规则型。

肺炎主要是指肺的急性渗出性炎症，是呼吸系统的常见病和多发病。常见的肺炎分类有二种，一是根据病变累及的部位和范围将肺炎分成大叶性肺炎、小叶性肺炎、间质性肺炎；二是根据病因分为细菌性、病毒性、支原体性、真菌性、寄生虫性、过敏性及理化因子引起的肺炎等。

肺癌是居常见肿瘤的首位，发病年龄多在 40 岁以上，男性多见。肉眼类型有中央型、周边型和弥漫型三种类型，组织学类型包括鳞状细胞癌、小细胞癌、腺癌和大细胞未分化癌。

【思考题】

（1）名词解释：肺大泡、肺肉质变、硅结节、红色肝样变期、肺气肿、小细胞肺癌。

（2）慢性支气管炎为何出现咳嗽、咳痰？长期慢性支气管炎会导致什么后果？

（3）大叶性、小叶性、间质性肺炎的病因、病变性质及特点有何不同？

（4）根据肺癌形态，肉眼可将肺癌分几型？其主要特点是什么？与组织学类型有何关系？

（王成海　马礼丹）

第七章 消化系统疾病

学习要点

- **掌握**：① 消化性溃疡的病理变化特点、临床病理联系及合并症；② 病毒性肝炎的基本病理变化及各型肝炎的病理变化特点；③ 肝硬化的病理变化特点及临床病理联系。
- **熟悉**：① 慢性胃炎的病变特点及对机体影响；② 食管癌、胃癌、大肠癌、原发性肝癌的病变特点及后果。
- **了解**：消化性溃疡的病因及发病机制。

消化系统疾病都是人类的常见病和多发病，如胃炎、溃疡病、阑尾炎、肝炎和胆道疾病等；在消化系统肿瘤中，食管癌、胃癌、肝癌及大肠癌都属于我国常见的恶性肿瘤。本章主要讲述消化系统常见疾病。

第一节 胃 炎

胃炎(gastritis)是指各种病因引起的胃黏膜的急性和慢性炎症，是一种常见病。可分为急性胃炎(acute gastritis)和慢性胃炎(chronic gastritis)。本节仅介绍慢性胃炎。

（一）病因及发病机制

慢性胃炎的病因和发病机制目前尚未完全明了，大致可分为四类：① 长期慢性刺激，如急性胃炎的多次发作、喜烫食或浓碱食、长期饮酒吸烟或滥用水杨酸类药物等。② 十二指肠液反流对胃黏膜屏障的破坏。③ 自身免疫损伤(autoimmune injury)。④ 幽门螺旋杆菌(helicobacter pylori)感染。此菌引起的胃炎在胃黏膜表层腺体有较多中性粒细胞浸润，常在黏膜上皮的表面可找到螺旋状弯曲杆菌，它不侵入黏膜内腺体，在肠上皮化生区也无此细菌。

（二）类型及病理变化

根据病变的不同，慢性胃炎常见有浅表性、萎缩性和肥厚性等三类。

1. 慢性浅表性胃炎(chronic superficial gastritis) 又称慢性单纯性胃炎，为胃黏膜最常见的病变，国内胃镜检出率可高达 $20\%\sim40\%$，胃窦部最为常见。病变多灶性或弥漫性，胃镜可见黏膜充血、水肿、深红色，表面有灰白色或灰黄色分泌物，有时伴有点状出血或糜烂。镜下见炎性病变位于黏膜浅层，主要为淋巴细胞和浆细胞浸润，有时可见少量嗜酸性粒细胞和中性粒细胞。黏膜浅层可有水肿、点状出血和上皮坏死脱落。本型胃炎多数可治愈，少数可转变为慢性萎缩性胃炎。

2. 慢性萎缩性胃炎(chronic atrophic gastritis) 临床上可有胃内游离盐酸减少或缺乏、消化不良、上腹不适或钝痛、贫血等症状。分为 A、B 两型。A 型与自身免疫有关，多伴有恶性贫血，病变主要在胃体和胃底；B 型与自身免疫无关，我国患者大多数属于 B 型，病变主要在胃窦部。

胃镜检查特点：① 黏膜由正常的橘红色变为灰色或灰绿色；② 黏膜下小血管清晰可见；③ 病变部位凹陷，而周围黏膜隆起。

镜下：① 腺上皮萎缩，腺体变小并有囊性扩张，腺体数量减少或消失(图 7-1)。② 固有层内有不同程度的淋巴细胞和浆细胞浸润，病变严重时会有淋巴滤泡形成。③ 常出现上皮化生。在胃体和胃底部腺体的壁细胞和主细胞消失，为类似幽门腺的黏液分泌细胞所取代，称为假幽门腺化生。在幽门窦病变区，胃黏膜表层上皮细胞中出现分泌酸性黏液的杯状细胞、有刷状缘的吸收上皮细胞和潘氏(Paneth)细胞等,与小肠黏膜相似,称为肠上皮化生(intestinal metaplasia)(图7-2)。在肠上皮化生中,可出现细胞异型性增生。肠化生上皮有杯状细胞和吸收上皮细胞者称为完全化生,只有杯状细胞者为不完全化生。不完全化生中又可根据其黏液组化反应,氧乙酰化唾液酸阳性者为大肠型不完全化生,阴性者则为小肠型不完全化生。目前多数研究者发现不完全性大肠型化生与肠型胃癌的发生关系较密切。

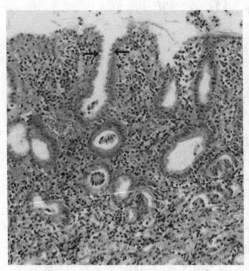
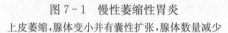
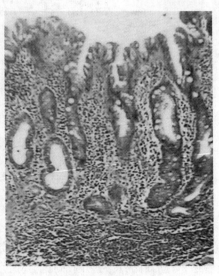

图7-1　慢性萎缩性胃炎　　　　　　　　　图7-2　肠上皮化生
上皮萎缩,腺体变小并有囊性扩张,腺体数量减少　　　　细胞中出现空泡样的杯状细胞

3. 肥厚性胃炎(hypertrophic gastritis)　　病变常发生于胃底及胃体,黏膜层增厚,皱襞肥大加深变宽形似脑回。镜下,黏膜表面黏液分泌细胞数量增加、分泌增多。腺体增生肥大变长有时穿过黏膜肌层。黏膜固有层内炎症细胞浸润不明显。患者常有胃酸低下及因丢失大量含蛋白的胃液引起的低蛋白血症。

第二节　消化性溃疡病

消化性溃疡病(peptic ulcer disease)又称慢性消化性溃疡(chronic peptic ulcer)。是以胃或十二指肠黏膜形成慢性溃疡为特征的一种常见病、多发病。慢性溃疡发生于胃称胃溃疡病;发生于十二指肠,称为十二指肠溃疡病;胃和十二指肠同时发生溃疡,称为复合性溃疡病。十二指肠溃疡病较胃溃疡病多见,两者之比约为4:1。患者多为青壮年,男性比女性多。本病易反复发作,临床上主要表现为慢性、周期性和上腹部疼痛的节律性,以及反酸,嗳气等症状。

一、病因及发病机制

溃疡病的病因及发病机制尚未完全阐明,研究表明,胃酸分泌过多、幽门螺杆菌感染和胃黏膜保护作用减弱等因素是引起消化性溃疡的重要环节。

1. 胃酸及胃蛋白酶消化作用增强　　十二指肠溃疡患者的胃酸基础分泌量和最大分泌量均可明显高于正常人,当胃黏膜防御能力降低时,胃酸和胃蛋白酶能够直接侵蚀破坏黏膜组织,胃酸中的氢离子还可逆向弥散进入黏膜,既可直接损伤血管内皮细胞,促使黏膜中的肥大细胞释放组织胺,导致微循环障碍;又可触发胆碱能反射,促进胃蛋白酶分泌,加强胃液的消化作用。如此反复作用,使黏膜溃疡长期不愈。

2. 幽门螺杆菌感染　　近年研究发现幽门螺杆菌感染与溃疡病关系十分密切。在60%~100%的溃疡病患者胃内可查出幽门螺杆菌,且患者血清中抗幽门螺杆菌抗体滴度增高。该细菌感染可引起上皮细胞微绒毛减少,细胞间连接丧失,细胞肿胀、变性。降低了黏膜的防御能力,因而促进溃疡病的发生和发展。

3. 黏膜保护作用减弱　　正常情况下,胃黏膜自身的完整性、快速的更新能力、大量黏液的分泌以及充足的血液供应形成了黏膜屏障。当黏膜屏障因药物（阿司匹林、保泰松、肾上腺皮质激素、消炎痛等）、胆汁反流等原因造成黏液分泌减少、黏膜完整性受损、更新能力降低或微循环灌流不足时，均可使黏膜抗消化能力减弱，促进溃疡病的发生。

二、病 理 变 化

胃溃疡多位于胃小弯近幽门（胃窦部）。肉眼：溃疡通常只有一个，圆形或椭圆形，直径多在 2.5 cm 以内。溃疡边缘整齐，状如刀切，周围黏膜可有轻度水肿，黏膜皱襞从溃疡向周围呈放射状。溃疡底部通常穿越黏膜下层，深达肌层甚至浆膜层，溃疡处的黏膜至肌层可完全被破坏，由肉芽组织或瘢痕取代（图 7-3）。

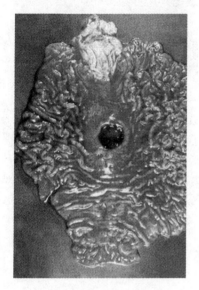

图 7-3　胃溃疡（肉眼观）

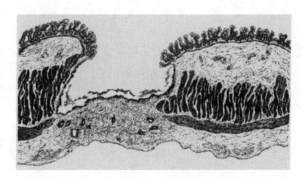

图 7-4　胃溃疡底部组织结构

光镜下溃疡底部由上到下：渗出层、坏死层、肉芽组织层、瘢痕层

镜下，溃疡底大致由四层组织构成：最表层由一薄层纤维素渗出物和炎症细胞浸润（渗出层）；其下为坏死的细胞（坏死层）；再下则是新鲜的肉芽组织（肉芽组织层）；最下层则由肉芽组织变成纤维瘢痕组织（瘢痕层）（图 7-4）。在瘢痕组织中的小动脉管壁因增殖性内膜炎而增厚、管腔狭窄或有血栓形成，这种血管改变可防止血管溃破、出血，但不利于组织再生和溃疡的修复。在溃疡边缘常见黏膜肌层与固有肌层粘连或愈着。溃疡底部的神经节细胞和神经纤维变性和断裂。有时神经纤维断端呈小球状增生，这可能与疼痛症状有关。

十二指肠溃疡的形态与胃溃疡相似，多发生在十二指肠球部，溃疡一般较胃溃疡为小而浅，直径多在 1 cm 以内。

三、结局及合并症

1. 愈合（healing）　　渗出物和坏死组织逐渐被吸收、排出，溃疡由肉芽组织增生填满，然后由周围的黏膜上皮再生、覆盖溃疡面而愈合。

2. 出血（hemorrhage）　　是常见的主要合并症，轻者因溃疡底部的毛细血管破裂，此时患者大便可查出潜血。如溃疡底大血管被腐蚀破裂发生大出血，可出现黑便，有时伴呕血，则可威胁患者的生命。

3. 穿孔（perforation）　　约见于 5% 的患者，穿孔后胃内容物漏入腹腔而引起腹膜炎。

4. 幽门梗阻（Pyloric stenosis）　　约有 3% 的患者发生，主要由于瘢痕收缩引起幽门狭窄，使胃内容物通过困难，继发胃扩张，患者反复呕吐，常引起水电解质失衡、营养不良。

5. 恶变（malignant transformation）　　十二指肠溃疡一般不恶变，明确的胃溃疡恶变亦极少，仅在 1% 或 1% 以下，在诊断胃溃疡恶变时，须排除一开始就是癌的溃疡（癌性溃疡或称溃疡型癌）。

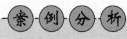

【病历摘要】

　　患者,男,41 岁。因醉酒后出现腹部不适 2 日,上腹部及脐周疼痛,伴呕吐、腹泻 6 h,呕吐物为咖啡色内容物,腹泻为黄色水样既往有胃溃疡病史。体格检查:体温 37.2 ℃,脉搏 100 次/min,呼吸 18 次/min,血压 110/75 mmHg。上腹部及脐周压疼,无反跳疼、腹肌紧张,肝脾未触及,移动性浊音阴性,肠鸣音存在,6～7 次/min。诊治经过:患者入院后排稀水便两次,每次量超过 200 mL,经抗炎补液治疗后未见好转。治疗中上腹部疼痛突然加重,并遍及全腹,血压下降为 70/50 mmHg,心率为 120 次/min,全腹压疼、反跳痛及肌紧张,移动性浊音阳性,腹腔穿刺可见黄色液体。腹平片可见双侧隔下游离气体。准备手术过程中患者突然呼吸心跳骤停,抢救无效死亡。

【尸检摘要】

　　大体检查:腹腔可见大量黄绿色混浊液体,共计 1 250 mL,双侧隔肌位于第 4、5 肋间,肝脏下缘位于剑突下 2.5 cm,大网膜可见散在黄白色脓性渗出物,肠管浆膜面可见脓苔并粘连,部分肠管呈暗红色。右侧手术瘢痕处大网膜组织轻度粘连。小弯侧胃窦部胃壁可见一直径约 1 cm 的圆形穿孔,边缘整齐。胰腺周围与十二指肠轻度粘连。

　　显微镜检查:穿孔处胃壁可见大量坏死渗出物、肉芽组织、纤维组织增生及瘢痕形成;浆膜亦可见大量纤维素及中性白细胞渗出。网膜组织内可见大量中性粒细胞浸润。

【问题】　本病的发生、发展过程是什么?

【分析与解答】　胃溃疡→胃穿孔→弥漫性腹膜炎→感染性休克→死亡。

第三节　病毒性肝炎

　　病毒性肝炎(viral hepatitis)是由肝炎病毒引起的、以肝实质细胞弥漫性变性、坏死为主要病变的一种常见传染病。依据引起肝炎病毒的类型不同将本病分为甲型(HAV)、乙型(HBV)、丙型(HCV)、丁型(HDV)、戊型(HEV)及己型(HGV)等六种。病毒性肝炎发病率高、流行地区广泛、各种年龄及不同性别均可罹患,严重危害人类的健康。其中乙型、丙型肝炎与肝硬化、肝细胞癌的关系密切。

一、病因及发病机制

　　目前对肝炎病毒已比较清楚,由最初仅知的甲型肝炎病毒和乙型肝炎病毒二种,增加到由甲到己 6 种病毒(HAV‐HGV)。目前认为 HBV 的致病部分是表面抗原(HBsAg),而核心抗原(HBcAg)由于含有核酸,具有感染性。HCV 引起的肝炎易转为慢性,其中 20% 最后可发展为肝硬化。HDV 致病必须同时有 HBV 的感染。各型肝炎病毒特点和临床特点见表 7‐1。

表 7‐1　各种肝炎病毒的特征

	HAV	HBV	HCV	HDV	HEV	HGV
发现时间	1973	1965	1989	1977	1980	1995
病毒	27 nm 二十面体外壳的单链 RNA	42 nm 有包膜的双链 DNA	30～60 nm 有包膜的单链 RNA	35 nm 有包膜的单链 RNA 复制缺陷型	32～34 nm 无包膜单链 RNA	单链 RNA
传播途径	消化道	密切接触注射等	输血等	密切接触注射等	水源性	非消化道途径
潜伏期	2～6 周	4～26 周	2～26 周	在 HBV 携带者中再感染 4～7 周	2～8 周	尚不知

(续表)

	HAV	HBV	HCV	HDV	HEV	HGV
重症肝炎	0.1%～0.4%	<1%	少见	与 HBV 同时感染时为 3%～4%	0.3%～3%，妊娠妇女中20%	尚不知
携带者状态	无	有	有	有	尚不知	有?
变成慢性肝炎	无	5%～10%	>50%	<5%同时感染 HBV，80% 再感染	无	无?
肝细胞癌	无	可	可	不比乙肝高	尚不知	尚不知

　　肝炎病毒引起肝损害的机制还不十分清楚。多种肝炎的发病机制可能不同。迄今对乙型肝炎病毒 HBV 的发病机制研究较多。有些人肝细胞内虽长期含有大量 HBsAg，但肝细胞却很少受损害，许多研究表明 HBV 主要是通过细胞免疫反应引起病变的。Dudley(1972)认为 HBV 抗原在肝细胞内复制后，其中一部分结合于肝细胞膜，致敏的 T 淋巴细胞与肝细胞表面的抗原结合，发挥淋巴细胞毒作用，溶解、破坏肝细胞膜及与其结合的病毒抗原。据此理论，患者的细胞免疫反应强弱是决定肝炎病变轻重的重要因素。如病毒毒力一样免疫反应过强的人则发生重型肝炎，免疫反应正常的人发生普通型肝炎，缺乏细胞免疫功能的人往往成为不显症状的病毒携带者。上述现象仅见于乙型肝炎，而甲型肝炎及丁型肝炎时病毒可能直接损害肝细胞，后者已得到证明。

二、基本病理变化

　　各型肝炎病变基本相同，都是以肝细胞的变性、坏死为主，同时伴有不同程度的炎性细胞浸润、肝细胞再生和纤维组织增生。

1. 肝细胞变性、坏死

　　(1)胞质疏松化和气球样变性：为常见的变性病变，是由于肝细胞受损后细胞水分增多造成。开始时肝细胞肿大、胞质疏松呈网状、半透明，称胞质疏松化。进一步发展，肝细胞变形胀大呈球形，胞质几完全透明，称为气球样变性(ballooning degeneration)(图7-5)。电镜下，可见内质网扩张、囊泡变、核蛋白颗粒脱失、线粒体肿胀、嵴消失等。脂肪变性常见于丙型肝炎，在其他型病毒性肝炎时极少发生。

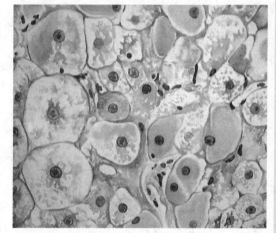

图7-5　肝细胞水样变性
胞质疏松呈网状、半透明

　　(2)嗜酸性变及嗜酸性坏死：嗜酸性变多累及单个或几个肝细胞，散在于小叶内。肝细胞胞质水分脱失浓缩，嗜酸性染色增强，胞质颗粒性消失。如进一步发展，胞质更加浓缩之外，胞核也浓缩以至消失。最后剩下深红色均一浓染的圆形小体，即所谓嗜酸性小体(acidophilic body 或 Councillman body)[图7-6(a)]。为单个细胞坏死，属细胞凋亡。

　　(3)点状坏死(spotty necrosis)：肝小叶内散在的灶状肝细胞坏死。每个坏死灶仅累及1个至几个肝细胞。同时在该处伴有炎细胞浸润[图7-6(b)]。

　　(4)溶解性坏死(lytic necrosis)：最多见，常由高度气球样变发展而来。此时胞核固缩、溶解、消失，最后细胞解体。重型肝炎时肝细胞的变性往往不明显，很快就发生此种坏死崩解。

　　(5)碎片状坏死(piecemeal necrosis)：坏死的肝细胞呈带片状或灶状连结状，常见于肝小叶周边的肝细胞界板，该处肝细胞坏死、崩解，伴有炎性细胞浸润，称为碎片状坏死，常见于慢性肝炎[图7-6(c)]。

　　(6)桥接坏死(bridging necrosis)：为肝细胞之带状融合性坏死，坏死常出现于小叶中央静脉与汇管区之间或两个小叶中央静脉之间及两个汇管区之间。坏死处伴有肝细胞不规则再生及纤维组织增生，后

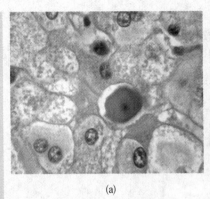
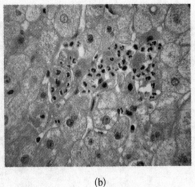
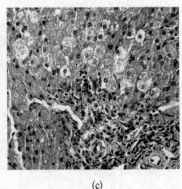

(a)　　　　　　　　　　　(b)　　　　　　　　　　(c)

图 7 - 6　肝细胞变性坏死
(a) 嗜酸性小体；(b) 点状坏死；(c) 碎片状坏死

期则成为纤维间隔而分割小叶。常见于中、重度慢性肝炎。

2. 炎细胞浸润　　肝炎时在汇管区或肝小叶内常有程度不等的炎细胞浸润。浸润的炎细胞主要是淋巴细胞、单核细胞，有时也见少量浆细胞及中性粒细胞等。

3. 间质反应性增生及肝细胞再生

(1) Kupffer 细胞增生肥大：这是肝内单核吞噬细胞系统的炎性反应。

(2) 间叶细胞及成纤维细胞的增生：间叶细胞具有多向分化的潜能，存在于肝间质内，肝炎时可分化为组织细胞参与炎细胞浸润。在反复发生严重坏死病例，由于大量成纤维细胞增生可发展成肝纤维化及肝硬化。

(3) 肝细胞再生：肝细胞坏死时，邻近的肝细胞可通过直接或间接分裂而再生修复。慢性病例在汇管区尚可见细小胆管的增生。

上述肝炎基本病变中，肝细胞疏松化、气球样变、点状坏死及嗜酸性小体形成对于诊断普通型肝炎具有相对的特征性；而肝细胞的大片坏死、崩解则是重型肝炎的主要病变特征。

三、临床病理类型

各型肝炎病毒引起的肝炎其临床表现和病理变化基本相同。现在常用的分类是，在甲、乙、丙、丁、戊、己 6 型病毒病因分类之外，把病毒性肝炎从临床病理角度分为普通型及重型二大类。在普通型中又分为急性及慢性两类。慢性有轻、中、重三类。重型中又分为急性及亚急性两种。

(一) 急性(普通型)肝炎

最常见。临床上又分为黄疸型和无黄疸型二种。我国以无黄疸型肝炎居多，其中多为乙型肝炎，一部分为丙型。黄疸型肝炎的病变略重，病程较短，多见于甲型、丁型、戊型肝炎。黄疸型和无黄疸型病变基本相同，故一并叙述。

1. 病理变化　　广泛的肝细胞变性，以胞质疏松化和气球样变最为普遍。坏死轻微，肝小叶内可有散在的点状坏死。嗜酸性小体少见。由于点状坏死灶内的肝细胞索网状纤维支架保持完整而不塌陷，所以该处通过再生的肝细胞可完全恢复原来的结构和功能。汇管区及肝小叶内也有轻度的炎细胞浸润。黄疸型者坏死灶稍多、稍重，毛细胆管管腔中有胆栓形成。

2. 临床病理联系　　由于肝细胞弥漫地变性肿胀，使肝体积增大，被膜紧张，为临床上肝大、肝区疼痛或压痛的原因。由于肝细胞坏死，释出细胞内的酶类入血，故血清谷丙转氨酶(SGPT)等升高，同时还可引起多种肝功能异常。肝细胞坏死较多时，胆红质的摄取、结合和分泌发生障碍，加之毛细胆管受压或胆栓形成等则可引起黄疸。

3. 结局　　急性肝炎大多在半年内可逐渐恢复。一部分病例(多为乙型、丙型肝炎)恢复较慢，需半年到一年，有的病例可发展为慢性肝炎。其中乙型肝炎有 5%～10%，丙型肝炎有 50% 可转变成慢性肝炎。

(二) 慢性(普通型)肝炎

病毒性肝炎病程持续半年以上者即为慢性肝炎，大多数由急性转变而来。导致肝炎慢性化的因素很多，包括感染的病毒类型、治疗不当、营养不良、合并其他传染病、饮酒、服用对肝有损害的药物，以及免疫因素等。1995 年我国提出的病毒性肝炎防治方案中将慢性肝炎分为轻、中、重度三类,各有不同程度的炎症变化、坏死及纤维化。

1. 轻度慢性肝炎　　点状坏死,偶见轻度碎片状坏死,汇管区周围纤维增生,肝小叶结构完整。

2. 中度慢性肝炎　　肝细胞坏死明显,除灶状、带状坏死外,有中度碎片状坏死及特征性的桥接坏死。肝小叶内有纤维间隔形成,但小叶结构大部分保存。

3. 重度慢性肝炎　　肝细胞坏死重且广泛,有重度的碎片状坏死及大范围桥接坏死。坏死区出现肝细胞不规则再生。小叶周边与小叶内肝细胞坏死区间形成纤维条索连接,纤维间隔分割肝小叶结构。

毛玻璃样肝细胞多见于 HBsAg 携带者及慢性肝炎患者的肝组织。光镜下肝细胞质内充满嗜酸性细颗粒状物质,不透明似毛玻璃样故称毛玻璃样肝细胞(图 8-26)。这些细胞内含大量 HBsAg,电镜下为线状或小管状积存于内质网池内。用免疫酶标法或免疫荧光法可呈 HBsAg 阳性反应(图 7-7)。

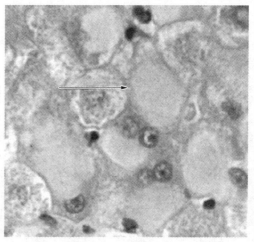

图 7-7　毛玻璃肝细胞

(三)重型病毒性肝炎

本型病情严重。根据起病急缓及病变程度,可分为急性重型和亚急性重型二种。

1. 急性重型肝炎　　少见。起病急,病变发展迅猛,病死率高。临床上又称为暴发型或电击型肝炎。本型病变可见肝细胞坏死严重而广泛。肝索解离,肝细胞溶解,出现弥漫性的大片坏死。坏死多自小叶中央开始,向四周扩延,仅小叶周边部残留少数变性的肝细胞。肝窦明显扩张充血并出血,Kupffer 细胞增生肥大,并吞噬细胞碎屑及色素。小叶内及汇管区有淋巴细胞和巨噬细胞为主的炎细胞浸润[图 7-8(a)]。残留的肝细胞再生现象不明显。肉眼观,肝体积显著缩小,尤以左叶为甚,重量减至 600~800 g,质地柔软,被膜皱缩[图 7-8(b)]。切面呈黄色或红褐色,又称急性黄色肝萎缩或急性红色肝萎缩。

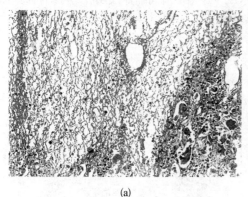
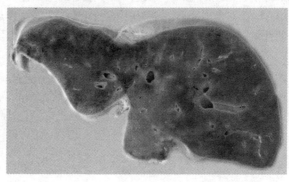

(a)　　　　　　　　　　　　　　　　　(b)

图 7-8　急性重型肝炎
(a)肝细胞大片溶解坏死;(b)急性黄色肝萎缩

由于大量肝细胞的迅速溶解坏死,可导致:① 胆红质大量入血而引起黄疸(肝细胞性黄疸);② 凝血因子合成障碍导致出血倾向;③ 肝功能衰竭,对各种代谢产物的解毒功能发生障碍。急性重型肝炎的死因主要为肝功能衰竭(肝昏迷),其次为消化道大出血或急性肾衰竭等。弥散性血管内凝血(DIC)也较常见,是引起严重出血、致死的另一个因素。本型肝炎如能渡过急性期可发展为亚急性重型。

2. 亚急性重型肝炎　　多数是由急性重型肝炎迁延而来或一开始病变就比较缓和呈亚急性经过。少数病例可能由普通型肝炎恶化而来。本型病程可达一至数月。

本型病变既有大片的肝细胞坏死,又有肝细胞结节状再生。由于坏死区网状纤维支架塌陷和胶原纤维化,致使再生的肝细胞失去原有的依托呈不规则的结节状,失去原有小叶的结构。小叶内外有明显的炎细胞浸润。小叶周边部小胆管增生并可有胆汁淤积形成胆栓。肉眼观,肝不同程度缩小,被膜皱缩,呈黄绿色(亚急性黄色肝萎缩)。病程长者可出现坏死后性肝硬化之改变。

第四节 肝 硬 化

一、肝硬化的概念

肝硬化(liver cirrhosis)是一种常见的慢性肝病,可由多种原因引起。肝细胞弥漫性变性坏死,继而出现纤维组织增生和肝细胞结节状再生,这三种改变反复交错运行,结果肝小叶结构和血液循环途径逐渐被改建,使肝变形、变硬而形成肝硬化。临床表现为门静脉高压和肝功能障碍。

肝硬化按形态分类为:小结节型、大结节型、大小结节混合型及不全分隔型肝硬化。我国常用的分类是结合病因及病变的综合分类,分为:门脉性、坏死后性、胆汁性、淤血性、寄生虫性和色素性肝硬化等。其中门脉性肝硬化最常见,其次为坏死后性肝硬化,其他类型较少。

二、门脉性肝硬化

(一)病因及发病机制

1. 病毒性肝炎 在我国病毒性肝炎是引起门脉性肝硬化的主要原因,尤其是乙型和丙型,在肝硬化患者肝细胞常显 HBsAg 阳性,其阳性率高达 76.7%。

2. 慢性酒精中毒 在欧美国家 60%~70% 的门脉性肝硬化由酒精性肝病引起。

3. 营养缺乏 动物实验表明,缺乏胆碱或蛋氨酸食物的动物,可经过脂肪肝发展为肝硬化。

4. 毒物中毒 某些化学毒物如砷、四氯化碳、黄磷等慢性中毒可引起肝硬化。

上述各种因素首先引起肝细胞脂肪变、坏死及炎症等等,以后在坏死区发生胶原纤维增生。后者主要来自增生的成纤维细胞、局部的贮脂细胞及因肝细胞坏死,局部的网状纤维支架塌陷,网状纤维融合形成胶原纤维。初期增生的纤维组织虽形成小的条索但尚未互相连接形成间隔而改建肝小叶结构时,称为肝纤维化。为可复性病变,如果病因消除,纤维化尚可被逐渐吸收。如果继续进展,小叶中央区和汇管区等处的纤维间隔互相连接,终于使肝小叶结构和血液循环被改建而形成肝硬化。

(二)病理变化

肉眼观,早、中期肝体积正常或略增大,质地稍硬。后期肝体积缩小,重量减轻,由正常的 1 500 g 减至 1 000 g 以下。表面呈小结节状,大小相仿,最大结节直径不超过 1.0 cm(图7-9)。切面见小结节间为纤维组织条索包绕。结节呈黄褐色(脂肪变)或黄绿色(淤胆)。

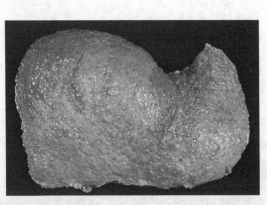

图7-9 门脉性肝硬化(表面呈小结节状)

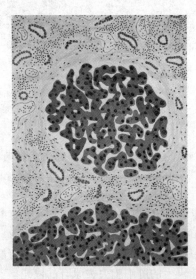

图7-10 门脉性肝硬化
假小叶和纤维结缔组织间隔

镜下,正常肝小叶结构被破坏,由广泛增生的纤维组织将肝细胞再生结节分割包绕成大小不等、圆形或椭圆形的肝细胞团,称为假小叶。假小叶内肝细胞索排列紊乱,肝细胞较大,核大,染色较深,常发现双核肝细胞。小叶中央静脉缺如、偏位或有两个以上(图 7 - 10)。假小叶外周增生的纤维组织中也有多少不一的慢性炎细胞浸润,并常压迫、破坏细小胆管,引起小胆管内淤胆。此外,在增生的纤维组织中还可见到新生的细小胆管和无管腔的假胆管。

（三）临床病理联系

1. 门脉高压症 是由于肝内血管系统在肝硬化时被破坏改建引起:① 由于假小叶形成及肝实质纤维化压迫了小叶下静脉、中央静脉及肝静脉窦,致门静脉的回流受阻。② 肝动脉与门静脉间形成异常吻合支,动脉血流入门静脉,使后者压力增高(图 7 - 11)。

门脉高压症的临床表现:

（1）脾肿大(splenomegaly),由于长期慢性淤血所致,常有脾功亢进的表现。

（2）胃肠淤血,水肿致患者食欲不振、消化不良。

（3）腹水,其形成的原因主要为门静脉高压使门静脉系统的毛细血管流体静压升高,管壁通透性增高;肝脏合成蛋白功能减退导致的低蛋白血症,使得血浆渗透压降低;肝灭能作用降低,血中醛固酮、抗利尿激素水平升高,引起水、钠潴留。

（4）侧支循环形成,使部分门静脉血通过侧支不经肝脏而直接回流到体静脉循环(图 7 - 12)。

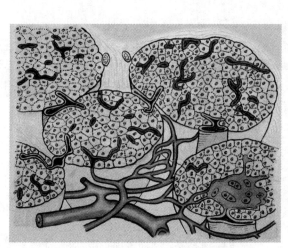 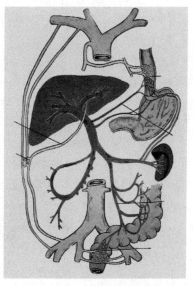

图 7 - 11 肝内血管改建导致门脉高压　　　　图 7 - 12 侧支循环形成

侧支循环形成引起的并发症主要有:① 食管下段静脉丛曲张、出血。这种侧支循环是门静脉血经胃冠状静脉、食管静脉丛注入奇静脉,再回流到上腔静脉。如果食管静脉丛曲张发生破裂可引起大呕血,是肝硬化患者常见的死亡原因之一。② 直肠静脉(痔静脉)丛曲张。分流途径为门静脉血经肠系膜下静脉、痔静脉、髂内静脉回流到下腔静脉。直肠静脉丛曲张破裂发生便血,长期便血可引起患者贫血。③ 脐周及腹壁静脉曲张。分流途径为门静脉血经脐静脉、脐旁静脉、腹壁上、下静脉回流至上、下腔静脉。脐周围静脉迂曲,并向上及向下腹壁延伸,表现为"海蛇头"(caput medusae)。

2. 肝功能不全 主要是肝实质长期反复受破坏的结果。由此而引起的临床表现有:

（1）睾丸萎缩、男子乳腺发育症:一般认为这是肝脏对雌激素的灭能作用减弱的结果。雌激素增多而引起上述现象。

（2）蜘蛛状血管痣:这是由小动脉末梢扩张形成的,好发于颈、面部、前臂及手掌等处。原因不明,一般认为其发生也和体内雌激素过多有关。

（3）出血倾向:患者有鼻出血、牙龈出血、黏膜、浆膜出血及皮下淤斑等。主要原因是肝合成凝血酶原、凝血因子和纤维蛋白原减少及脾肿大、功能亢进,加强对血小板的破坏。

（4）黄疸:后期患者可能有黄疸,多因肝内胆管的不同程度阻塞及肝细胞坏死。

（5）肝性脑病（肝昏迷）：这是肝功能极度衰竭的结果，主要由于肠内含氮物质不能在肝内解毒而引起的氨中毒。常为肝硬化患者死因之一。

第五节　消化系统常见肿瘤

一、食　管　癌

食管癌（carcinoma of esophagus）由食管黏膜上皮或腺体发生，占食管肿瘤的绝大多数。祖国医学称本病为噎膈。患者男多于女，发病年龄多在 40 岁以上，尤以 60 岁以上者居多。本病在我国华北及河南地区多发，高发区集中在太行山区附近。

（一）病因及发病机制

饮食因素在本病的病因中较为重要。曾认为饮酒、吸烟及食用过热饮食的习惯与本病的发生有关，但还有待深入研究。在我国高发区调查发现，当地某些粮食及食品中含有一定量的亚硝胺，其检出率比非高发区高。有些亚硝胺类化合物可以选择性诱发动物食管癌。此外也查出高发区居民食物常被真菌污染。用这种霉变食物能诱发大鼠前胃鳞状细胞癌。此外，也有人认为高发区地质土壤中缺钼等微量元素可能是引起食管癌的间接原因，其作用机制有待进一步研究。

（二）病理变化

食管癌以食管中段最多见，下段次之，上段最少。可分为早期和中晚期两类。

1. 早期癌　此期临床上尚无明显症状。钡餐检查，食管基本正常或呈管壁轻度局限性僵硬。病变局限，多为原位癌或黏膜内癌，也有一部分病例癌组织可侵犯黏膜下层，但未侵犯肌层，无淋巴结转移。如及时手术 5 年存活率在 90％以上，预后较好。本型发现困难，因症状不明显常被忽略。有可疑症状出现时，可通过食管拉网脱落细胞学检查，以检出癌细胞确诊。

2. 中晚期癌　此期患者已出现临床症状，如吞咽困难等。肉眼形态可分为 4 型。

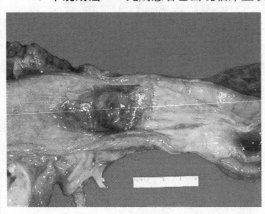

图 7 - 13　溃疡型食管癌

（1）髓质型：肿瘤在食管壁内浸润性生长，使食管壁均匀增厚，管腔变窄。切面癌组织为灰白色，质地较软似脑髓组织，表面可形成浅表溃疡。

（2）蕈伞型：为卵圆形扁平肿块，如蘑菇状突入食管腔内。此型侵透肌层者较其他类型少见。

（3）溃疡型：肿瘤表面形成溃疡，溃疡外形不整，边缘隆起，底部凹凸不平，深达肌层（图 7 - 13）。

（4）缩窄型：癌组织在食管壁内浸润生长，累及食管全周，形成明显的环形狭窄，近端食管腔明显扩张。

镜下，组织学上有鳞状细胞癌、腺癌、小细胞癌、腺棘皮癌等类型。其中以鳞状细胞癌最多见，约占食管癌的 90％，腺癌次之。大部分腺癌的发生与 Barrett 食管有关，极少数来自食管黏膜下腺体。近年偶有食管燕麦型小细胞癌的报告。

各种原因（如慢性反流性食管炎）引起的食管下段黏膜的鳞状上皮被胃黏膜柱状上皮所取代时，称为 Barrett 食管。该处可发生溃疡或癌变，癌变率可达 10％，多为腺癌。

（三）扩散

1. 直接浸润　癌组织穿透食管壁直接侵入邻近器官。食管上段癌可侵入喉部、气管和颈部软组织；中段癌多侵入支气管、肺；下段癌常侵入贲门、膈、心包等处。受浸润的器官可发生相应的合并症，如大出血、化脓性炎及脓肿、食管-气管瘘等。

2. 淋巴道转移　转移沿食管淋巴引流途径进行。上段癌常转移到颈部及上纵隔淋巴结；中段癌多转移到食管旁及肺门淋巴结；下段癌常转移到食管旁、贲门及腹腔淋巴结。

3. 血道转移 主要见于晚期患者，以转移至肝及肺为最常见。

二、胃 癌

胃癌（carcinoma of stomach）是由胃黏膜上皮和腺上皮发生的恶性肿瘤，是人类最常见的恶性肿瘤之一，也是消化道最常见的恶性肿瘤。在我国许多地区的恶性肿瘤死亡统计中，胃癌居第一或第二位。好发年龄在 40～60 岁，男多于女。好发于胃窦部小弯侧（约占 75%），胃体部则少见。

（一）病因及发病机制

1. 饮食和环境因素 人类胃癌的发生有一定的地理分布特点，如日本、哥伦比亚、哥斯达黎加、匈牙利等国家和中国的某些地区胃癌发病率远高于美国和西欧一些国家。这可能与各国家、民族的饮食习惯及各地区的土壤地质因素有关。如胃癌的发生和日常大量摄取鱼、肉类熏制食品有关。用黄曲霉毒素污染或含亚硝酸盐食物饲喂动物也可诱发胃癌。在日本曾有人提出胃癌的高发与居民食用的稻米经滑石粉处理有关。因滑石粉含有致癌作用的石棉纤维。近年，日本改变了用滑石粉处理食用稻米的习惯，其胃癌的发生率有所下降。此外，由于胃癌高发区居民生活水平的逐年提高，饮食习惯及食物成分的不断变化，如使用冰箱保存新鲜食品，减少了肉类食品熏制、盐渍及硝酸盐的摄入，致蛋白质经硝化生成的有致癌作用的亚硝胺也大为减少。这些均构成胃癌发病率下降的因素。

2. 幽门螺旋杆菌感染 与慢性胃炎有关的幽门螺旋杆菌（HP）也被认为是胃癌发生的主要危险因素。据报道胃癌患者 HP 阳性率可达 66.7%，明显高于胃炎患者。尤其是在肠型胃癌患者。HP 感染可增加细胞的增殖活性（如 PCNA 表达增高）、癌基因激活（$c-myc$、$p21$）及抑癌基因（$p53$）的失活，从而诱发胃黏膜上皮细胞的癌变。

（二）病理变化

根据胃癌的病理变化进展程度分为早期胃癌与进展期胃癌两大类。

1. 早期胃癌 癌组织浸润仅限于黏膜层及黏膜下层者均属早期胃癌（early gastric carcinoma）。所以判断早期胃癌的标准不是其面积大小和是否有局部淋巴结转移，而是其深度。故早期胃癌也称为黏膜内癌或表浅扩散性癌。早期胃癌术后预后良好，术后 5 年存活率达 54.8%～72.8%。近年由于胃镜活检的推广应用，早期胃癌的发现率有了明显提高。

2. 进展期胃癌 癌组织浸润到黏膜下层以下者均属进展期胃癌（advanced gastric carcinoma），或称之为中晚期胃癌。癌组织浸润越深，预后越差，侵至浆膜层的 5 年存活率较侵至肌层的明显降低。肉眼形态可分为三型。

（1）息肉型或蕈伞型：癌组织向黏膜表面生长，呈息肉状或蕈状，突入胃腔内（图 7-14）。

（2）溃疡型：部分癌组织坏死脱落，形成溃疡。溃疡一般多呈皿状，有的边缘隆起，如火山口状（图 7-15）。溃疡型胃癌的溃疡与良性胃消化性溃疡大体形态的鉴别见表 7-2。

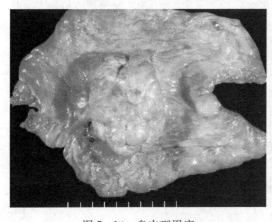

图 7-14 息肉型胃癌

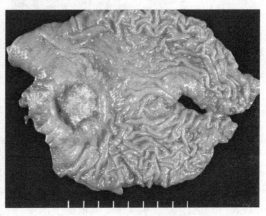

图 7-15 溃疡型胃癌图

（3）浸润型：癌组织向胃壁内呈局限或弥漫浸润，与周围正常组织无明显边界。当弥漫浸润时致胃壁增厚、变硬、胃腔缩小，黏膜皱襞大部消失。典型的弥漫浸润型胃癌其胃状似皮革制成的囊袋，因而有革囊胃（linitis plastica）之称（图 7-16）。

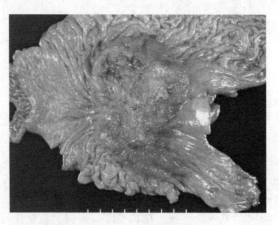

图 7 - 16　浸润型胃癌

表 7 - 2　良、恶性溃疡的肉眼形态鉴别

	良性溃疡(溃疡病)	恶性溃疡(溃疡型胃癌)
外形	圆形或椭圆形	不整形、皿状或火山口状
大小	直径一般小于 2 cm	直径一般大于 2 cm
深度	较深	较浅
边缘	整齐、不隆起	不整齐、隆起
底部	较平坦	凹凸不平,有坏死出血
周围黏膜	皱襞向溃疡集中	黏膜皱襞中断,呈结节状肥厚

　　镜下,常见有以下类型:① 乳头状腺癌;② 管状腺癌(图 7 - 17);③ 黏液腺癌;④ 印戒细胞癌(图 7 - 18)。此外还有少见的腺鳞癌(adenosquamous carcinoma)、鳞状细胞癌(squamous cell carcinoma)和未分化癌(undifferentiated carcinoma)。

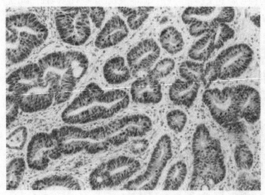

图 7 - 17　胃管状腺癌

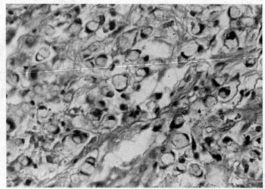

图 7 - 18　胃印戒细胞癌

(三)扩散

　　1. 直接扩散　　浸润到胃浆膜层可直接扩散至邻近器官和组织,如肝、胰腺及大网膜等。

　　2. 淋巴道转移　　为胃癌转移的主要途径,首先转移到局部淋巴结,其中以胃小弯侧的胃冠状静脉旁淋巴结及幽门下淋巴结最为多见。由前者可进一步扩散到腹主动脉旁淋巴结、肝门处淋巴结而达肝内;由后者可到达胰头上方及肠系膜根部淋巴结。转移到胃大弯淋巴结的癌瘤可进一步扩散到大网膜淋巴结。晚期,癌细胞可经胸导管转移到锁骨上淋巴结,且以左锁骨上淋巴结多见。

　　3. 血道转移　　多在晚期,常经门静脉转移到肝,其次是肺、骨及脑。

　　4. 种植性转移　　胃癌特别是胃黏液癌细胞浸润至胃浆膜后,可脱落到腹腔,种植于腹壁及盆腔器官腹膜上。有时在卵巢形成转移性黏液癌,称 Krukenberg 瘤。

三、大 肠 癌

大肠癌(carcinoma of large intestine)在我国的发病率与国外发达国家相比较少。但近年来由于饮食结构变化,本癌的发病有增加趋势,在消化道的癌中仅次于胃癌。患者常有贫血、消瘦、大便次数增多、变形,并有黏液血便。有时出现腹部肿块与肠梗阻症状。

(一)病因及发病机制

1. 饮食因素 高营养少纤维的饮食与本病的发病有关。因这类饮食不利于有规律的排便,因此延长了肠黏膜与食物中含有致癌物质的接触时间。

2. 遗传因素 遗传性非息肉病性大肠癌和家族性大肠腺瘤病是常染色体显性遗传性疾病。前者家系中大肠癌及其他恶性肿瘤发病率高;后者患者大肠内形成大量的腺瘤,如不治疗,40 岁左右常发生癌变。

3. 大肠腺瘤 属癌前病变,经大量临床病理研究,大多数大肠癌是经腺瘤癌变而来。

4. 慢性溃疡型结肠炎 被视为癌前疾病,血吸虫引起的肠病变也被认为是大肠癌的诱因之一。

(二)病理变化

大肠癌的好发部位以直肠为最多,其次为乙状结肠。其次是盲肠、升结肠、降结肠和横结肠。少数病例为多中心性生长,此常由多发性息肉癌变而来。

肉眼观,一般可分为四型:① 隆起型;② 溃疡型(图7-19);③ 浸润型,肿瘤向肠壁深层弥漫浸润,常累及肠管全周,使局部肠壁增厚,表面常无明显溃疡;④ 胶样型,此型多见于青年人,预后较差。

镜下,可见有:① 乳头状腺癌;② 管状腺癌;③ 黏液腺癌;④ 印戒细胞癌;⑤ 未分化癌,癌细胞常较小,形态较一致,细胞弥漫成片或成团,不形成腺样结构;⑥ 腺鳞癌;⑦ 鳞状细胞癌,多发生在直肠肛门附近的被覆鳞状上皮,为数较少。

(三)分期和预后

大肠癌的分期对判定预后有一定意义,现今广泛应用的分期是由 Astler-Coller 于 1954 年提出,经 Dukes 修改后又几经修改而成(表7-3)。

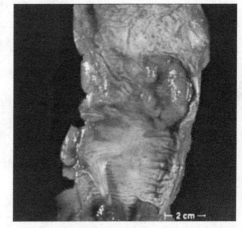

图7-19 溃疡型结肠癌

表7-3 大肠癌分期及预后

分 期	肿 瘤 生 长 范 围	五年存活率(%)
A	肿瘤限于黏膜层	100
B_1	肿瘤侵及肌层,但未穿透,无淋巴结转移	67
B_2	肿瘤穿透肌层,但无淋巴结转移	54
C_1	肿瘤未穿透肌层,但有淋巴结转移	43
C_2	肿瘤穿透肠壁,并有淋巴结转移	22
D	有远隔脏器转移	极低

(四)扩散

1. 局部扩散 大肠癌在侵入肌层前,极少有淋巴结及静脉的受累。当癌已浸润到浆膜后,可直接蔓延到邻近器官,如前列腺、膀胱、腹膜及腹后壁。

2. 淋巴道转移 结肠癌在结肠上、旁、中间和终末四组淋巴结均可有转移。直肠癌首先转移到直肠旁淋巴结,以后再扩散,侵入盆腔和肛周组织。

3. 血道转移 晚期大肠癌可经血行转移到肝、肺、骨等处。

四、原发性肝癌

原发性肝癌(primary carcinoma of liver)是由肝细胞或肝内胆管上皮细胞发生的恶性肿瘤,简称肝癌。我国发病率较高,属于常见肿瘤之一。发病年龄多在中年以上,男多于女。广泛应用甲胎蛋白(AFP)、影像学检查,使早期肝癌检出率明显提高。

(一)病因

1. 病毒性肝炎　现知乙肝与肝癌有密切关系,其次为丙肝。肝癌病例 HBsAg 阳性率可高达81.82%。近年报道,在 HBV 阳性的肝癌患者可见 HBV 基因整合到肝癌细胞 DNA 中。HBV 的基因组中编入有 χ 蛋白,在有 HBV 感染的肝细胞中可以检出。χ 蛋白可激活宿主肝细胞的原癌基因,从而诱发癌的生长。此外,χ 蛋白还能与抑癌基因 *p53* 结合,破坏其抑癌功能。最近,HCV 的感染也被认为可能是肝癌发生的病原因素之一。据报道,在日本有 70%,在西欧有 65%~75% 的肝癌患者发现 HCV 抗体阳性。

2. 肝硬化　肝硬化与肝癌之间有密切关系。据统计,一般需经 7 年左右肝硬化可发展为肝癌。其中以坏死后性肝硬化为最多,肝炎后肝硬化次之。

3. 真菌及其毒素　黄曲霉菌、青霉菌、杂色曲霉菌等都可引起实验性肝癌。其中以黄曲霉菌(aspergillus flavus)最为重要。用该菌或其毒素(aflatoxin),或被其污染的食物均可诱发动物肝癌。在肝癌高发区,食物被黄曲霉菌污染的情况往往也较严重。

4. 亚硝胺类化合物　从肝癌高发区南非居民的食物中已分离出二甲基亚硝胺。此类化合物也可引起其他处肿瘤如食管癌。

(二)病理变化

1. 肉眼类型　早期肝癌也称小肝癌,是指单个癌结节直径在 3 cm 以下或结节数目不超过两个,其直径的总和在 3 cm 以下,患者常无临床症状,而血清 AFP 阳性的原发性肝癌。瘤结节呈球形或分叶状,与周围组织界限清楚。

中晚期肝癌肉眼可分三型,大多合并肝硬化。

(1)巨块型:肿瘤为一实体巨块,圆形,直径常大于 15 cm,多位于肝右叶内(图 7-20)。质软,切面呈杂色,常有出血坏死。瘤体周边常有散在的卫星状瘤结节。

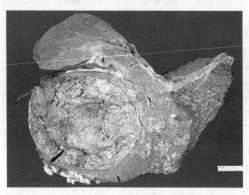

图 7-20　巨块型肝癌

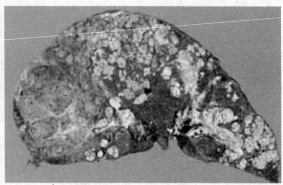

图 7-21　结节型肝癌

(2)多结节型:最多见。瘤结节多个散在,圆形或椭圆形,大小不等,直径由数毫米至数厘米,有的相互融合形成较大的结节。被膜下的瘤结节向表面隆起,切面褐绿色,有时见出血(图 7-21)。

(3)弥漫型:癌组织在肝内弥漫分布,无明显的结节形成,此型少见。

2. 组织学类型

(1)肝细胞癌:最多见,是由肝细胞发生的肝癌。其分化较好者癌细胞与正常的肝细胞相似。分化差者癌细胞异型性明显,常有巨核及多核瘤细胞。有的癌细胞排列成条索状(索状型)(图 7-22),亦可呈腺管样(假腺管型)。有时癌组织中有大量纤维组织分割(硬化型)。

(2)胆管上皮癌:较为少见,是由肝内胆管上皮发生的癌。其组织结构多为腺癌或单纯癌。较少合并肝硬化。有时继发于华支睾吸虫病。

（3）混合性肝癌：具有肝细胞癌及胆管上皮癌两种结构，最少见。

（三）扩散

肝癌首先在肝内蔓延和转移。癌细胞常沿门静脉播散，在肝内形成转移癌结节，还可逆行蔓延至肝外门静脉主干，形成癌栓，引起门静脉高压。肝外转移主要通过淋巴道转移至肝门淋巴结、上腹部淋巴结和腹膜后淋巴结。晚期可通过肝静脉转移到肺、肾上腺、脑及骨等处。

（四）临床病理联系

临床上多有肝硬化病史，表现为进行性消瘦，肝区疼痛，肝迅速增大，黄疸及腹水等。有时由于肝表面癌结节自发破裂或侵蚀大血管而引起腹腔大出血。由于肿瘤压迫肝内外胆管及肝组织广泛破坏而出现黄疸。

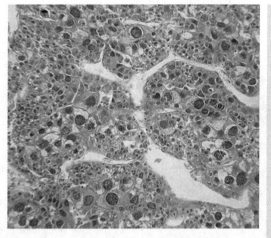

图 7-22　肝细胞癌

小　结

慢性消化性溃疡好发于十二指肠球部和胃小弯近幽门部。主要病因包括胃酸过多、幽门菌感染、非甾体抗炎药、吸烟和遗传因素，导致黏膜防御机能的崩溃。慢性消化性溃疡直径通常小于 2 cm，边缘清晰和底部平坦，由渗出层、坏死层、肉芽组织层和成熟的纤维瘢痕组织组成。消化性溃疡的并发症包括出血、穿孔、贫血、幽门梗阻和恶性肿瘤。

病毒性肝炎是由肝炎病毒引起的、以肝实质细胞弥漫性变性、坏死为主要病变的一种常见传染病。包括甲型（HAV）、乙型（HBV）、丙型（HCV）、丁型（HDV）、戊型（HEV）及己型（HGV）六种。基本病变有肝细胞变性坏死、炎细胞浸润和间质反应性增生及肝细胞再生。

肝硬化是肝细胞弥漫性变性坏死，继而出现纤维组织增生和肝细胞结节状再生，这三种改变反复交错运行，结果肝小叶结构和血液循环途径逐渐被改建，使肝变形、变硬而形成肝硬化。临床表现为门静脉高压和肝功能障碍；光镜下正常肝小叶结构被破坏，由广泛增生的纤维组织将肝细胞再生结节分割包绕成大小不等、圆形或椭圆形的肝细胞团，即假小叶。

【思考题】

(1) 名词解释：肠上皮化生、消化性溃疡、病毒性肝炎、嗜酸性小体、碎片状坏死、桥接坏死、肝硬化、假小叶、早期肝癌。

(2) 简述胃溃疡病的病变特点、合并症及其与恶性溃疡的区别。

(3) 试述病毒性肝炎的基本病变、临床病理类型及其病变特点。

(4) 简述肝硬化时门脉高压的临床表现有哪些？

(5) 简述早期和进展期胃癌的肉眼类型有哪些，胃癌的扩散转移途径。

（王成海　丁　懿）

第八章 泌尿系统疾病

学习要点

- **掌握：**急性弥漫性增生性肾小球肾炎、新月体性肾小球肾炎和慢性硬化性肾小球肾炎的病理变化及临床病理联系。
- **熟悉：**① 肾小球肾炎的基本病理变化；② 急、慢性肾盂肾炎的病理变化及临床病理联系。
- **了解：**① 肾小球肾炎的概念及结局；② 肾盂肾炎的概念、病因、发病机制及结局。

肾脏结构和功能的基本单位是肾单位（nephron），肾单位由肾小球和与之相连的近曲肾小管、髓袢和远曲肾小管组成，其中肾小球的结构和功能颇为复杂。血液经过毛细血管襻的滤过形成原尿，原尿流经肾小管时，通过吸收和浓缩，最后形成终尿。肾小球由毛细血管球和肾球囊两个部分构成，血管球位于中央，肾球囊位于血管球周围，是肾小管盲端凹陷而成的双层囊（图 8-1）。

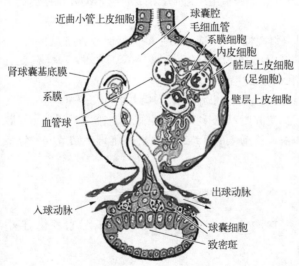

图 8-1 正常肾小球结构示意图

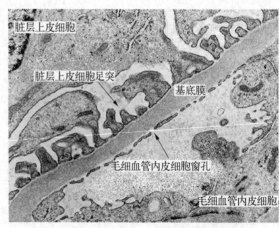

图 8-2 正常肾小球滤过膜的超微结构
上皮细胞；足突；基底膜；内皮细胞；内皮细胞窗孔

（一）毛细血管球

毛细血管球始于肾小球入球小动脉，进入肾小球后形成 5～8 个初级分支（即血管球的小叶），每支再分出数个分支（即血管球的节段），形成总共 20～40 个盘曲的毛细血管襻，最终又汇聚成出球小动脉而离开肾小球，成为肾小管的营养血管。肾小球毛细血管壁为滤过膜，由毛细血管内皮细胞、基底膜和肾球囊脏层上皮细胞组成（图 8-2）。调节肾小球滤过，其特殊结构有利于肾小球毛细血管的选择性通透性的发挥。

1. 内皮细胞   毛细血管内皮细胞（endothelial cell）呈扁平状，胞质稀薄，且不连续，形成许多直径为 70～100 nm 的窗孔。除血细胞成分外，血浆内任何大分子物质均可由此自由通过。一个毛细血管腔通常内衬 1～2 个内皮细胞。

2. 肾小球基底膜（glomerular basement membrane，GBM）   厚约 300 nm，其主要成分为 Ⅳ 型胶原

蛋白、多种糖蛋白(如纤维连接蛋白、层粘连蛋白、内肌动蛋白)和带多聚阴离子的蛋白聚糖(如硫酸肝素)等。基底膜依赖其机械及电荷屏障作用可有效地阻止血浆内带负电的白蛋白等物质的漏出,因此,它是滤过膜中最重要的屏障。

3. 脏层上皮细胞　又称足细胞,细胞结构复杂,自细胞胞体伸出许多足突而位于基底膜外侧,相邻足突间形成 20～30 nm 宽的滤过隙。其间有一层如筛孔状的滤过隙膜覆盖,对于维持肾小球滤过膜的选择通透性具有关键的作用。足细胞表面带负电荷,不仅阻挡蛋白分子的漏出,也有助于足突相互排斥,保持其形状和相互之间的距离。

肾小球系膜位于毛细血管间,是肾小球小叶的轴心,由系膜细胞和系膜基质组成。系膜细胞具有收缩、吞噬、增殖、合成系膜基质和胶原等功能。

(二)肾球囊

肾球囊又称鲍曼囊(Bowman's capsule),内层为脏层上皮细胞,外层为附着于球囊基底膜的壁层上皮细胞,二层上皮构成双层球状的肾球囊囊腔,原尿即在此形成。壁层上皮细胞呈单层扁平状,一端与脏层上皮相连,另一端则在肾球囊尿极与近曲小管上皮细胞连接。

泌尿系统的常见疾病有先天性发育畸形、结石、炎症、中毒、代谢障碍和肿瘤等,其中以累及肾脏的疾病对人体造成的危害性最为严重,而且是引起慢性肾衰竭的主要原因。本章主要介绍肾小球肾炎、肾盂肾炎和肾及膀胱的常见肿瘤。

第一节　肾小球肾炎

肾小球肾炎(glomerulonephritis,GN)简称肾炎,是一组以肾小球损害为主的变态反应性炎症性疾病,较为常见。主要临床表现为蛋白尿、血尿、水肿和高血压等。肾小球肾炎可为原发性或继发性,原发性肾小球肾炎指原发于肾小球的独立性疾病,多属于抗原抗体反应引起的免疫性疾病;继发肾小球肾炎或继发于其他疾病,或作为全身性疾病的一部分,如狼疮性肾炎、紫癜性肾炎等。通常所称的肾炎一般指原发性肾小球肾炎。

一、病因及发病机制

原发性肾小球肾炎的病因和发病机制尚未完全明了。大量临床和实验研究表明大部分肾小球肾炎是由免疫复合物沉积(即Ⅲ型变态反应)引起的。

(一)循环免疫复合物沉积

免疫复合物(抗原-抗体复合物)在血液循环中形成,流经肾脏时,在肾小球内沉积,引起肾小球损伤(图 8-3)。循环免疫复合物的抗原可为外源性也可为内源性,但均为非肾小球性,即不是肾小球本身的组成成分。外源性抗原包括细菌、病毒、寄生虫、霉菌、药物、异种蛋白等。内源性抗原包括 DNA、甲状腺球蛋白、肿瘤抗原等。外源性和内源性抗原刺激机体产生相应的抗体后,在血循环中结合形成循环免疫复合物。

循环免疫复合物形成后是否能在肾小球内沉积并引起肾小球损伤,取决于免疫复合物的大小、溶解度和携带电荷的种类等。通常,若抗体明显多于抗原时,形成大分子不溶性免疫复合物,常被吞噬细胞吞噬而清除,不引起

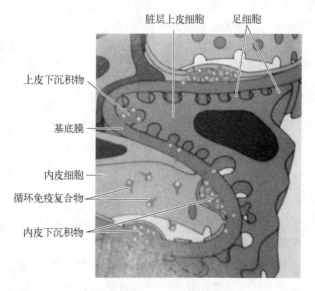

图 8-3　肾小球肾炎循环免疫复合物沉积机制示意图
循环免疫复合物在肾小球内不同部位沉积

肾小球损伤。相反,若抗原明显多于抗体时,形成小分子可溶性免疫复合物,不能结合补体,易通过肾小球滤出,也不引起肾小球损伤。只有当抗原稍多于抗体或抗原与抗体等量时,所形成的可溶性中等大小的免疫复合物能在血循环中保存较长时间,当其随血流经肾脏时,可在肾小球内沉积而引起肾小球的损伤。

(二) 原位免疫复合物形成

肾小球中的固有成分,在某种情况下成为抗原,或非肾小球抗原进入肾小球后,与肾小球某一成分结合而形成植入性抗原,均可刺激机体产生相应抗体。抗原与抗体在肾小球局部结合形成原位免疫复合物,并引起原位免疫复合物性肾小球肾炎。

1. 肾小球固有成分　　目前已知的有如下几种:① 肾小球基底膜抗原,包括层粘连蛋白、蛋白聚糖、巢蛋白等,可诱发抗肾小球基底膜性肾小球肾炎和肺出血肾炎综合征(Goodpasture's syndrome);② 上皮细胞抗原,可诱发膜性肾小球肾炎;③ 系膜抗原,可诱发系膜增生性肾小球肾炎;④ 抗内皮细胞抗原等。

2. 植入性抗原　　非肾小球抗原进入机体,首先与肾小球某一固定成分结合,形成植入性抗原,刺激机体产生相应抗体,抗原抗体在肾小球内原位结合形成免疫复合物引起肾小球损伤,进而引起肾小球肾炎。植入性抗原主要有:微生物感染的产物、免疫球蛋白和某些药物等。

(三) 细胞免疫在肾小球肾炎发生中的作用

大多数类型的肾小球肾炎是抗体介导的免疫损伤造成的。但在临床和实验动物的肾小球肾炎均可见一些肾小球内存在激活的巨噬细胞、T 细胞,这些细胞的产物在病变的发生和发展中起作用。如体内和体外实验表明,在引起肾小球肾炎的抗原刺激下,淋巴细胞可被激活,激活后的 T 细胞可释放多种淋巴因子,吸引单核细胞,分化成巨噬细胞,后者除具有吞噬功能外,还能分泌胶原酶、弹性蛋白酶及其他蛋白酶损伤肾小球。另外,实验性新月体性肾小球肾炎,抗肾小球基底膜抗体可通过激活淋巴细胞亚型启动或促进肾小球损伤。

(四) 肾小球肾炎发生中的炎症介质

免疫复合物在肾小球内沉积本身不直接引起肾小球炎症,而是激活各种炎性介质系统,引起肾小球炎症。参与肾小球肾炎形成的主要炎性介质包括:

1. 补体　　沉积的免疫复合物可激活补体。激活的补体有多种生物学活性,主要的是 C5b - C9 形成的膜攻击复合物可使细胞溶解破坏。另外,在激活过程中产生多种蛋白水解片段和生物活性物质,引起炎症反应,如刺激系膜细胞释放其他化学介质,如补体 C3a、C4a 和 C5a 可激发细胞释放组织胺等血管活性物质,使毛细血管通透性增加。同时,C5a 又是阳性趋化物质,可吸引白细胞。

2. 白细胞产物　　中性白细胞、巨噬细胞、淋巴细胞、自然杀伤细胞和血小板等可产生多种蛋白溶解酶、细胞因子和血管活性物质等,参与炎症反应过程。

3. 肾小球固有细胞产物　　系膜细胞、内皮细胞和上皮细胞是肾小球固有细胞,这些细胞受刺激和活化后,可分泌多种介质,如多肽类细胞因子、蛋白酶、胶原酶凝血及纤溶因子和活性氧等,并可产生黏附糖蛋白和基质成分,促进增生和硬化。

在各型肾小球肾炎的发病机制中,由于抗原和抗体性质、数量及其结合部位等不同,故其免疫复合物沉积的部位也不相同,可在内皮细胞下(毛细血管基底膜与内皮细胞之间)、毛细血管基底膜内、上皮细胞下(毛细血管基底膜与脏层上皮细胞之间)及肾小球系膜区等处。免疫复合物在电镜下呈电子致密物沉积,免疫荧光法证实沉积物含有免疫球蛋白和补体。抗肾小球基底膜型肾炎免疫荧光反应呈连续线型荧光,其他免疫复合物性肾炎,免疫荧光反应多呈断续颗粒状荧光。

二、基本病理变化

1. 肾小球细胞增多　　发生增生性肾小球肾炎时,肾小球内固有细胞(即内皮细胞、系膜细胞和上皮细胞)增生,并有炎细胞(如中性粒细胞、单核巨噬细胞和淋巴细胞)浸润,肾小球体积增大,细胞数量增多。如急性弥漫增生性肾小球肾炎时,系膜细胞和内皮细胞增生为主;IgA 肾病时,多见单纯系膜细胞增生;而新月体性肾小球肾炎,则以壁层上皮细胞增生形成新月体或环状体为特征。

2. 基底膜增厚和系膜基质增多　　在光镜下表现为毛细血管壁增厚,用 PAS 和 PASM 等染色可显示基底膜增厚。电镜观察表明基底膜改变可以是基底膜本身的增厚,也可以由上皮下、内皮下或基底膜内免疫复合物沉积引起。增厚的基底膜理化性状改变,通透性增高,代谢转换率降低,可导致血管襻或血管球硬化。病变累及系膜时系膜细胞增生,系膜基质增多,严重时导致肾小球硬化。如膜性肾炎时,可见基底膜样物质增多;局灶性节段性肾小球肾炎时,可见系膜基质和细胞插入基底膜,使基底膜增厚。

3. 炎性渗出和坏死　　急性肾炎时,肾小球内可有中性粒细胞等炎细胞渗出和纤维素渗出,毛细血管壁可发生纤维素样坏死,并可伴有血栓形成。

4. 玻璃样变和硬化　　肾小球玻璃样变指光镜下 HE 染色显示均质的嗜酸性物质堆积。电镜下表现为细胞外出现无定形的物质,其成分为沉积的血浆蛋白、增厚的基底膜和增多的系膜基质。玻璃样变导致肾小球固有细胞减少或消失,毛细血管泮塌陷、管腔闭塞、胶原纤维增加,进而形成肾小球纤维化和硬化。此类改变主要见于慢性肾小球肾炎。

5. 肾小管和间质改变　　由于肾小球血流和滤过性状的改变,肾小管上皮细胞可发生变性。管腔内出现由蛋白质、细胞或细胞碎片浓聚形成的管型。肾间质可发生充血、水肿,炎细胞浸润。在肾小球肾炎的终末阶段,肾小管可发生萎缩、消失,间质纤维化。

三、临 床 表 现

临床上肾小球肾炎常表现为具有结构和功能密切相关的症状组合,即临床综合征。肾小球肾炎常见的临床综合征主要有:

1. 急性肾炎综合征　　起病急,主要表现为血尿、蛋白尿、少尿,常伴高血压和轻度水肿。主要病理类型是急性弥漫增生性肾小球肾炎。

2. 快速进行性肾炎综合征　　起病或急或缓,表现为血尿、蛋白尿、贫血,以及骤起的快速进行性肾衰竭。主要病理类型是新月体性肾小球肾炎。

3. 肾病综合征　　临床上主要表现为:大量蛋白尿(每天尿中蛋白含量≥3.5 g)、明显水肿、高脂血症和低蛋白血症。病理类型主要有膜性肾小球肾炎、膜增生性肾小球肾炎、系膜增生性肾小球肾炎、微小病变性肾小球肾炎和局灶性节段性肾小球肾炎等。

4. 无症状性血尿或蛋白尿　　持续性或复发性肉眼或镜下血尿,或轻度蛋白尿,也可两者兼有,一般无肾小球肾炎的其他症状。病理类型主要是 IgA 肾病。

5. 慢性肾炎综合征　　临床上所谓慢性肾炎是指蛋白尿、血尿、水肿、高血压等肾小球肾炎症状迁延不愈超过半年以上者,多起病缓慢,逐渐发展为慢性肾功能不全。多种病理学类型的肾小球肾炎晚期均可表现为慢性肾炎综合征。

四、病 理 学 类 型

肾小球肾炎的分类较复杂,各种分类法也有一定的差异,一般根据病变肾小球的分布特点和肾小球内增生细胞的种类及分布特点,将肾小球的病变分为弥漫性、局灶性、球性和节段性。原发性肾小球肾炎的病理学类型见表 8-1。

表 8-1　原发性肾小球肾炎的病理学类型

弥漫性肾小球肾炎(diffuse glomerulonephritis)
增生性肾小球肾炎(proliferative glomerulonephritis)
毛细血管内增生性肾小球肾炎(endocapillary proliferative glomerulonephritis)
新月体性肾小球肾炎(crescentic glomerulonephritis)
膜增生性肾小球肾炎(membranoproliferative glomerulonephritis)
系膜增生性肾小球肾炎(mesangial proliferative glomerulonephritis)
膜性肾小球肾炎(membranous glomerulonephritis)
硬化性肾小球肾炎(sclerosing glomerulonephritis)

（续表）

轻微病变性肾小球肾炎（minimal change glomerulonephritis）
局灶性节段性肾小球肾炎（focal segmental glomerulonephritis）
局灶性节段性肾小球硬化（focal segmental glomerulosclerosis）
IgA 肾病（IgA nephropathy）
未分类肾小球肾炎（unclassified glomerulonephritis）

（一）急性弥漫性增生性肾小球肾炎

急性弥漫性增生性肾小球肾炎（acute diffuse proliferative glomerulonephritis）简称急性肾炎，又称毛细血管内增生性肾小球肾炎（endocapillary proliferative glomerulonephritis），多发于儿童，成人亦可发生，为临床最常见的类型，主要表现为急性肾炎综合征，预后良好。其特征性的病理变化是弥漫性的毛细血管内皮细胞、系膜细胞增生可伴中性粒细胞浸润。

1. 病因及发病机制　　本型肾炎的发病多与感染有关，尤以 A 族乙型溶血性链球菌中的致肾炎株（12、4 和 1 型等）最为常见，故又称链球菌感染后肾小球肾炎（poststreptococcal glomerulonephritis），其他病原体还有肺炎球菌、葡萄球菌和腮腺炎、麻疹及肝炎病毒等。链球菌感染后肾炎是循环免疫复合物型肾炎中最常见的一种。患者发病前 1～4 周常有溶血性链球菌感染史，如咽峡炎、脓皮病等；血清学检查可发现抗链球菌溶血素"O"升高、循环免疫复合物形成等。

2. 病理变化　　肉眼观，两肾体积增大、包膜紧张、表面光滑、充血，有时见粟粒状出血点，故称"大红肾"或"蚤咬肾"（图 8-4）。切面示皮质增宽、小出血点。镜下见，肾小球病变呈弥漫性分布，累及大部分肾小球。肾小球体积增大，肾球囊腔狭窄，甚至闭塞。血管球的细胞数明显增多，主要是肿胀的内皮细胞和系膜细胞，并有中性粒细胞等浸润（图 8-5）。由于细胞的弥漫性增生和肿胀，使毛细血管管腔狭窄或闭塞，肾小球呈缺血状。病变严重者，毛细血管壁坏死，腔内有血栓形成，甚至引起血管破裂出血。部分病例肾球囊壁层上皮细胞增生明显。

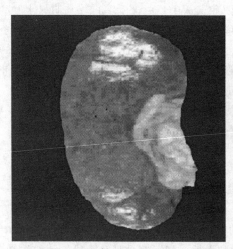

图 8-4　急性弥漫性增生性肾小球肾炎
大体呈"大红肾"

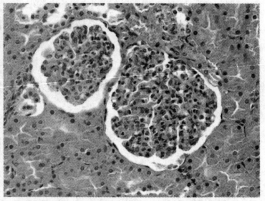

图 8-5　急性弥漫性增生性肾小球肾炎
肾小球内细胞数量增多，系膜细胞和内皮细胞增生，并有少量中性料细胞浸润，毛细血管强血管腔狭窄

肾近曲小管上皮细胞常发生细胞水肿和细胞内玻璃样变，肾小管管腔内可见蛋白管型、细胞管型和颗粒管型等。肾间质常有不同程度的充血、水肿和少量炎细胞浸润。

电镜观察显示散在的电子致密物最常见于脏层上皮细胞和基底膜之间，呈驼峰状，沉积物也可位于内皮细胞下或基底膜内。并可见内皮细胞和系膜细胞肿胀。

免疫荧光检查显示肾小球基底膜和系膜区有补体 C3 和 IgG 沉积，呈颗粒状荧光。

3. 临床病理联系　　本型肾炎起病急，常表现为急性肾炎综合征。血尿、蛋白尿和管型尿是由于肾小球毛细血管损伤，通透性增加所致。蛋白尿一般较轻，管型尿可为透明管型、红细胞管型和颗粒管型。少尿及氮质血症是由于肾小球毛细血管细胞增生肿胀及炎细胞浸润使毛细血管管腔狭窄，血流减少，滤过率下降的结果。水肿的原因是少尿或无尿所致的水钠潴溜,变态反应引起的全身毛细血管通透性增加也是其因素之一。患者出现高血压的主要原因可能是水钠潴溜,使血容量增加所致。

多数患急性肾炎的儿童预后好,常在起病数周或数月后,病变逐渐消退,症状减轻和消失。不到1%的患儿症状无改善,转变为快速进行性肾小球肾炎。另有1%~2%患儿病变缓慢进展,转为慢性肾炎。成人患者预后较差,15%~50%的患者转为慢性。

(二)新月体性肾小球肾炎

新月体性肾小球肾炎(crescentic glomerulonephritis)又称快速进行性肾小球肾炎(rapidly progressive glomerulonephritis),为临床较少见的类型,可发生于任何年龄,以成年人多见。病理学特征为多数肾小球球囊壁层上皮细胞增生形成新月体。临床上表现为快速进行性肾炎综合征,由蛋白尿、血尿等症状迅速发展为少尿、无尿和氮质血症,常在数周至数月内死于急性肾衰竭。

1. 分类、病因及发病机制 新月体性肾小球肾炎为一组由不同原因引起的疾病。可为肾脏的原发性病变,也可为继发性病变。但大部分病例的肾小球损伤主要由免疫机制引起。根据免疫学和病理学检查的结果,新月体性肾小球肾炎可分为三种类型。

Ⅰ型属抗肾小球基底膜肾炎。部分病例为局限于肾脏的原发性疾病,免疫荧光检查显示基底膜内 IgG 和 C3 的线性沉积。部分患者的抗肾小球基底膜抗体与肺泡基底膜发生交叉反应,引起肺出血-肾炎综合征。Ⅰ型新月体性肾炎患者血清中可检出抗肾小球基底膜抗体。

Ⅱ型为免疫复合物性肾炎,较为常见。可由不同原因的免疫复合物性肾炎发展形成,包括链球菌感染后肾炎、系统性红斑狼疮、过敏性紫癜、IgA 肾病等。部分病例免疫荧光检查显示颗粒状荧光。

Ⅲ型为免疫反应缺乏型。原因和发病机制不清,也称特发性新月体性肾炎。免疫荧光和电镜检查均不能显示患者组织内有抗肾小球基底膜抗体或抗原抗体复合物。

2. 病理变化 肉眼观,双侧肾脏对称性肿大、色苍白,皮质表面可有点状出血,切面可见皮质增厚。

镜下,病变肾小球毛细血管壁损伤,多数肾小球球囊壁层上皮细胞增生和渗出的单核巨噬细胞形成的新月体或环状体(图8-6)。早期新月体主由细胞构成,称细胞性新月体,以后在单核细胞分泌的成纤维细胞激活因子等作用下,转变为纤维-细胞性新月体,最终新月体纤维化,成为纤维性新月体。新月体形成使肾小球球囊腔变窄或闭塞,并压迫毛细血管球,甚至阻塞肾小球尿极,使肾小球血流量减少,球囊内压增高,而影响肾小球的滤过率。

肾小管上皮细胞可因缺血而出现细胞水肿,蛋白被吸收而形成细胞内玻璃样变。严重时病变肾单位所属肾小管上皮细胞萎缩甚至消失。肾间质出现水肿、炎细胞浸润、晚期发生纤维化。

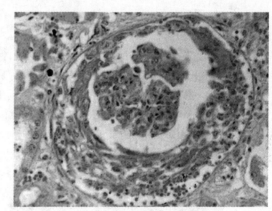

图8-6 新月体性肾小球肾炎
主要由肾球囊上皮细胞增生形成新月体

电镜下,肾小球基底膜不规则增厚,有时可见局灶性断裂和缺损。在Ⅱ型新月体性肾小球肾炎,肾小球上皮下或内皮下可见电子致密物沉积。

免疫荧光检查显示,Ⅰ型表现为线性荧光,IgG 和 C3 沿毛细血管襻分布。Ⅱ型则呈颗粒状荧光,Ⅲ型通常为阴性。

3. 临床病理联系 新月体性肾炎临床表现为快速进行性肾炎综合征,起病急,进展快。少尿、无尿、伴血尿或中度蛋白尿、氮质血症及快速进行性肾功能不全。由于肾小球内新月体形成,球囊腔阻塞患者迅速出现少尿、无尿和氮质血症。由于肾小球毛细血管纤维素样坏死,基底膜断裂和缺损,故血尿明显。患者有高血压是由于水钠潴留,血容量增加,以及由于新月体压迫毛细血管丛,致使肾小球缺血,通过肾素-血管紧张素系统的协同作用所致。随病变进展,肾小球纤维化、玻璃样变,肾单位功能丧失,最终导致肾衰竭。

新月体性肾炎的预后极差。一般认为患者的预后与出现新月体的肾小球的比例相关。形成新月体的肾小球比例超过80%者,多在半年内死于尿毒症。

（三）轻微病变性肾小球肾炎

轻微病变性肾小球肾炎（minimal change glomerulonephritis）是一种常见的肾小球疾病。病理特征为肾小球上皮细胞足突融合消失，肾小管上皮细胞内有大量脂质沉积，故又称足突病（foot process disease）或脂性肾病（lipoid nephrosis）。临床特点是高度选择性蛋白尿或肾病综合征。多发生儿童和青少年。

1. 病因及发病机制　　轻微病变性肾炎的病因和发病机制尚未完全阐明。目前研究表明其发生与T淋巴细胞功能异常有关。T细胞释放的淋巴因子等物质作用于上皮细胞，导致足突消失和蛋白尿形成。最近研究发现 nephrin 基因的突变可引起具有轻微病变性改变的先天性肾病综合征。因而推测 T细胞的原发性缺陷可导致某些因子的产生，该因子使 nephrin 合成障碍。

2. 病理变化　　肉眼观，肾体积稍大，色苍白。切面肾皮质因肾小管上皮细胞内脂质沉积而出现黄色条纹。镜下，肾小球无病变或仅有局灶性节段性轻微的系膜细胞增生和基质增多。近曲小管上皮细胞内可见大量脂滴空泡。

免疫荧光，肾小球内无免疫球蛋白和补体沉积。

电镜下，肾小球基底膜和系膜无明显变化，肾小球内无电子致密沉积物，主要改变为肾球囊脏层上皮细胞足突融合消失。

3. 临床病理联系　　本型肾炎临床主要表现为高度选择性蛋白尿或肾病综合征。蛋白尿的发生通常认为与肾小球基底膜所带的负电荷减少有关。肾小球无明显炎症，病变轻微，故一般无血尿及高血压，肾功能无损害。本型肾炎糖皮质激素治疗效果好。少数病例对激素有依赖性，极少数病例发展成慢性硬化性肾小球肾炎。

（四）慢性硬化性肾小球肾炎

慢性硬化性肾小球肾炎（chronic sclerosing glomerulonephritis）也称慢性肾小球肾炎（chronic glomerulonephritis），本病不是一个独立的肾小球肾炎病理类型，而是许多肾小球肾炎的终末阶段。多见于成年人，常引起慢性肾衰竭和尿毒症，预后差。其病变特点是双侧肾脏弥漫性肾小球硬化，肾小管萎缩、消失，肾间质纤维化。

1. 病因及发病机制　　慢性肾小球肾炎可由多种类型肾炎发展而来，发病机制各不相同。少数链球菌感染后肾炎患者可发展为慢性肾炎。新月体性肾炎患者渡过急性期后几乎全部转为慢性肾炎。膜性肾炎、膜增生性肾炎、系膜增生性肾炎、IgA 肾病和局灶性节段性肾小球硬化等均可缓慢地演变成慢性肾炎。但大多数慢性肾炎患者起病隐匿，没有其他类型肾炎病史，发现时已进入慢性阶段。

2. 病理变化　　肉眼观，两肾体积对称性缩小，重量减轻，色泽苍白，质地变硬，表面呈弥漫细颗粒状。切面皮质变薄，皮髓质分界不清，肾盂周围脂肪组织增多。这种肾脏大体改变称为继发性颗粒性固缩肾（图 8-7）。镜下，大部分肾小球发生纤维化和玻璃样变，所属的肾小管萎缩消失，为纤维组织所取代。由于纤维组织的收缩，使玻璃样变的肾小球相互靠拢集中。残存的少数肾单位常呈代偿性肥大，肾

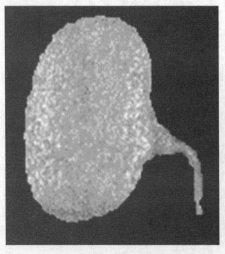

图 8-7　慢性硬化性肾小球肾炎
大体呈颗粒性固缩肾

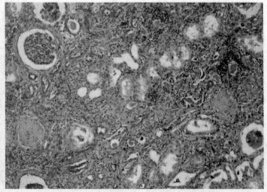

图 8-8　慢性硬化性肾小球肾炎
肾小球纤维化、玻璃样变，肾小管萎缩，间质纤维组织
增生，伴有慢性炎细胞浸润

小球体积增大，肾小管扩张，内含各种管型，以蛋白管型为主。肾间质纤维组织明显增生，并有多量淋巴细胞和浆细胞浸润（图8-8）。间质内细小动脉硬化，管壁增厚，管腔狭窄。

免疫荧光检查和电镜观察，多无特异性所见。

病变进入晚期，肾脏所有组织结构的改变，与因血管和间质病变引起的肾硬化难以鉴别，表现均为大量肾单位破坏、间质纤维组织增生和慢性炎细胞浸润、血管内膜纤维化和玻变，此种肾脏通常称为终末期肾。慢性肾炎是造成终末期肾的最常见原因之一。

3. 临床病理联系　许多慢性肾炎患者起病隐匿，晚期主要表现为慢性肾炎综合征，出现多尿、夜尿、低比重尿、高血压、贫血、氮质血症和尿毒症。

（1）多尿、夜尿和低比重尿：主要是因大量肾单位破坏，血流通道减少，血液只能通过部分代偿的肾单位，致使滤过速度增快，而肾小管再吸收能力有限，尿浓缩功能降低所致。

（2）高血压：由于大量肾单位纤维化使肾组织严重缺血，肾素分泌增加所致。高血压所引起的细小动脉硬化，使肾缺血加剧，血压长期维持增高，进而可引起左心室肥大，甚至导致左心衰竭。

（3）贫血：主要原因是肾单位破坏，促红细胞生成素分泌减少，以及大量代谢产物在体内积聚，抑制骨髓造血功能或促进溶血的结果。

（4）氮质血症和尿毒症：由于大量肾单位破坏、肾小球滤过面积减少、肾功能障碍不断加重，代谢产物在体内积聚不能及时排出，水、电解质和酸碱平衡紊乱，导致氮质血症和尿毒症。

慢性肾小球肾炎的病情进展速度差异很大，但预后均极差。如不能及时进行有效的治疗，患者常死于尿毒症或高血压引起的心力衰竭或脑出血。也可死于因机体抵抗力降低而引起的继发性感染。

常见原发性肾小球肾炎特点小结（表8-2）。

表8-2　常见原发性肾小球肾炎特点小结

类　型	主要临床表现	发病机制	光镜观察	电　镜	免疫荧光
急性弥漫性增生性肾炎	急性肾炎综合征	免疫复合物循环或植入抗原	弥漫性系膜细胞和内皮细胞增生	上皮下驼峰状沉积物	GBM和系膜区颗粒状IgG和C3沉积
新月体性肾炎	快速进行性肾炎综合征	抗GBM型免疫复合物型免疫反应缺乏型	新月体形成	无沉积物沉积物无沉积物	线性IgG和C3颗粒状沉积物阴性或极弱
轻微病变性肾炎	肾病综合征	不清，T细胞功能异常滤过膜阴离子丢失	肾小球正常，肾小管脂质沉积	上皮细胞足突消失，无沉积物	阴性
慢性硬化性肾炎	慢性肾炎综合征慢性肾衰	根据原病变类型	肾小球玻变、纤维化、硬化	因肾炎其始类型而异	因肾炎其始类型而异

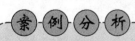
【案】【例】【分】【析】

【病历摘要】

死者，女，42岁。体虚乏力，反复浮肿伴头痛2年，近1个月加剧，伴嗜睡、恶心、呕吐、皮肤瘙痒入院治疗。体格检查：慢性病容，面色苍白，浮肿，嗜睡。体温38.2℃，脉搏102次/min，呼吸25次/min，血压180/100 mmHg。心界向左扩大，可闻及心包摩擦音。双肺散在湿性罗音，腹部叩诊有腹水征，双侧下肢凹陷性浮肿。实验室检查：血红蛋白45g/L，白细胞7.9×10^9/L，血清尿素氮（BUN）58.6 mmol/L，血清肌酐（Cr）210 μmol/L，CO_2结合力14.5 mmol/L。尿蛋白（＋＋＋），红细胞（＋＋），透明管型（＋）。

临床诊断：慢性肾炎，尿毒症。

入院后予以支持和对症治疗，症状无明显好转，15 d后突然呼吸心跳停止，抢救无效死亡。

【尸检摘要】

女性尸体，身长155 cm，全身皮肤水肿，苍白。

胸腔：左侧积液300 mL，淡黄清亮。

腹腔：腹水 900 mL,性状同胸水。

心脏：重量 350 g,心包腔积液约 200 mL,性状同胸水。镜下见心肌纤维变性,心外膜表面有大量纤维素附着。

肺脏：双肺重 1 600 g,切面见部分区域实变。镜下见肺淤血水肿,肺泡腔内有大量纤维素和少量单核细胞。

肾脏：左侧 60 g,右侧 65 g,表面呈细颗粒状,切面,皮质变薄,皮髓质分界不清。镜下见多数肾小球纤维化、玻变,肾小管消失,代之以纤维组织和多量淋巴细胞浸润。部分肾小球代偿性肥大,肾小管扩张。

肝脏：重 1 490 g,肝淤血、脂肪变性。

结肠：纤维素性结肠炎。

脑：重 1 500 g,脑沟变浅,脑回增宽。镜下见部分神经细胞变性,脑水肿。

【问题】

(1) 根据临床资料和尸检摘要做出病理诊断并分析病变的发生、发展过程。

(2) 分析各脏器病变之间的关系。

(3) 以病理变化解释主要临床表现,并简要分析死亡原因。

【分析与解答】

(1) 病理诊断：慢性硬化性肾小球肾炎,合并尿毒症;发展过程：慢性肾炎→尿毒症→肾功能衰竭。

(2) 病变关系：慢性肾炎→尿毒症→纤维素性炎(心外膜炎,肺炎,结肠炎)。

(3) 临床表现：肾功能衰竭——浮肿、胸腹腔积液,血清肌酐↑、尿素氮↑;脑水肿——头痛、恶心、呕吐;尿毒症——心包摩擦音、双肺湿罗音、嗜睡。死亡原因：慢性肾炎→尿毒症→肾功能衰竭→死亡。

第二节　肾盂肾炎

肾盂肾炎(pyelonephritis)是由细菌引起的,主要累及肾盂、肾间质和肾小管的化脓性炎症,是肾脏最常见的疾病之一。肾盂肾炎分为急性和慢性两种。本病多见于女性,发病率为男性的 9～10 倍。临床表现为发热、腰部酸痛、脓尿和血尿,以及尿频、尿急和尿痛等膀胱刺激症状。晚期可出现肾功能不全和高血压,甚至形成尿毒症。

一、病因及发病机制

肾盂肾炎主要由细菌感染引起,致病菌多为革兰阴性细菌,大肠杆菌最多见,其他细菌有变形杆菌、葡萄球菌和产气杆菌等。少数也可由霉菌引起。急性起病者多为一种细菌感染,而慢性者则可为多种细菌混合感染。肾盂肾炎的感染途径主要有上行性感染和血源性感染两种,临床上,上行性感染远较血源性感染为多见。

1. 上行性感染(逆行性感染)　肾盂肾炎多是上行性感染引起的。膀胱炎、尿道炎或前列腺炎时,病原菌沿着输尿管反流或经输尿管周围淋巴管上行到肾盂,引起肾盂、肾小管和肾间质的炎症。上行性感染时,病原菌主要为大肠杆菌,病变可累及一侧或两侧肾。引起上行性感染的诱发因素常有下列几种。

(1) 泌尿道完全或不完全阻塞：如尿道炎症、结石或损伤引起的瘢痕性狭窄、前列腺肥大、妊娠子宫或盆腹腔肿瘤的压迫及泌尿道畸形等。阻塞引起尿潴留,利于细菌生长繁殖,继而发生感染。

(2) 黏膜损伤：如插导尿管、膀胱镜及尿道手术等,极易损伤泌尿道黏膜,利于病菌入侵,并生长繁殖。

(3) 膀胱输尿管反流：在泌尿道发生梗阻,以及先天性输尿管膀胱口发育异常的儿童,常可发生尿液反流,进入一侧或双侧输尿管,甚至直达肾盂。反流的尿液成为细菌入侵的载体。

2. 血源性感染(下行性感染) 细菌从身体某处感染灶侵入血流,随血流播散到两侧肾脏,引起急性肾盂肾炎。肾脏血供丰富,因而,严重的全身性感染,如细菌性心内膜炎患者发生菌血症、败血症等,细菌易播散至肾脏。病原菌首先栓塞于肾小球毛细血管丛,或肾小管周围的毛细血管网,引起局部化脓性炎症,然后依次累及肾小管、肾盏和肾盂。血源性感染时,病原菌多为葡萄球菌,两侧肾常同时受累。

二、类 型

(一)急性肾盂肾炎

急性肾盂肾炎(acute pyelonephritis)是化脓菌感染引起的肾盂、肾小管和肾间质的急性化脓性炎症,是尿路感染的重要部分。多见于小儿和妊娠期妇女。

1. 病理变化 肉眼观,肾体积增大、充血、质软,表面散在大小不等的黄白色隆起的脓肿,病灶周围有充血出血带(图8-9)。切面可见脓肿不规则地分布于肾皮质和髓质各处,呈黄色条纹状化脓性病灶由髓质向皮质伸展,肾盂黏膜充血、水肿,表面有脓性渗出物覆盖,有时可见点状出血。镜下,主要病变是肾间质的化脓性炎症和肾小管上皮细胞坏死、崩解。肾间质水肿,伴有大量中性粒细胞浸润,形成脓肿或化脓病灶。病灶破坏肾小管,管腔内常充满大量中性粒细胞(图8-10)。肾盂黏膜充血、水肿,大量中性粒细胞浸润。上行性感染者肾盂炎症明显,从肾乳头部向皮质形成索条状脓肿,而血源性感染主要在肾皮质内形成小脓肿。

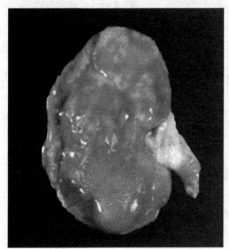

图8-9 急性肾盂肾炎
左右两肾表面散在黄白色小脓肿

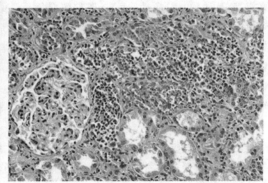

图8-10 急性肾盂肾炎
肾皮质内大量中性粒细胞浸润并破坏肾小管,形成小脓肿

2. 合并症

(1) 肾乳头坏死:又称坏死性乳头炎,常见于糖尿病或有尿路阻塞的患者。病变处肾乳头因缺血和化脓而发生梗死样的凝固性坏死。

(2) 肾盂积脓:严重尿路阻塞,特别是严重高位尿路阻塞时,脓性渗出物潴留于肾盂和肾盏内。

(3) 肾周围脓肿:病变严重时,肾内化脓性炎侵破肾被膜,扩展至肾周围组织形成脓肿。

3. 临床病理联系 急性肾盂肾炎起病急骤,发热、寒战等全身症状明显。由于肾肿大,被膜紧张引起腰部酸痛,体检时可有肾区叩击痛。由于化脓性病灶破入肾小管并随尿排出,而出现脓尿、菌尿、蛋白尿和管型尿等,也可出现血尿。泌尿道炎症对膀胱或尿道黏膜的刺激,可引起尿频、尿急和尿痛等膀胱刺激症状。急性肾盂肾炎病变呈不规则的灶性分布,肾小球较少受累,一般不出现高血压和氮质血症等。

急性肾盂肾炎预后较好,多可在短期内治愈。若引起感染的诱因不能去除或治疗不彻底,则容易反复发作而转为慢性。

(二)慢性肾盂肾炎

慢性肾盂肾炎(chronic pyelonephritis)多数由急性肾盂肾炎反复发作进展而来,部分病例起病时即呈慢性经过,机制不明。

1. 病理变化 肉眼观,病变可累及单侧或两侧肾脏,不对称,肾体积缩小、变硬,表面高低不平,形成不规则的凹陷性瘢痕(图8-11)。切面见瘢痕呈"U"字形。肾被膜增厚,肾乳头萎缩,肾盂、肾盏变形,肾盂黏膜增厚、粗糙。镜下,病变呈不规则灶性分布,肾间质大量淋巴细胞和巨噬细胞浸润,淋巴滤泡形成,间质纤维化。部分肾小管萎缩,进而坏死、消失。部分肾单位代偿性肥大,肾小管扩张,管腔内充满红染的胶样管型,形态颇似甲状腺滤泡(图8-12)。活动期病变可见中性粒细胞浸润及脓肿形成。肾小球的改变,早期,仅见肾小球球囊壁呈同心层状纤维化。晚期,整个肾小球发生萎缩、纤维化和玻璃样变。

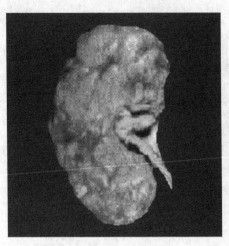
图8-11 慢性肾盂肾炎
肾体积缩小,表面有不规则的凹陷性瘢痕

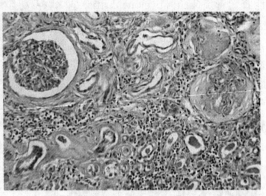
图8-12 慢性肾盂肾炎
部分肾小管萎缩,间质大量慢性炎细胞浸润,部分肾小管扩张

2. 临床病理联系 慢性肾盂肾炎常缓慢发病,表现为间歇性无症状性菌尿或急性肾盂肾炎症状的间歇性发作。有些患者发病隐匿,就诊时常表现为高血压和慢性肾功能不全。常反复发作,发作时的症状与急性肾盂肾炎相似,尿中常出现多量中性白细胞、蛋白和管型。由于肾小管严重受损,肾小管浓缩功能降低,患者出现多尿和夜尿。钠、钾和重碳酸盐的丧失过多而引起低钠、低钾和代谢性酸中毒。肾单位的破坏和小血管硬化引起肾组织缺血,通过肾球旁细胞分泌肾素增加而引起高血压。晚期因肾组织大量破坏而出现氮质血症和尿毒症。X线肾盂造影显示肾脏不对称性缩小,肾盂和肾盏变形。

慢性肾盂肾炎病程长,可反复发作。如能及时去除诱发因素,病变可获控制,肾功能可获代偿而不致引起严重后果。若病变严重并广泛累及两侧肾脏时,患者可发生尿毒症,或因高血压心力衰竭而危及生命。

第三节 肾和膀胱常见肿瘤

一、肾 细 胞 癌

肾细胞癌(renal cell carcinoma)简称肾癌,起源于肾小管上皮细胞,又称肾腺癌,是肾脏最常见的恶性肿瘤,占成人肾脏恶性肿瘤的80%～85%。多见于60岁左右人群,男性多于女性。始发症状多为无痛性血尿,逐渐出现腰部疼痛和肾区包块。

(一)分类及病理变化

1. 普通型(透明细胞)肾癌 为最常见的类型,占肾细胞癌的70%～80%。肿瘤细胞体积较大,圆形或多边形,胞质丰富,透明或颗粒状,间质血管丰富(图8-13)。本型多数为散发性,少数为家族性并伴有 Von Hippel-Lindau 综合征。

2. 乳头状癌 占肾细胞癌的10%～15%。包括嗜碱性细胞和嗜酸性细胞两个类型。肿瘤细胞立方或矮柱状,呈乳头状排列。间质内常见砂粒体和泡沫细胞。本型也有散发性和家族性两种。

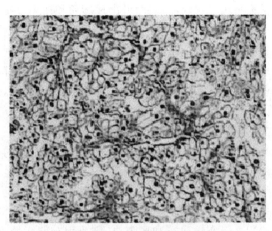

图 8-13 肾透明细胞癌

癌细胞圆形或多边形,胞质透明,排列成腺泡状

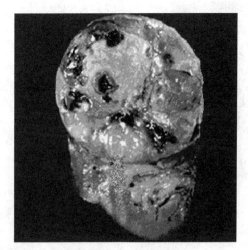

图 8-14 肾细胞癌

肿瘤位于肾上极,呈球形,有假包膜。切面淡黄,伴有灶状出血、坏死,呈多彩性外观

3. 嫌色细胞癌 约占肾细胞癌的 5%。肿瘤细胞大小不一,胞膜明显,胞质淡染或略嗜酸性,核周常有空晕。细胞呈实性片状排列。本型可能起源于集合小管上皮细胞,预后较好。

除上述三种主要类型外,肾细胞癌的类型还包括集合管癌和未分类肾癌。

肾细胞癌多发生于肾脏的上下两极,尤以上极多见,常为单侧单发性,乳头状癌可为双侧多灶性。肉眼观,肿瘤多呈球形,体积较大,常有假包膜形成。切面肿瘤边界清楚,多呈实性,少数为囊性,淡黄色或灰白色,常有灶状出血、坏死、软化和钙化区域相间,呈现红、黄、灰、白等多彩性外观(图 8-14)。有时,可见肿瘤周围形成卫星灶、肾盂积水和肾静脉瘤栓等。

(二)临床病理联系

肾细胞癌早期症状不明显,待肿瘤体积增大时,临床出现具有诊断意义的三个典型症状,即血尿,腰部疼痛和肾区包块。约有 50% 以上患者有血尿,以镜下血尿为主,但常伴有间歇性肉眼血尿,多因肿瘤侵及血管或肾盂、肾盏而引起。当血凝块通过输尿管时,可引起肾绞痛。随肿瘤体积增大,包膜受牵拉或因肿瘤侵犯肾周围神经可引起腰部疼痛。

由于肾细胞癌产生的异位激素和激素样物质的作用,患者可表现出多种副肿瘤综合征。

肾细胞癌具有较早出现广泛转移的特点,转移最常见于肺和骨。

肾细胞癌的预后较差,5 年生存率平均约为 45%。

二、膀胱移行细胞癌

膀胱移行细胞癌(transitional cell carcinoma of the bladder)是泌尿系统最常见的恶性肿瘤,占膀胱癌的 90%,多发生于 50～70 岁之间,男性与女性发病率比为 3:1～2:1。膀胱癌的发生与苯胺染料等化学物质、吸烟、病毒性感染和膀胱黏膜的慢性炎症等刺激有关。移行细胞癌也称尿路上皮癌(urothelial cell carcinoma),是膀胱癌的主要组织学类型,其他类型有鳞状细胞癌和腺癌,但均很少见。

(一)病理变化

移行细胞癌好发于膀胱侧壁和膀胱三角区近输尿管开口处。肿瘤可为单发或多发性,大小不等。根据世界卫生组织(WHO)的分类方法,按照肿瘤细胞分化程度将移行细胞癌分为 Ⅰ～Ⅲ 级,其病变特点为:

1. 移行细胞癌 Ⅰ 级 肿瘤呈乳头状外观。瘤细胞排列成乳头状结构,细胞异型性较小,分化较好,核分裂像少见,细胞层次增多,但极性略有紊乱。通常无向周围黏膜浸润的现象。

2. 移行细胞癌 Ⅱ 级 肿瘤呈乳头状、菜花状或斑块状外观。瘤细胞仍保留乳头状增生的形态,肿瘤细胞异型性和多型性较明显,核分裂像较多见,并有瘤巨细胞形成。细胞层次明显增多,极性紊乱较明显(图 8-15)。瘤细胞可侵及上皮下结缔组织,甚至深达肌层。

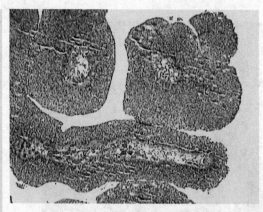

图 8-15　膀胱移行细胞癌Ⅱ级
瘤细胞呈乳头状增生,排列似移行上皮,但细胞多型性较明显,极性紊乱

3. 移行细胞癌Ⅲ级　　肿瘤呈菜花状,底宽无蒂,或呈扁平斑块状外观,表面可出现坏死和溃疡。瘤细胞呈巢状分布,乳头状增生倾向不明显,肿瘤细胞分化差,异型性明显,极性消失,核分裂像多见,并可见病理性核分裂像,有瘤巨细胞,癌巢中央细胞坏死明显。有的病例可出现鳞状细胞化生。肿瘤常浸润到深部肌层,后期可侵犯邻近的前列腺,精囊或子宫、阴道等器官。

（二）临床病理联系

无痛性血尿是膀胱癌最常见的症状。血尿的形成是由于乳头状癌的乳头断裂、肿瘤表面坏死、出血和溃疡所致。部分病例因肿瘤侵犯膀胱壁,刺激膀胱黏膜或合并感染,引起膀胱刺激症状,出现尿频、尿急、尿痛等。如侵犯并阻塞输尿管和尿道口,则可引起肾盂肾炎、肾盂积水或积脓。膀胱移行细胞癌手术切除后容易复发,且复发率与肿瘤的分化程度密切相关。

膀胱移行细胞癌主要经淋巴道转移至局部淋巴结,并可侵犯子宫旁髂动脉和主动脉旁淋巴结。分化差者晚期可经血道转移至肝、肺、骨髓和肾等器官。

患者的预后与肿瘤的组织学分级有较密切的关系。移行细胞癌Ⅰ级的患者 10 年生存率可高达 98%,移行细胞癌Ⅲ级的患者 10 年生存率仅为 40%。

小　结

肾小球肾炎是一组以肾小球损害为主的变态反应性炎症性疾病,其基本病理变化包括:肾小球细胞增多、基底膜增厚和系膜基质增多、炎性渗出和坏死、玻璃样变和硬化以及肾小管和间质改变。① 急性弥漫性增生性肾小球肾炎:病理上,肉眼观呈"大红肾"或"蚤咬肾",镜下见肾小球体积增大,细胞数量增多,主要为内皮细胞和系膜细胞增生,毛细血管管腔狭窄或闭塞。电镜下见肾小球基底膜外侧有驼峰状致密物沉积。临床表现为急性肾炎综合征,多数预后良好。② 新月体性肾小球肾炎:病理上,肉眼观双肾肿大,色苍白,皮质表面常有点状出血。镜下特征性改变为肾球囊壁层上皮细胞增生形成新月体或环状体。临床表现为快速进行性肾炎综合征,进展迅速,预后差。③ 慢性硬化性肾小球肾炎:为各种不同类型肾炎发展的终末阶段,大量肾小球发生玻璃样变和硬化,形成继发性颗粒固缩肾。临床表现为慢性肾炎综合征,肾功能渐进性衰竭。

【思考题】

(1) 何谓新月体? 何谓颗粒性固缩肾?

(2) 急性弥漫性增生性肾小球肾炎的病理变化和临床病理联系如何?

(3) 慢性硬化性肾小球肾炎的病理变化怎样?

(4) 肾病综合征有哪些临床表现?

(5) 比较肾小球肾炎与肾盂肾炎的区别。

(李国利　龚　瑜)

第九章　女性生殖系统和乳腺疾病

学习要点

- **掌握**：① 子宫颈鳞癌的特征及临床病理联系；② 子宫颈上皮内瘤变（CIN）的临床意义；③ 乳腺癌的组织学分类及病理变化特点；④ 妊娠滋养层细胞疾病的病理变化特点及临床病理联系。
- **熟悉**：慢性子宫颈炎、子宫平滑肌瘤和子宫内膜癌的病理变化特点。
- **了解**：卵巢肿瘤的病变特点。

第一节　子宫颈疾病

一、慢性子宫颈炎

慢性子宫颈炎为育龄期妇女最常见的疾病，常由链球菌、肠球菌、大肠杆菌和葡萄球菌引起，特殊的病原微生物包括沙眼衣原体、淋球菌、单纯疱疹病毒和人类乳头状瘤病毒。此外，分娩、机械损伤也是慢性子宫颈炎的诱发因素。临床上主要表现为白带增多偶带血性。阴道镜检查，可见子宫颈黏膜充血水肿、糜烂，呈鲜红颗粒状。

镜下，子宫颈黏膜充血水肿，间质内有淋巴细胞、浆细胞和单核细胞等慢性炎细胞浸润。子宫颈腺上皮可伴有增生及鳞状上皮化生。如增生的鳞状上皮覆盖和阻塞子宫颈管腺体的开口，使黏液潴留，腺体逐渐扩大呈囊，形成子宫颈囊肿，又称纳博特囊肿（Nabothian cyst）；如果子宫颈黏膜上皮、腺体和间质结缔组织局限性增生，可形成子宫颈息肉。

二、子宫颈上皮内瘤变

1. 子宫颈上皮非典型增生　是指子宫颈上皮细胞呈现程度不等的异型性，表现在子宫颈上皮层内出现异型细胞，细胞核大、浓染、染色质增粗、核大小不一、形状不规则、核分裂像增多、有病理性核分裂、细胞极性紊乱等，属癌前病变。依据其病变程度不同分为三级：Ⅰ级，异型细胞局限于上皮的下 1/3；Ⅱ级，异型细胞累及上皮层的下 1/3 至 2/3；Ⅲ级，增生的异型细胞超过全层的 2/3，但还未累及上皮全层（图 9-1）。

2. 子宫颈原位癌　异型增生的细胞累及子宫颈黏膜上皮全层，但病变局限于上皮层内，未突破基膜。原位癌的癌细胞可由表面沿基膜通过宫颈腺口蔓延至子宫颈腺体内，取代部分或全部腺上皮，但仍未突破腺体的基膜，称为原位癌累及腺体，仍然属于原位癌的范畴（图 9-2）。原位癌累及腺体并不一定发展为浸润癌。部分子宫颈原位癌可长期不发生浸润，个别病例甚至可自行消退。但由于原位癌特别是原位癌累及腺体具有发展为浸润癌的倾向，故一旦发现，应及时给予适当治疗。

从鳞状上皮非典型增生到原位癌呈逐渐演化的级谱样变化，而不是相互分离的病变，重度非典型增生和原位癌的鉴别诊断有一定困难，二者的生物学行为亦无显著的差异。新近的分类将子宫颈上皮非典型增生和原位癌称为子宫颈上皮内瘤变（cervical intraepithelial neoplasia，CIN）；CIN-Ⅰ相当于Ⅰ级非

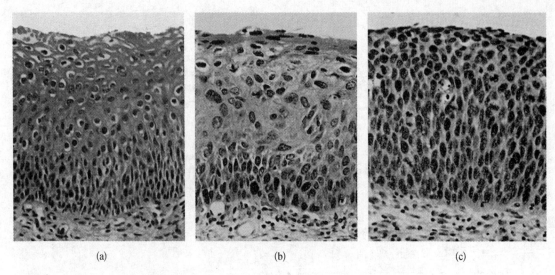

图9-1　子宫颈上皮非典型增生

（a）非典型增生Ⅰ级；（b）非典型增生Ⅱ级；（c）非典型增生Ⅲ级

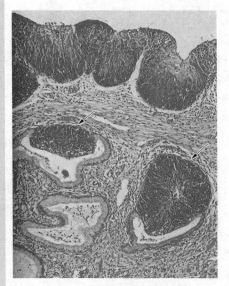

图9-2　原位癌累及腺体

典型增生；CIN-Ⅱ相当于Ⅱ级非典型增生；CIN-Ⅲ则包括Ⅲ级非典型增生和原位癌。

　　CIN-Ⅰ和CIN-Ⅱ并不一定都发展为原位癌乃至浸润癌，大约一半的CIN-Ⅰ可自然消退，仅有不到2%的CIN-Ⅰ最终发展为浸润癌。发展为原位癌的概率和所需时间与上皮内瘤变的程度有关。病变级别越高，其转化概率越高，所需时间越短。CIN-Ⅰ发展为原位癌的平均时间为10年左右，至少有20%的CIN-Ⅲ在10年内发展为浸润癌。如经适当治疗，绝大多数CIN可治愈。

　　CIN多发于宫颈鳞状上皮和柱状上皮交界处，在阴道镜下用醋酸液涂抹可使子宫颈有CIN改变的区域呈白色斑片状。碘液试验也可进行鉴别。正常子宫颈鳞状上皮富含糖原，故对碘着色，如患处对碘不着色，提示有病变。CIN的确诊，需进一步进行脱落细胞学或组织病理学检查。

三、子宫颈癌

　　子宫颈癌是女性生殖系统中常见的恶性肿瘤之一。多发生于40岁至60岁之间的女性，平均年龄50岁。由于子宫颈脱落细胞学检查的推广和普及，使许多癌前病变和早期癌得到早期防治，晚期癌较过去明显减少，五年生存率和治愈率显著提高。

（一）病因及发病机制

　　子宫颈癌的病因和发病机制尚未完全明了，一般认为与早婚、多产、宫颈裂伤、局部卫生不良、包皮垢刺激等多种因素有关，流行病学调查说明性生活过早和性生活紊乱是子宫颈癌发病最主要原因。近二十年来研究发现，经性传播HPV感染可能是子宫颈癌致病因素之一。尤其是HPV-16、18型与子宫颈癌发生密切相关，为高危险性亚型，其次为31和33型。

（二）病理变化

　　1. 肉眼类型　　肉眼观可分为以下四型。

　　（1）糜烂型：病变处黏膜潮红、呈颗粒状，质脆，触之易出血。在组织学上多属原位癌和早期浸润癌。

　　（2）外生菜花型：癌组织主要向子宫颈表面生长，形成乳头状或菜花状突起，表面常有坏死和浅表溃疡形成。

（3）内生浸润型：癌组织主要向子宫颈深部浸润生长，使宫颈前后唇增厚变硬，表面常较光滑。临床检查容易漏诊。

（4）溃疡型：癌组织除向深部浸润外，表面同时有大块坏死脱落，形成溃疡，似火山口状。

2. 组织学类型　镜下观主要有鳞状细胞癌和腺癌两型。

（1）子宫颈鳞癌：几乎所有的子宫颈浸润性鳞状细胞癌都由子宫颈上皮的非典型增生（CIN）发展而来，其演变呈连续发展的过程，即上皮非典型增生-原位癌-浸润癌。子宫颈鳞癌在子宫颈癌中最常见，约占90％左右。子宫颈上皮的非典型增生和鳞状细胞癌大多源于子宫颈鳞状上皮和柱状上皮交界处，即移行带，或来源于宫颈黏膜化生的鳞状上皮。依据其进展过程，分为早期浸润癌和浸润癌。

早期浸润癌或微小浸润性鳞状细胞癌：癌细胞突破基膜，向固有膜间质浸润，在固有膜内形成不规则的癌细胞巢或条索，但浸润深度不超过基膜下5 mm。早期浸润癌一般肉眼不能判断，只有在显微镜下才能确诊（图9-3）。

浸润癌：癌组织向间质内浸润性生长，浸润深度超过基膜下5 mm者，称为浸润癌。按癌细胞分化程度分为高分化，中分化和低分化鳞癌。

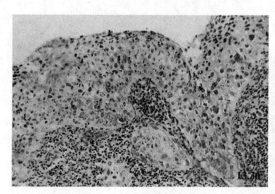 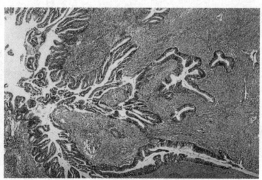

图9-3　早期浸润癌　　　　　　　　图9-4　子宫颈乳头状腺癌

（2）子宫颈腺癌：子宫颈腺癌较鳞癌少见，近年发病率有上升趋势，占宫颈浸润癌的8％～12％，平均发病年龄56岁，较鳞癌患者的平均年龄大5岁。在20岁以下青年女性的宫颈癌中，则以腺癌为多。其组织发生主要来源于宫颈表面及腺体的柱状上皮，少数起源于柱状上皮下的储备细胞。大体类型与鳞癌基本相同。镜下，呈一般腺癌的结构（图9-4）。有时可表现为乳头状腺癌、透明细胞癌、棘腺癌和腺鳞癌等。宫颈腺癌对放射线不敏感，易早期发生转移，应尽早争取手术，预后较宫颈鳞癌差。

（三）扩散

1. 直接蔓延　癌组织向上浸润破坏整段子宫颈，但很少侵犯子宫体。向下可累及阴道穹隆及阴道壁，向两侧可侵及宫旁及盆壁组织，若肿瘤侵犯或压迫输尿管可引起肾盂积水。晚期向前可侵及膀胱，向后可累及直肠。

2. 淋巴道转移　是子宫颈癌最常见和最重要的转移途径。癌组织首先转移至子宫旁淋巴结，然后依次至闭孔、髂内、髂外、髂总、腹股沟及骶前淋巴结，晚期可转移至锁骨上淋巴结。

3. 血道转移　血道转移较少见，晚期可经血道转移至肺、骨及肝。

（四）临床病理联系

早期子宫颈癌常无自觉症状，与子宫颈糜烂不易区别。随病变进展，因癌组织破坏血管，患者出现不规则阴道流血及接触性出血。因癌组织坏死继发感染，同时由于癌组织刺激宫颈腺体分泌亢进，使白带增多，有特殊腥臭味。晚期因癌组织浸润盆腔神经，可出现下腹部及腰骶部疼痛，或广泛浸润，导致盆腔脏器固定，称为"冰冻骨盆"。当癌组织侵及膀胱及直肠时，可引起子宫膀胱瘘或子宫直肠瘘。

临床上，依据子宫颈癌的累及范围分期如下：0期：原位癌；Ⅰ期：癌局限于子宫颈以内；Ⅱ期：癌超出子宫颈进入盆腔，但未累及盆腔壁，癌肿侵及阴道，但未累及阴道的下1/3；Ⅲ期：癌扩展至盆腔壁及阴道的下1/3；Ⅳ期：癌已超越骨盆，或累及膀胱黏膜或直肠。预后取决于临床分期和组织学分级。对于已婚妇女，定期作子宫颈脱落细胞学检查，是发现早期子宫颈癌的有效措施。

案例分析

【病历摘要】

死者,女,43岁。不规则阴道流血及臭水9月伴下腹部疼痛,人渐消瘦。入院用镭治疗,但病情进行性恶化,于入院后4个月死亡。

体格检查:全身明显消瘦。宫颈凹凸不平、变硬,表面坏死,阴道穹窿消失。

【尸检摘要】

恶病质。子宫颈全为坏死腐烂之瘤组织代替,向下侵及阴道穹窿,向上侵及整个子宫,向前侵及膀胱后壁,致双输尿管受压,向后侵及直肠,向两侧侵及阔韧带,并与子宫穿通。子宫,直肠,膀胱,输尿管紧密粘连成团并固定于盆腔壁,左髂及主动脉淋巴结肿大,发硬呈灰白色。肝及双肺表面和切面均见大小不等、周界清楚之灰白色球形结节。取子宫颈、肝、肺病灶镜检,见肿瘤组织呈条索状或小团块状排列,瘤细胞大小不等,核大、深染、易见病理性核分裂,有的区域瘤细胞有向鳞状上皮分化,但未见角化珠,间质多,有淋巴细胞浸润。肿大淋巴结亦见上述肿瘤。

【问题】

(1) 结合临床表现及尸检所见做出病理诊断,并说明诊断依据。

(2) 本例死者死亡原因是什么?

【分析与解答】

(1) 病理诊断:子宫颈鳞状细胞癌伴广泛浸润和转移(子宫颈鳞状细胞癌浸及阴道、子宫体、阔韧带、膀胱后壁及直肠,子宫直肠瘘;腹主动脉和髂动脉旁淋巴结癌转移;肝、肺癌转移;恶病质)。

(2) 死亡原因:全身衰竭。

第二节 子宫体疾病

一、子宫内膜异位症

子宫内膜异位症是指子宫内膜腺体和间质出现于子宫内膜以外的部位,80%发生于卵巢,其余依次发生于以下组织或器官:子宫阔韧带、直肠阴道陷窝、盆腔腹膜、腹部手术瘢痕、脐部、阴道、外阴和阑尾等。如子宫内膜腺体及间质异位于子宫肌层中(至少距子宫内膜基底层2~3 mm以上),称作子宫腺肌病。子宫内膜异位症的临床症状和体征以子宫内膜异位的位置不同而表现不一,患者常表现为痛经或月经不调。

病因未明,有以下几种学说:月经期子宫内膜经输卵管反流至腹腔器官;子宫内膜因手术种植在手术切口或经血流播散至远方器官;异位的子宫内膜由体腔上皮化生而来。

受卵巢分泌激素影响,异位子宫内膜产生周期性反复性出血,肉眼观为紫红或棕黄色,结节状,质软似桑葚,因出血后机化可与周围器官发生纤维性粘连。如发生在卵巢,反复出血可致卵巢体积增大,形成囊腔,内含黏稠的咖啡色液体,称子宫内膜囊肿(旧称巧克力囊肿,图9-5)。

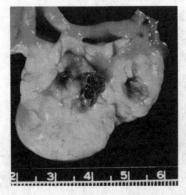
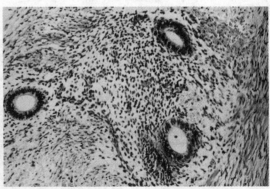

图9-5 卵巢巧克力囊肿

镜下,可见与正常子宫内膜相似的子宫内膜腺体、子宫内膜间质及含铁血黄素;少数情况下,因时间较久,可仅见增生的纤维组织和含有含铁血黄素的巨噬细胞。

二、子宫内膜增生症

子宫内膜增生症是由于内源性或外源性雌激素增高引起的子宫内膜腺体或间质增生,临床主要表现为功能性子宫出血,育龄期和更年期妇女均可发病。子宫内膜增生、不典型增生和子宫内膜癌,无论是形态学还是生物学都为一连续的演变过程,病因和发生机制也极为相似。

基于细胞形态和腺体结构增生和分化程度的不同,分型如下:

1. 单纯性增生(simple hyperplasia)　以往称为轻度增生或囊性增生,腺体数量增加,某些腺体扩张成小囊。衬覆腺体的上皮一般为单层或假复层,细胞呈柱状,无异型性,细胞形态和排列与增生期子宫内膜相似,常伴有间质增生。1%的单纯性子宫内膜增生可进展为子宫内膜腺癌。

2. 复杂性增生(complex hyperplasia)　以往称腺瘤型增生,腺体明显增生,相互拥挤,出现背靠背现象。腺体结构复杂且不规则,由于腺上皮细胞增生,可向腺腔内呈乳头状或向间质内出芽样生长,无细胞异型性(图9-6)。内膜间质明显减少。约3%可发展为腺癌。

3. 非典型增生(atypical hyperplasia)　在复杂性增生的基础上,伴有上皮细胞异型性。重度不典型增生有时和子宫内膜癌较难鉴别,若有间质浸润则归属为癌,往往需经子宫切除后全面检查才能确诊。1/3的患者可发展为腺癌。

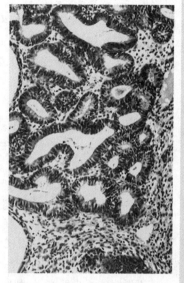

图9-6　子宫内膜复杂性增生

三、子　宫　肿　瘤

(一)子宫体癌

子宫体癌又称子宫内膜腺癌,是由子宫内膜上皮细胞发生的恶性肿瘤,多见于50岁以上绝经期和绝经期后妇女,以50～59岁为高峰。

子宫内膜癌常发生于以下患者:① 肥胖;② 糖尿病患者;③ 高血压患者;④ 不孕症患者。子宫体癌的病因尚未明了,一般认为与雌激素长期持续作用有关,患者常有内分泌失调的表现。

1. 病理变化

(1)肉眼观,子宫内膜癌分为弥漫型和局限型。弥漫型表现为子宫内膜弥漫性增厚,表面粗糙不平,灰白质脆,常有出血坏死或溃疡形成,并不同程度地浸润子宫肌层。局限型多位于子宫底或子宫角,常呈息肉或乳头状突向宫腔。如果癌组织小而表浅,可在诊断性刮宫时全部刮出,在切除的子宫内找不到癌组织。

(2)镜下,主要为子宫内膜样腺癌,以高分化腺癌居多,少数为中分化和低分化腺癌。① 高分化腺癌:腺管排列拥挤、紊乱,细胞轻度异型,结构貌似增生的内膜腺体;② 中分化腺癌:腺体不规则,排列紊乱,细胞向腺腔内生长可形成乳头或筛状结构,并见实性癌灶。癌细胞异型性明显,核分裂像易见(图9-7);③ 低分化腺癌:癌细胞分化差,很少形成腺样结构,多呈实体片状排列,核异型性明显,核分裂像多见。

在高分化子宫内膜腺癌中,若伴有良性化生的鳞状上皮,称腺棘癌;腺癌伴有鳞癌上皮成分,则称为腺鳞癌。

2. 扩散　子宫内膜癌一般生长缓慢,可局限于宫腔内多年,转移发生较晚。扩散途径以直接蔓延和

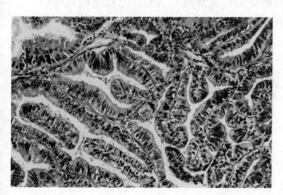

图9-7　高分化子宫内膜腺癌

淋巴道转移多见,血道转移比较少见。

(1) 直接蔓延:向上可达子宫角,相继至输卵管、卵巢和其他盆腔器官;向下至宫颈管和阴道;向外可侵透肌层达浆膜而蔓延至输卵管卵巢,并可累及腹膜和大网膜。

(2) 淋巴道转移:宫底部的癌多转移至腹主动脉旁淋巴结;子宫角部的癌可经圆韧带的淋巴管转移至腹股沟淋巴结;累及宫颈管的癌可转移至宫旁、髂内外和髂总淋巴结。

(3) 血行转移:晚期可经血道转移至肺、肝及骨骼。

3. 临床病理联系 早期,患者可无任何症状,最常见的临床表现是阴道不规则流血,部分患者可有阴道分泌物增多,呈红色。如继发感染则呈脓性,有腥臭味。晚期,癌组织侵犯盆腔神经,可引起下腹部及腰骶部疼痛等症状。根据癌组织的累及范围,子宫内膜癌临床分期如下:Ⅰ期,癌组织局限于子宫体;Ⅱ期,癌组织累及子宫体和子宫颈;Ⅲ期癌组织向子宫外扩散,尚未侵入盆腔外组织;Ⅳ期,癌组织已超出盆腔范围,累及膀胱和直肠黏膜。Ⅰ期患者手术后的五年生存率接近90%,Ⅱ期降至30%~50%,晚期患者则低于20%。

(二)子宫平滑肌瘤

子宫平滑肌瘤是女性生殖系统最常见的肿瘤。如果将微小的平滑肌瘤也计算在内,30岁以上妇女的发病高达70%,多数肿瘤在绝经期以后可逐渐萎缩。发病有一定的遗传倾向,雌激素可促进其生长。子宫平滑肌瘤病理变化如下:

(1) 肉眼观,多数肿瘤发生于子宫肌层,一部分可位于黏膜下或浆膜下,脱垂于子宫腔或子宫颈口。肌瘤小者仅镜下可见,大者可超过30 cm。单发或多发,多者达数十个,称多发性子宫肌瘤。肿瘤表面光滑,界清,无包膜。切面灰白,质韧,编织状或旋涡状。

(2) 镜下,瘤细胞与正常子宫平滑肌细胞相似,梭形、束状或旋涡状排列,胞质红染,核呈长杆状,两端钝圆,核分裂少见,缺乏异型性。肿瘤与周围正常平滑肌界限清楚。

平滑肌瘤极少恶变,如肿瘤组织出现坏死,边界不清,细胞异型,核分裂增多,应诊断为平滑肌肉瘤。

第三节　滋养层细胞疾病

一、葡 萄 胎

葡萄胎又称水泡状胎块,是胎盘绒毛的一种良性病变,可发生于育龄期的任何年龄,以20岁以下和40岁以上女性多见,目前多数学者认为葡萄胎是一种良性滋养层细胞肿瘤,但仍有少数学者认为葡萄胎是一种病理性妊娠,可能是胚胎缺陷或胚胎早期死亡后绒毛产生继发性退变的结果。

(一)病因及发病机制

病因未明,近年来葡萄胎染色体研究表明,90%以上完全性葡萄胎为46XX(极少数为46 XY),可能在受精时,父方的单倍体精子23X在丢失了所有的母方染色体的空卵中自我复制而成纯合子46XX,两组染色体均来自父方;缺乏母方功能性DNA。其余10%的完全性葡萄胎为空卵在受精时和两个精子结合(23X和23Y),染色体核型为46XY,上述两种情况提示完全性葡萄胎均为男性遗传起源。由于缺乏卵细胞的染色体,故胚胎不能发育。

部分性葡萄胎的核型绝大多数为69XXX,或69XXY,极偶然的情况下为92XXXY。由带有母方染色体的正常卵细胞(23X)和一个没有发生减数分裂的双倍体精子(46XY)或两个单倍体精子(23X或23Y)结合所致。

(二)病理变化

肉眼观,病变局限于宫腔内,不侵入肌层。胎盘绒毛高度水肿,形成透明或半透明的薄壁水泡,内含清亮液体,有蒂相连,形似葡萄(图9-8)。若所有绒毛均呈葡萄状,称之为完全性葡萄胎;部分绒毛呈葡萄状,仍保留部分正常绒毛,伴有或不伴有胎儿或其附属器官者,称为不完全性或部分性葡萄胎。绝大多数葡萄胎发生于子宫内,个别病例也可发生在子宫外异位妊娠的所在部位。

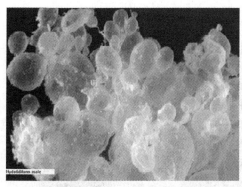
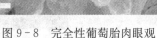

图9-8　完全性葡萄胎肉眼观

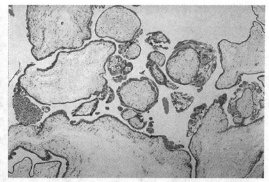

图9-9　葡萄胎镜下观

　　镜下，葡萄胎有以下三个特点：① 绒毛因间质高度水肿而增大；② 绒毛间质内血管消失，或见少量无功能的毛细血管，内无红细胞；③ 滋养层细胞有不同程度增生，增生的细胞包括合体细胞滋养层细胞和细胞滋养层细胞，两者以不同比例混合存在，并有轻度异型性。滋养层细胞增生为葡萄胎的最重要特征(图9-9)。

（三）临床病理联系

　　常在妊娠4～5个月时发现。子宫增大明显，并与妊娠月份不符是常见症状。胎儿常早期死亡，因此，听不到胎心。HCG水平高于正常妊娠。阴道出血或排出水疱状物。超声检查可以确诊。一旦诊断，应及时治疗。多数患者经刮宫手术可以治愈，10%可发展为侵蚀性葡萄胎，约2.5%可发展为绒毛膜癌。

二、侵蚀性葡萄胎

　　侵蚀性葡萄胎的生物学行为介于葡萄胎和绒毛膜上皮癌之间。侵蚀性葡萄胎和良性葡萄胎的主要区别是水疱状绒毛侵入子宫肌层内(图9-10)，形成紫蓝色出血坏死结节，甚至向阴道、肺、脑等远方器官转移。

　　镜下，滋养层细胞增生程度和异型性比良性葡萄胎显著。常见出血坏死，其中可查见水疱状绒毛或坏死的绒毛。

　　临床表现为葡萄胎排出之后，阴道仍不规则出血，血尿中HCG持续阳性，可引起阴道和肺转移。

　　大多数侵蚀性葡萄胎对化疗敏感，预后良好。即便不用化疗，转移灶内的瘤组织有可能自然消退。

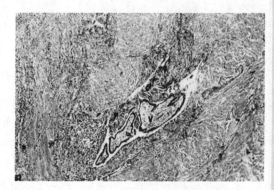

图9-10　侵蚀性葡萄胎

三、绒　毛　膜　癌

　　绒毛膜癌简称绒癌，是滋养层细胞的高度恶性肿瘤。绝大多数与妊娠有关，约50%继发于葡萄胎，25%继发于自然流产，20%发生于正常分娩后，5%发生于早产和异位妊娠等。以30岁左右青年女性多见，发病机制不明。

（一）病理变化

　　肉眼观，癌结节呈单个或多个，位于子宫的不同部位，大者可突入宫腔，常侵入深肌层，甚而穿透宫壁达浆膜外。由于明显出血坏死，癌结节质软，色暗红或紫蓝色(图9-11)。

　　镜下，瘤组织由分化不良的细胞滋养层和合体细胞滋养层两种瘤细胞组成，细胞异型性明显，核分裂像易见。两种细胞混合排列成巢状或条索状，偶见个别癌巢主要由一种细胞组成。肿瘤自身无间质血管，依靠侵袭宿主血管获取营养，故癌组织和周围正常组织有明显出血坏死，有时癌细胞大多坏死，仅在

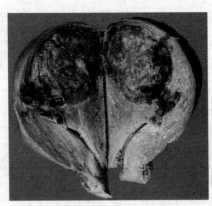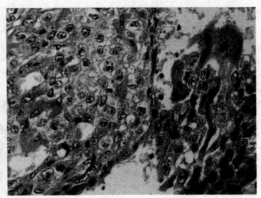

图 9-11 绒毛膜癌

边缘部查见少数残存的癌细胞(图9-14)。癌细胞不形成绒毛和水泡状结构,这一点和侵蚀性葡萄胎明显不同。除子宫外,和葡萄胎一样,异位妊娠的相应部位也可发生绒毛膜癌。

（二）扩散

绒毛膜癌侵袭破坏血管能力很强,除在局部破坏蔓延外,极易经血道转移,以肺和阴道壁最常见,其次为脑、肝、脾、肾和肠等。少数病例在原发灶切除后,转移灶可自行消退。

（三）临床病理联系

临床主要表现为葡萄胎流产和妊娠数月甚至数年后,阴道出现持续不规则流血,子宫增大,血或尿中HCG持续升高。血道转移是绒毛膜癌的显著特点,出现在不同部位的转移灶可引起相应症状。如有肺转移,可出现咯血、胸痛;脑转移可出现头痛、呕吐、瘫痪及昏迷;肾转移可出现血尿等症状。

绒癌是恶性度很高的肿瘤,治疗以往以手术为主,多在一年内死亡。自应用化疗后,治愈率明显提高,病死率已降低到20%以下。

第四节 卵巢肿瘤

由于卵巢胚胎学、组织解剖学和内分泌功能极其复杂,故由其发生的肿瘤种类繁多,结构复杂,依照其组织发生可分为三大类:① 上皮性肿瘤:浆液性肿瘤、黏液性肿瘤、子宫内膜样肿瘤、透明细胞肿瘤及移行细胞肿瘤;② 生殖细胞肿瘤:畸胎瘤、无性细胞瘤、内胚窦瘤及绒毛膜癌;③ 性索间质肿瘤:颗粒细胞瘤、卵泡膜细胞瘤、支持细胞-间质细胞瘤。

一、卵巢上皮性肿瘤

卵巢上皮性肿瘤是最常见的卵巢肿瘤,占所有卵巢肿瘤的90%,可分为良性、交界性和恶性。绝大多数上皮肿瘤来源于卵巢的表面上皮,卵巢表面上皮具有向输卵管上皮、子宫内膜上皮、子宫颈上皮、甚至向移行上皮分化的能力。因此,依据上皮的类型可将卵巢上皮性肿瘤分为浆液性、黏液性和子宫内膜样。

（一）浆液性肿瘤

浆液性囊腺瘤是卵巢最常见的肿瘤,其中浆液性囊腺癌占全部卵巢癌的40%。良性和交界性肿瘤多发于20~40岁的女性,而囊腺癌则年龄偏大。在浆液性肿瘤中良性占60%,交界性占10%,恶性占30%。

（二）黏液性肿瘤

黏液性肿瘤较浆液性肿瘤少见,占所有卵巢肿瘤的25%。其中85%是良性和交界性,其余为恶性。发病年龄与浆液性肿瘤相同。

如卵巢黏液性肿瘤的囊壁破裂,上皮和黏液种植在腹膜上,在腹腔内形成胶冻样肿块,称为腹膜假黏液瘤。可引起腹水和腹腔脏器粘连。广泛的假黏液瘤可导致小肠梗阻,甚至引起患者死亡。

二、卵巢性索间质肿瘤

卵巢性索间质肿瘤约占所有卵巢肿瘤的5%。来源于原始性腺中的性索及间质组织,包括颗粒细胞瘤、卵泡膜细胞瘤、纤维瘤、支持细胞间质细胞瘤等。最常见的是颗粒细胞瘤和卵泡膜细胞瘤。大多数能产生性激素,引起相应的临床症状。

三、卵巢生殖细胞肿瘤

来源于生殖细胞的肿瘤占所有卵巢肿瘤的15%～20%。大多数为成熟型畸胎瘤,少数为未成熟型畸胎瘤、内胚窦瘤、无性细胞瘤和胚胎性癌等。儿童和青春期的卵巢肿瘤的60%为生殖细胞肿瘤,绝经期后则很少见。

(一)畸胎瘤

畸胎瘤是来源于生殖细胞的肿瘤,具有向体细胞分化的潜能,大多数肿瘤含有至少两个或三个胚层组织成分。

1. 成熟畸胎瘤　又称成熟囊性畸胎瘤,属良性,是最常见的生殖细胞肿瘤,约占所有卵巢肿瘤的1/4,多为单侧性。好发于20～30岁女性。

肉眼观,肿瘤呈囊性,多数为单房,囊内可见皮脂样物、毛发、骨、软骨或牙齿等(图9-12),常有一结节样突起(头结节)。镜下,肿瘤由三个胚层的各种成熟组织构成。常见皮肤、毛囊、汗腺、脂肪、肌肉、骨、软骨、呼吸道上皮、消化道上皮、甲状腺和脑组织等。以表皮和附件组成的单胚层畸胎瘤称为皮样囊肿;以甲状腺组织为主的单胚层畸胎瘤则称为卵巢甲状腺肿。患者预后良好,1%可发生恶性变,多发生在老年女性。

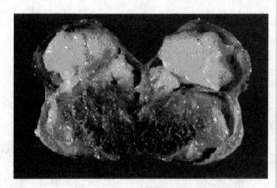

图9-12　成熟畸胎瘤

2. 未成熟性畸胎瘤　卵巢未成熟性畸胎瘤和成熟性囊性畸胎瘤的主要不同是在肿瘤组织中查见未成熟组织。未成熟性畸胎瘤占20岁以下女性所有恶性肿瘤的20%,随年龄的增大,发病率逐渐减少。

(二)无性细胞瘤

卵巢无性细胞瘤是由未分化、多潜能原始生殖细胞组成的恶性肿瘤,同一肿瘤发生在睾丸则称为精原细胞瘤。大多数患者的年龄在10～30岁之间。无性细胞瘤仅占卵巢恶性肿瘤的2%,精原细胞瘤则是睾丸最常见的肿瘤。

无性细胞瘤对放疗和化疗敏感,五年生存率可达80%以上。晚期主要经淋巴道转移至髂部和主动脉旁淋巴结。

第五节　乳腺疾病

一、乳腺纤维腺瘤

乳腺纤维腺瘤是由纤维组织和腺上皮构成的一种乳腺最常见的良性肿瘤。可发生于青春期后的任何年龄,多在20～30岁之间。单个或多个,单侧或双侧发生。肉眼观,圆形或卵圆形结节状,与周围组织界限清楚,切面灰白色、质韧、略呈分叶状,可见裂隙状区域,常有黏液样外观。镜下,肿瘤主要由增生的纤维间质和腺体组成:腺体圆形或卵圆形,或被周围的纤维结缔组织挤压呈裂隙状;间质通常较疏松,富于黏多糖,也可较致密,发生玻璃样变或钙化。

二、乳 腺 癌

乳腺癌是来自乳腺终末导管小叶单元上皮的恶性肿瘤。是妇女常见的恶性肿瘤之一,现居女性恶性肿瘤第一位。乳腺癌常发于40～60岁的妇女。男性乳腺癌罕见,约占全部乳腺癌的1％左右。癌肿半数以上发生于乳腺外上象限,其次为乳腺中央区和其他象限。

(一)病因及发病机制

乳腺癌的发病机制尚未完全阐明,雌激素长期作用、家族遗传倾向、环境因素和长时间大剂量接触放射线和乳腺癌发病有关。

(二)病理变化

乳腺癌的分类很复杂,据其结构基本上可分为导管癌及小叶癌两型。根据是否浸润,又分为非浸润性癌(原位癌)及浸润性癌等。

1. 非浸润性癌 可分为导管内原位癌和小叶原位癌。

(1)导管内原位癌:发生于乳腺小叶的终末导管,导管明显扩张,癌细胞局限于扩张的导管内,导管基膜完整。根据组织学改变分为粉刺癌和非粉刺型导管内原位癌。

1)粉刺癌:一半以上位于乳腺中央部位,切面可见扩张的导管内含灰黄色软膏样坏死物质,挤压时可由导管内溢出,状如皮肤粉刺,故称为粉刺癌。由于粉刺癌间质纤维化和坏死区钙化,质地较硬,肿块明显,容易被临床和乳腺摄片查见。

镜下,癌细胞体积较大,胞质嗜酸,分化不等,大小不一,核仁明显,伴丰富的核分裂像。癌细胞呈实性排列,中央常见坏死,为其特征性的改变(图9-13)。坏死区常可查见钙化。导管周围见间质纤维组织增生和慢性炎细胞浸润。

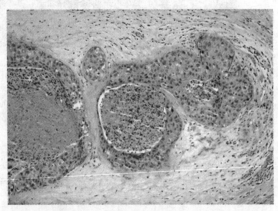
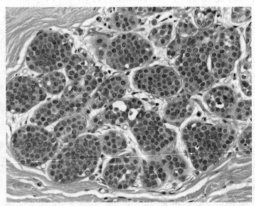

图9-13 导管内原位癌(粉刺癌)　　　　　图9-14 小叶原位癌

2)非粉刺型:导管内癌细胞呈不同程度异型,但不如粉刺癌明显,细胞体积较小,形态比较规则,一般无坏死或仅有轻微坏死。癌细胞在导管内排列成实性、乳头状或筛状等多种形式。管周围间质纤维组织增生亦不如粉刺癌明显。

导管内原位癌约30％可发展为浸润癌,如转变为浸润癌,通常需历经几年或十余年。转变为浸润癌的概率与组织类型有关,粉刺癌远远高于非粉刺型导管癌。

(2)小叶原位癌:发生于乳腺小叶的末梢导管和腺泡。扩张的乳腺小叶末梢导管和腺泡内充满呈实体排列的癌细胞,癌细胞体积较导管内癌的癌细胞小,大小形状较为一致,核圆形或卵圆形,核分裂像罕见。增生的癌细胞未突破基膜。一般无癌细胞坏死,亦无间质的炎症反应和纤维组织增生(图9-14)。

约30％的小叶原位癌累及双侧乳腺,常为多中心性,因肿块小,临床不易和乳腺小叶增生区别。发展为浸润性癌的概率和导管内原位癌相似。

2. 浸润性癌

(1)浸润性导管癌:由导管内癌发展而来,癌细胞突破导管基膜向间质浸润,是最常见的乳腺癌类型,占乳腺癌50％～80％,以40～60岁妇女为最多见。

肉眼观,肿块一般较小,直径多为 2～3 cm,质硬,边缘不整,常可见灰白色癌呈树根状侵入邻接纤维脂肪组织内,如癌组织阻塞真皮内淋巴管,可致皮肤水肿,而毛囊汗腺处皮肤相对下陷,呈橘皮样外观;如累及乳头伴大量纤维组织增生时,可出现乳头回缩、下陷现象;晚期乳腺癌形成巨大肿块,在癌周浸润蔓延,形成多个卫星结节。如癌组织穿破皮肤,可形成溃疡。

镜下,组织形态多样,癌细胞组成实体团块或腺样结构,两者常混合存在。可保留部分原有的导管内原位癌结构,或完全缺如。癌细胞大小形态各异,多形性常较明显,核分裂像多见,常见局部肿瘤细胞坏死。肿瘤间质有致密的纤维组织增生,癌细胞在纤维间质内浸润生长(图 9-15),二者比例各不相同。以往根据癌实质和纤维组织间质的不同比例分为单纯癌(癌实质与间质比例大致相等)、硬癌(间质成分占优势,少量癌细胞呈条索状分布于增生的纤维组织中)和不典型髓样癌(癌实质多于间质),现统称为浸润性导管癌。

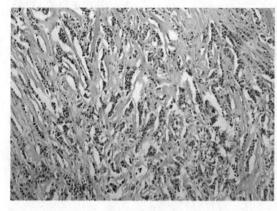

图 9-15 浸润性导管癌

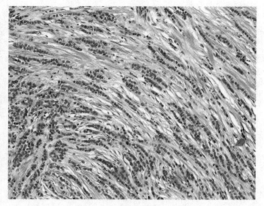

图 9-16 浸润性小叶癌

(2)浸润性小叶癌:由小叶原位癌穿透基膜向间质浸润所致,占乳腺癌的 5%～10% 左右。癌细胞呈单行串珠状或细条索状浸润于纤维间质之间,或环形排列在正常导管周围。癌细胞小,大小一致,核分裂像少见,细胞形态和小叶原位癌的瘤细胞相似(图 9-16)。

(3)特殊类型癌:主要有髓样癌伴大量淋巴细胞浸润、小管癌、黏液癌及佩吉特病。

佩吉特病(Paget disease)伴有或不伴有间质浸润的导管内癌的癌细胞沿乳腺导管向上扩散,累及乳头和乳晕,在表皮内可见大而异型,胞质透明的肿瘤细胞,这些细胞可孤立散在,或成簇分布。在病变下方可查见导管内癌,其细胞形态和表皮内的肿瘤细胞相似。乳头和乳晕可见渗出和浅表溃疡,呈湿疹样改变,因此,又称湿疹样癌。

(三)扩散

1. 直接蔓延 癌细胞沿乳腺导管直接蔓延,可累及相应的乳腺小叶腺泡。或沿导管周围组织间隙向周围扩散到脂肪组织。随着癌组织不断扩大,甚至可侵及胸大肌和胸壁。

2. 淋巴道转移 乳腺淋巴管丰富,淋巴管转移是乳腺癌最常见的转移途径。首先转移至同侧腋窝淋巴结,晚期可相继至锁骨下淋巴结、逆行转移至锁骨上淋巴结。位于乳腺内上象限的乳腺癌常转移至乳内动脉旁淋巴结,进一步至纵隔淋巴结。偶尔可转移到对侧腋窝淋巴结。少部分病例可通过胸壁浅部淋巴管或深筋膜淋巴管转移到对侧腋窝淋巴结。

3. 血道转移 晚期乳腺癌可经血道转移至肺、肝、骨、脑等组织或器官。

小 结

几乎所有的子宫颈浸润性鳞状细胞癌都由子宫颈上皮的非典型增生(CIN)发展而来。子宫颈鳞癌在子宫颈癌中最常见,其次为宫颈腺癌。滋养层细胞疾病(GTD)包括葡萄胎、侵蚀性葡萄胎、绒毛膜癌和胎盘部位滋养细胞肿瘤,其共同特征为滋养层细胞异常增生。侵蚀性葡萄胎和良性葡萄胎的主要区别是水泡状绒毛侵入子宫肌层内,伴有远处器官转移。绒毛膜癌是滋养层细胞的高度恶性肿瘤,是与侵蚀性葡萄胎的区别。

　　乳腺癌是来自乳腺终末导管小叶单元上皮的恶性肿瘤,分为非浸润性癌(原位癌)及浸润性癌等,浸润性导管癌是最常见的乳腺癌类型。

【思考题】

(1) 何谓子宫颈上皮内瘤变(CIN)?

(2) 简述子宫颈癌的肉眼类型和组织学类型。

(3) 简述葡萄胎、侵蚀型葡萄胎和绒毛膜癌的病变与临床特点。

(4) 简述乳腺浸润性导管癌的病理特点和临床表现。

（姜　英　孙沛毅）

第十章 传染病和寄生虫病

学习要点

● **掌握**：① 结核病的病因及发病机制、基本病理变化及其转化规律；② 原发性肺结核病与继发性肺结核病的特点、类型及区别。

● **熟悉**：① 肺外器官结核病的病理变化及临床表现；② 伤寒、细菌性痢疾、流脑、乙脑的病理变化特点及临床病理联系。

● **了解**：阿米巴病的病因、发病机制、病理变化、临床病理联系。

传染病(infectious diseases)是由各种病原体引起的能在人与人、动物与动物或人与动物之间相互传播的一类疾病。传染病在人群中发生或流行必须具备传染源、传播途径和易感人群三个基本环节。传染病的病原体入侵人体，常有一定的传染途径和方式，并往往定位于一定的组织或器官。近年来随着病原微生物检测技术的发展和有效抗生素的应用，传染病的诊断和治疗取得了很大进展。我国解放后，传染病的发病率和死亡率均已明显下降。有些传染病已经消灭如天花，有的传染病也接近消灭如麻风、脊髓灰质炎等，而另一些原已得到控制的传染病，由于种种原因又死灰复燃，其发生率上升或有上升趋势，如梅毒、淋病、结核病等，并出现一些新的传染病如艾滋病等。本章主要介绍结核病、伤寒、细菌性痢疾、流行性脑脊髓膜炎、流行性乙型脑炎和阿米巴病。

第一节 结核病

一、概述

结核病(tuberculosis)是由结核杆菌(tubercle bacillus)引起的慢性肉芽肿性炎症性疾病，以肺结核最为常见。典型病变是结核结节的形成伴有不同程度的干酪样坏死。近年来，由于大量抗生素的使用和耐药菌株的出现，结核病的发病率又趋上升。

(一)病因及发病机制

结核病的病原菌是结核分枝杆菌(mycobacterium tuberculosis)，对人致病的主要类型为人型和牛型。

结核病的传播途径主要为呼吸道传播。少数患者可因食入带菌的食物经消化道感染。细菌经皮肤伤口感染者极少见。

结核病的发生和发展受很多因素影响，其中最重要的是感染菌的数量及其毒力大小和被感染机体的反应性(免疫反应或变态反应)。其中机体的反应性在结核病的发病学上起着非常重要的作用。目前一般认为，结核病的免疫反应以细胞免疫为主，即 T 细胞起主要作用。

结核病时发生的变态反应属于Ⅳ型(迟发性)变态反应。结核病的免疫反应和变态反应(Ⅳ型)常同时发生和相伴出现。免疫反应的出现提示机体已获得免疫力，对病原菌有杀伤作用。然而变态反应除包含免疫力外，常同时伴随干酪样坏死，引起组织结构的破坏。结核病的基本病变与机体的免疫状态的关系见表 10-1。

表 10 - 1 结核病基本病变与机体的免疫状态

| 病 变 | 机体状态 | | 结核杆菌 | | 病 理 特 征 |
	免疫力	变态反应	菌 量	毒 力	
渗出为主	低	较强	多	强	浆液性或浆液纤维素性炎
增生为主	较强	较弱	少	较低	结核结节
坏死为主	低	强	多	强	干酪样坏死

（二）基本病理变化

1. 以渗出为主的病变 结核性炎症的早期或机体抵抗力低下，菌量多、毒力强或变态反应较强时，主要表现为浆液性或浆液纤维素性炎。病变早期局部有中性粒细胞浸润，但很快被巨噬细胞所取代。在渗出液和巨噬细胞中可查见结核杆菌。此型变化易发于肺、浆膜、滑膜和脑膜等处。渗出物可完全吸收不留痕迹，或转变为以增生为主或以坏死为主的病变。

2. 以增生为主的病变 当细菌量少、毒力较低或人体免疫反应较强时，则发生以增生为主的变化，形成具有诊断价值的结核结节。

当巨噬细胞吞噬并消化了结核杆菌后，菌的磷脂成分使巨噬细胞形态变大而扁平，逐渐转变为上皮样细胞，称为"类上皮细胞"。类上皮细胞呈梭形或多角形，胞质丰富，染淡伊红色，境界不清。核呈圆或卵圆形，染色质甚少，甚至可呈空泡状，核内有 1～2 个核仁。类上皮细胞的活性增加，有利于吞噬和杀灭结核杆菌。类上皮细胞聚集成团，可形成多核巨细胞即朗格汉斯(Langhans)巨细胞。朗格汉斯巨细胞直径可达 300 μm，胞质丰富。其胞质突起常和类上皮细胞的胞质突起相连接，核与类上皮细胞核相似。核的数目由十几个到几十个不等，也有超过百个者。核排列在胞质周围呈花环状、马蹄形或密集胞体一端。朗格汉斯巨细胞可将结核菌的抗原信息传递给周围的淋巴细胞，聚集成团的类上皮细胞外围常有较多的淋巴细胞和少量反应性增生的成纤维细胞，这些成分构成典型的结核结节（图 10 - 1），为结核病的特征性病变。结核结节中通常不易找见结核菌。典型者结节中央有干酪样坏死。

单个结核结节非常小，直径约 0.1 mm，肉眼和 X 线片不易看见。三四个结节融合成较大结节时才能看见。这种融合结节境界清楚，粟粒样大小，呈灰白半透明状。有干酪样坏死时呈淡黄色，可微隆起于器官表面。

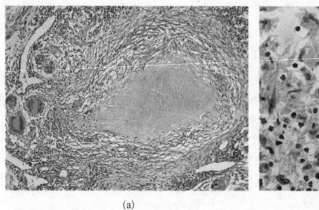
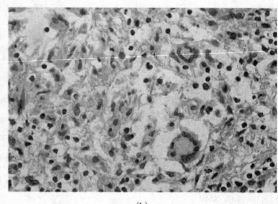

(a)   (b)

图 10 - 1 结核结节

（a）典型结核结节，由上皮样细胞，朗格汉斯巨细胞和外周局部集聚的淋巴细胞及少量反应性增生的成纤维细胞构成，中央有干酪样坏死；（b）结节中上皮样细胞和朗格汉斯巨细胞等成分

3. 以坏死为主的病变 在结核杆菌数量多、毒力强，机体抵抗力低或变态反应强时，上述以渗出为主或以增生为主的病变均可继发干酪样坏死。

结核坏死灶由于含脂质较多呈淡黄色、均匀细腻，质地如奶酪，故称干酪样坏死(caseous necrosis)。镜下表现为红染无结构的颗粒状物。干酪样坏死对结核病病理诊断具有一定的意义。干酪样坏死物中大都会有一定量的结核杆菌，可成为结核病恶化进展的原因。

渗出、增生和坏死三种变化往往同时存在而以某一种改变为主，而且可以相互转化。

（三）基本病理变化的转化规律

结核病的发展和转归取决于机体抵抗力和结核杆菌致病力之间的关系。在机体抵抗力增强时，结核杆菌被抑制、杀灭，病变转向愈合；反之，则转向恶化。

1. 病变转向愈合　主要表现为病变的吸收、消散，纤维化、纤维包裹和钙化。

（1）吸收、消散：为渗出性病变的主要愈合方式，渗出物经淋巴道吸收而使病灶缩小或消散。X线检查可见渗出性病变呈现边缘模糊、密度不匀、云絮状阴影并逐渐缩小或被分割成小片，以至完全消失，临床上称为吸收好转期。较小的干酪样坏死灶和增生性病变如治疗得当也可被吸收。

（2）纤维化、纤维包裹及钙化：增生性结核结节转向痊愈时，其中的类上皮细胞逐渐萎缩，结节周围的增生成纤维细胞长入形成纤维组织，使结节纤维化，最终形成瘢痕而愈合。1～2 mm的小干酪样坏死灶可完全纤维化，较大者难以完全纤维化而由坏死灶周围的纤维组织增生，将干酪样坏死物质加以包裹，以后干酪样坏死逐渐干燥浓缩，并有钙质沉着而发生钙化。钙化的结核灶内常有少量结核杆菌残留，病变处于相对静止状态，虽属临床痊愈，但当机体抵抗力降低时仍可复发进展。X线检查，可见纤维化病灶呈边缘清楚、密度增高的条索状阴影；钙化灶为密度较高、边缘清晰的阴影。临床称为硬结钙化期。

2. 病变转向恶化　主要表现为浸润进展和溶解播散。

（1）浸润进展：病变恶化进展时，在病灶周围出现渗出性病变（病灶周围炎），其范围不断扩大，并继而发生干酪样坏死。坏死区又随渗出性病变的扩大而增大。X线检查，原病灶周围出现絮状阴影，边缘模糊，临床上称为浸润进展期。

（2）溶解播散：病情恶化时，干酪样坏死物可发生液化，可经体内的自然管道（如支气管、输尿管等）排出，导致局部形成空洞。空洞内液化的干酪样坏死物中含有大量结核杆菌，可通过自然管道播散到其他部位，引起新的病灶。如肺结核性空洞通过支气管播散可在同侧或对侧肺内形成多数新的以渗出、坏死为主的结核病灶。此外，结核杆菌还可通过淋巴管道蔓延到淋巴结，经血道播散至全身，在多个器官内形成结核病灶。X线检查，可见病灶阴影密度深浅不一，出现透亮区及大小不等的新播散病灶阴影。临床称为溶解播散期。

二、肺结核病

结核杆菌多数通过呼吸道播散，因此结核病中最常见的是肺结核病（pulmonary tuberculosis），占全身各器官结核病的90%左右。由于机体对初次感染和再次感染结核杆菌的反应性不同，肺部病变的发生、发展规律也不相同，通常分为原发性肺结核和继发性肺结核两大类。

（一）原发性肺结核病

原发性肺结核病是指机体第一次感染结核杆菌引起的肺结核病。多见于儿童，也可见于未感染过结核杆菌的青少年和成人。免疫功能严重受抑制的成年人由于丧失对结核杆菌的免疫力，可多次发生原发性肺结核病。

原发性肺结核病的病理特征是形成原发综合征（primary complex）。结核杆菌随空气吸入肺泡后，最初在通气较好的上叶下部或下叶上部近胸膜处形成直径1 cm左右的灰白色炎性实变灶，称原发病灶，病灶开始为渗出性病变，进而发生干酪样坏死。结核杆菌游离或被巨噬细胞吞噬，很快侵入淋巴管，随淋巴液到局部肺门淋巴结，引起相应结核性淋巴管炎和淋巴结炎，表现为淋巴结肿大和干酪样坏死。肺的原发病灶、结核性淋巴管炎和肺门淋巴结结核称为原发综合征，见图10-2。X线片呈哑铃状阴影。

原发综合征形成后，虽然在最初几周内有细菌通过血道或淋巴道播散到全身其他器官，但由于细胞免疫的建立，95%左右的病例不再发展，病灶进行性纤维化和钙化。故临床症状和体征多不明显，患儿多在不知不觉中度过，仅结核菌素试验为阳性。有时肺门淋巴结病变继续发展，形成支气管淋巴结结核。少数营养不良或同

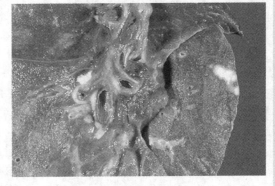

图10-2　肺结核原发综合征
肺的原发病灶（右）和肺门淋巴结结核（左）

时患有其他传染病的患儿,病灶扩大、干酪样坏死和空洞形成,有的甚至肺内播散形成粟粒性肺结核病或全身播散形成全身粟粒性结核病。

(二)继发性肺结核病

继发性肺结核病是在原发综合征痊愈后,再次感染结核杆菌所致。多见于成人,可在原发肺结核病后很短时间内发生,但大多在初次感染后十年或几十年后由于机体抵抗力下降使暂停活动的原发病灶再次活化而形成。其感染途径有两种,一是外源性再感染,即原发感染已治愈后再次由外界感染结核杆菌而发病;二是内源性再感染,陈旧的原发灶内结核杆菌又重新活动。目前,多认为内源性再感染为继发性肺结核病的主要原因。

原发性肺结核病和继发性肺结核病具有不同的特点(表 10-2)。

表 10-2 原发性和继发性肺结核病的比较

	原发性肺结核病	继发性肺结核病
结核杆菌感染	初次感染	再次感染
发患者群	儿童	成人
对结核杆菌的免疫力或过敏性	无	有
病理特征	肺原发综合征	病变多样,新旧病灶并存,较局限
起始病灶	上叶下部、下叶上部近胸膜处	肺尖部
病变性质	渗出和坏死为主	肉芽肿形成和坏死
主要播散途径	多为淋巴道或血道	多为支气管
病 程	短,大多自愈	长,波动性,需治疗

继发性肺结核病根据病变特点和临床经过可分为以下几种类型。

1. 局灶型肺结核 是继发性肺结核病的早期病变,通常位于右肺尖部,病灶多为 1 个,直径为 0.5~1 cm,X 线示肺尖部有单个或多个境界清楚的结节状阴影,有纤维包裹。镜下病变以增生为主,中央为干酪样坏死。患者常无明显症状,多在体检胸透时发现。多数患者的病灶可纤维化、包裹、钙化而痊愈。少数患者抵抗力降低时,可发展成浸润型肺结核。

2. 浸润型肺结核 是临床上最常见的活动性、继发性肺结核病。多由局灶型肺结核发展而来。病变多在肺尖或锁骨上下区,常以渗出为主,中央有干酪样坏死,周围有直径 2~3 cm 的渗出性病变(病灶周围炎)。镜下病灶中央为干酪样坏死,病灶周围肺泡腔内充满浆液、单核细胞、淋巴细胞和少量中性白细胞。X 线在锁骨下区可见边缘模糊的云絮状阴影。如能及时恰当治疗,渗出病变可在半年左右完全或部分吸收(吸收好转期)。中央干酪样坏死灶可通过纤维化、纤维包裹和钙化而愈合(硬结钙化期)。如患者免疫力下降或治疗不及时,则渗出扩大、干酪样坏死大量出现。干酪样坏死液化溶解,液化坏死物可经支气管排出而形成薄壁空洞,空洞壁坏死物经支气管播散可引起干酪样肺炎(溶解播散期)。如靠近胸膜的急性空洞也可穿破胸膜脏层引起自发性气胸;如有液化的干酪样坏死同时进入胸腔,则发生结核性脓气胸。急性空洞一般较小,经过适当治疗后,洞壁肉芽组织增生,填满洞腔而愈合;洞腔也可塌陷,最后形成瘢痕。空洞若经久不愈,则发展为慢性纤维空洞型肺结核。

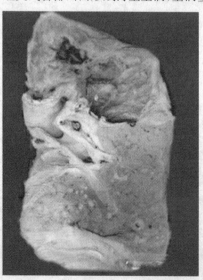

图 10-3 慢性纤维空洞型肺结核
示厚壁空洞

3. 慢性纤维空洞型肺结核 多在浸润型肺结核急性空洞的基础上经久不愈发展而来,是成人肺结核的常见类型。该型病变有以下特点:① 肺内有一个或多个厚壁空洞。多位于肺上叶,大小不一,不规则。壁厚可达 1 cm 以上(图 10-3)。镜下空洞壁分三层:内层为干酪样坏死物,其中有大量结核杆菌;中层为结核性肉芽组织;外层为纤维结缔组织;② 同侧或对侧肺组织,特别是肺小叶可见由支气管播散引起的很多新旧不一、大小不等,病变类型不同的病灶。越往下越新鲜;③ 后期肺组织严重破坏,广泛纤维化、胸膜增厚并与胸壁粘连,使肺体积缩小、变形,严重影响肺功能,甚至使肺功能丧失,逐渐演变为结核性肺硬化。病变空洞与支气管相通,成为结核病的重要传染源,故此型又有开放性肺结核之称。如空洞壁的干酪样坏死侵蚀较大血管,可引起大咯血,患者可因吸入大量血液而窒息死亡。空洞突破胸膜可引起气胸或脓气胸。经常排出含菌痰液可引起喉结核。咽下含菌痰液可引起肠结核。由于肺广泛纤维化引起肺动脉高压可导致肺源性心脏病。

4. 干酪性肺炎 在机体的免疫力极低,变态反应过高时,由浸润型肺结核恶化而来或急性空洞内细菌经支气管播散所致。根据病灶范围分小叶性和大叶性干酪性肺炎。大叶性肺炎:整个大叶肿胀、灰黄色、实变、切面呈干酪样,易形成急性空洞(图 10-4)。小叶性肺炎:多数小的灰黄色病灶相互融合。镜下,肺内广泛的干酪样坏死,周围肺泡腔内有大量浆液纤维素性渗出物,内含巨噬细胞等炎症细胞。临床上中毒症状明显,病情危重,病死率高,有"奔马痨"之称。

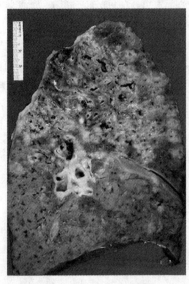
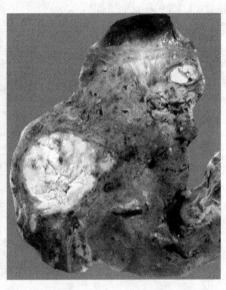

图 10-4 干酪性肺炎   图 10-5 肺结核球

5. 结核球 又称结核瘤(tuberculoma),结核球是直径 2~5 cm,有纤维包裹的孤立的境界分明的球形干酪样坏死灶(图 10-5)。多为单个,也可多个,常位于肺上叶。X线片上有时很难与周围型肺癌相鉴别。结核球可来自:① 浸润型肺结核的干酪样坏死灶纤维包裹;② 结核空洞引流支气管阻塞,空洞由干酪样坏死物填充;③ 多个干酪样坏死病灶融合并纤维包裹。由于纤维包膜的存在,抗痨药对结核球不易发挥作用,且有恶化进展的可能。X线片上有时需与肺癌鉴别,因此临床上多采取手术切除。本型为相对静止的病变,可保持多年而无进展,临床上多无症状。但也可恶化进展,形成空洞。

6. 结核性胸膜炎 结核性胸膜炎根据病变性质可分为渗出性和增生性两种。

渗出性结核性胸膜炎,较常见,多见于青年人。病变广泛,主要为浆液纤维素性炎,可引起血性胸腔积液。一般经适当治疗可吸收,如渗出物中纤维素较多,不易吸收,则可机化而使胸膜增厚和粘连。

增生性结核性胸膜炎,较少见,是由肺膜下结核病灶直接蔓延到胸膜所致。常发生于肺尖。病变多为局限性,以增生性改变为主,浆液渗出较少。一般通过纤维化而愈合,并使局部胸膜增厚、粘连。

(三)肺结核病血源播散所致病变

原发性和继发性肺结核除了通过淋巴道和支气管播散外,也可通过血道播散引起粟粒性结核病和肺外结核病。肺外结核病也可引起全身血源播散性结核病,但较少见。

肺内原发病灶或肺门干酪样坏死灶及肺外结核病灶内的结核杆菌侵入血液或经淋巴液入血,可引起以下几种类型血源播散性结核病。

1. 急性全身性粟粒性结核病 结核杆菌大量侵入肺静脉分支,经左心进入体循环,可播散到全身各器官如肺、肝、脾、肾等处,可引起急性全身性粟粒性结核病。肉眼观,各器官内均匀密布大小一致、灰白色、圆形、境界清楚的小结节。镜下,主要为增生性病变,偶尔出现渗出或坏死为主的病变。多见于原发性肺结核病恶化进展,又可见于其他类型的结核病播散。临床上病情凶险,有高热、衰竭、烦躁不安等中毒症状。X线可见两肺有散在分布、密度均匀、粟粒大小细点状阴影,病情危重,若能及时治疗,预后仍属良好。少数病例可因结核性脑膜炎而死亡。

2. 慢性全身性粟粒性结核病 如急性期不能及时控制而病程迁延 3 周以上,或结核杆菌在较长

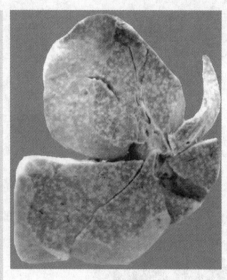

图 10-6 肺粟粒性结核病

时期内每次以少量反复多次不规则进入血液,则形成慢性粟粒性结核病。此时,病变的性质和大小均不一致,同时可见增生、坏死及渗出性病变,病程长,成人多见。

3. 急性肺粟粒性结核病 由于肺门、纵隔、支气管旁的淋巴结干酪样坏死破入邻近大静脉,或因含有结核杆菌的淋巴液由胸导管回流,经静脉入右心,沿肺动脉播散于两肺,而引起两肺急性粟粒性结核病,又称血源播散型肺结核病。当然,急性肺粟粒性结核病也可是急性全身性粟粒性结核病的一部分。肉眼观,肺表面和切面可见灰黄或灰白色粟粒大小结节(图 10-6)。

4. 慢性肺粟粒性结核病 多见于成人。患者原发灶已痊愈,由肺外某器官的结核病灶内的结核杆菌间歇入血而致病。病程较长,病变新旧、大小不一。小的如粟粒,大者直径可达数厘米以上。病变以增生性改变为主。

5. 肺外结核病 除淋巴结结核由淋巴道传播所致、消化道结核可由咽下含菌的食物或痰液直接感染引起、皮肤结核可通过损伤的皮肤感染外,其他各器官的结核病多为原发性肺结核病血源播散所形成的潜伏病灶进一步发展的结果。

三、肺外器官结核病

肺外器官的结核病除消化道及皮肤结核可源于直接感染外,其余如淋巴结、骨、关节、肾、肾上腺、脑膜、生殖系统器官多为原发性肺结核病灶经过血道或淋巴道播散所引起,多呈慢性经过。

(一)肠结核病

肠结核是临床上较为常见的肺外结核病,可分为原发性和继发性两型。原发性者较少见,多见于幼儿,一般是因饮用含牛型结核杆菌的牛奶或乳制品而感染。可形成与原发综合征相似的肠原发综合征(肠的原发性结核性溃疡、结核性淋巴管炎和肠系膜淋巴结结核)。绝大多数肠结核病属于继发性,即继发于活动性空洞型肺结核,因反复咽下含有结核杆菌的痰液感染肠道所致。病变多发生在回盲部。根据病变特点的不同分为两型。

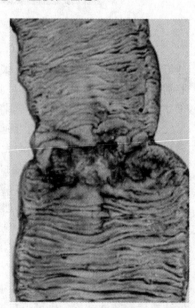

图 10-7 溃疡型肠结核病
溃疡呈环形,其长轴与肠腔垂直

1. 溃疡型 此型多见,结核杆菌侵入肠壁淋巴组织后,通过淋巴管蔓延,形成结核结节,进一步发生干酪样坏死并融合,随后形成黏膜壁溃疡并向周围扩展,溃疡边缘可不规则,深浅不一,有时可深达肌层或浆膜层,甚至累及周围腹膜或邻近肠系膜淋巴结。溃疡常为多个,边缘不整齐,底部附有干酪样坏死物,局部浆膜面常有纤维素渗出和结核结节形成。因肠壁淋巴管呈环行分布,故肠结核溃疡多呈环形,其长轴与肠腔垂直(图 10-7)。溃疡愈合后,常因瘢痕收缩而引起肠狭窄。临床上可有腹痛、腹泻、营养不良和结核中毒症状。由于溃疡底部血管多发生闭塞,一般很少发生肠出血和穿孔。

2. 增生型 较少见。以肠壁大量结核性肉芽组织形成和纤维组织显著增生为其病变特征。肠壁高度肥厚、肠腔狭窄,黏膜面可有浅溃疡或息肉形成。临床上表现为慢性不完全低位肠梗阻。右下腹可触及肿块,故需与肠癌相鉴别。

(二)结核性腹膜炎

结核性腹膜炎多见于青少年,多由腹腔内结核病灶直接蔓延所致。根据病理特征可分为湿型和干型两型,但常以混合型多见。

（三）结核性脑膜炎

结核性脑膜炎多见于儿童。主要由结核杆菌经血道播散所致。在儿童往往是肺原发综合征血源播散的结果，故常为全身粟粒性结核病的一部分。在成人除肺结核病外，骨关节结核和泌尿生殖系统结核常是血源播散的根源。部分病例也可由于脑实质内的结核球液化溃破，大量结核杆菌进入蛛网膜下腔所致。病变以脑底部的软脑膜、蛛网膜及蛛网膜下腔最严重。在脑桥、脚间池、视神经交叉及大脑外侧裂等处的蛛网膜下腔内，有多量灰黄色混浊的胶冻样渗出物积聚。

（四）泌尿生殖系统结核病

1. 肾结核病　　最常见于20～40岁男性。多累及单侧。结核杆菌来自肺结核病的血道播散。病变大多起始于肾皮、髓质交界处或肾锥体乳头。最初为局灶性结核病变，继而病灶扩大且发生干酪样坏死，一方面向皮质扩散，另一方面坏死物破入肾盂，液化排出，形成空洞（图10-8）。以后由于病变的继续扩大，形成多个空洞，最后可使肾仅剩一空壳，肾功能丧失。由于干酪样坏死大量从尿排出，尿液中多有大量结核杆菌，致使输尿管、膀胱相继受累。也可逆行至对侧输尿管和肾。因输尿管黏膜破坏，纤维组织增生，可致管腔狭窄，甚至阻塞。

2. 生殖系统结核病　　男性主要发生于附睾。多由泌尿系统结核病播散而来，结核杆菌经尿道相继感染前列腺、精囊、输精管及附睾，偶见睾丸受累。女性以输卵管结核多见，其次为子宫内膜，多由血道或淋巴道播散而来，也可来源于邻近器官结核病的直接蔓延。输卵管结核病变可使管腔阻塞，引起不育症。

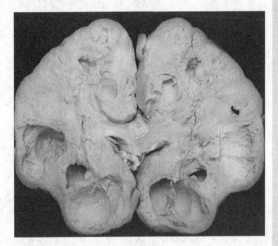

图10-8　肾结核病
肾切面干酪样坏死和多个空洞形成

（五）骨与关节结核病

多由血源播散所致。常见于儿童和青少年，因骨发育旺盛时期骨内血管丰富，感染机会较多。

1. 骨结核病　　多侵犯脊椎骨、指骨及长骨骨骺等处。病变常由松质骨内的小结核病灶开始，以后可发展为干酪样坏死型或增生型。

干酪样坏死型较多见，主要表现为干酪样坏死和死骨形成。病变常累及周围软组织，引起干酪样坏死和结核性肉芽组织形成。坏死物液化后在骨旁形成结核性脓肿，由于这种"脓肿"实际上是干酪样坏死，局部并无红、热、痛，故又有"冷脓肿"之称。病变穿破皮肤可形成经久不愈的窦道。

增生型比较少见，主要形成结核性肉芽组织，病灶内骨小梁渐被侵蚀、吸收和消失，但无明显的干酪样坏死和死骨形成。

骨结核病中最常见者是脊椎结核，多侵犯第10胸椎至第2腰椎。病变始于椎体，常发生干酪样坏死，病变发展可破坏椎间盘和邻近椎体。由于病变锥体不能负重而塌陷呈楔形，造成脊柱后凸畸形（驼背）。若病变穿破骨皮质，可侵犯周围软组织，在脊柱两侧形成"脓肿"，或沿筋膜间隙向下流注，在远隔部位处形成"脓肿"。由于脊柱后凸和结核性肉芽组织或"脓肿"压迫脊髓，可引起截瘫。

2. 关节结核病　　多发生于髋、膝、踝、肘等关节。局部外伤可为发病诱因。病变多继发于骨结核，常始于骨骺或干骺端，发生干酪样坏死。当病变发展侵入关节软骨和滑膜时则成为关节结核病。

（六）淋巴结结核病

淋巴结结核病多见于儿童和青年，以颈部、支气管和肠系膜淋巴结多见。结核杆菌可来自肺门淋巴结结核的播散，也可来自口腔、咽喉部结核感染灶。淋巴结常成群受累，有结核结节形成和干酪样坏死。淋巴结逐渐肿大，彼此粘连融合，形成较大的包块。颈部淋巴结结核（俗称瘰疬）干酪样坏死物液化后可穿破皮肤，形成多数经久不愈的窦道。

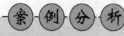

【病历摘要】

　　死者,男,38岁,工人。咳嗽,消瘦1年多,加重1月入院。1年前患者出现咳嗽,多痰,数月后咳嗽加剧,并伴有咯血约数百毫升,咯血后症状日渐加重。反复出现畏寒、低热及胸痛,至3个月前痰量明显增多,精神萎靡,体质明显减弱,并出现腹痛和间歇交替性腹泻和便秘。10年前其父因结核性脑膜炎死亡,患病期间同其父密切接触。

　　体格检查:T 38.5℃,呈慢性病容,消瘦苍白,两肺布满湿性啰音,腹软腹部触之柔韧。胸片可见肺部有大小不等的透亮区及结节状阴影,痰液检出抗酸杆菌。

　　入院后经积极抗结核治疗无效而死亡。

【尸检摘要】

　　全身苍白,消瘦,肺与胸壁广泛粘连,胸腔、腹腔内均可见大量积液,喉头黏膜及声带粗糙。两肺胸膜增厚,右上肺一厚壁空洞,直径3.5 cm,两肺各叶均见散在大小不一灰黄色干酪样坏死灶。镜下见结核结节及干酪样坏死区,并以细支气管为中心的化脓性炎。回肠下段见多处带状溃疡,镜下有结核病变。

【问题】

　　(1) 根据临床及尸检结果,请为该患者作出诊断并说明诊断依据。

　　(2) 用病理学知识,解释相应临床症状。

【分析与解答】

　　(1) 病理诊断:慢性纤维空洞型肺结核继发小叶性肺炎,肠结核,结核性胸膜炎,结核性腹膜炎。

　　(2) 临床症状:慢性病容,低热、消瘦——结核中毒症;咳嗽、胸痛——胸膜炎;腹痛、腹泻、便秘——肠结核;咯血——空洞壁血管破裂。

第二节　伤　寒

　　伤寒(typhoid fever)是由伤寒杆菌引起的急性传染病。病变特点是全身单核-巨噬细胞系统细胞增生,形成特征性伤寒肉芽肿。以回肠末端淋巴组织的病变最为突出,故有肠伤寒之称。临床主要表现为持续高热、相对缓脉、脾肿大、皮肤玫瑰疹及中性粒细胞和嗜酸性粒细胞减少等。病后可获得稳固免疫力,很少再感染。

一、病因及发病机制

　　伤寒杆菌为革兰阴性菌,所产生的内毒素是致病的重要因素。其菌体"O"抗原、鞭毛"H"抗原及表面"Vi"抗原都能使人体产生相应抗体,尤以"O"及"H"抗原性较强,故临床可用血清凝集试验(肥达反应)来测定血清中抗体的效价,以辅助临床诊断。伤寒患者和带菌者是本病的传染源。细菌随排泄物污染食物和饮用水等,经口入消化道传播。全年均可发病,但以夏秋两季最多。

　　伤寒杆菌由口进入消化道,如菌量较少,一般可被胃酸杀灭;在机体抵抗力低下或消化道功能失调时,未被杀灭的细菌侵犯小肠黏膜的淋巴组织,在淋巴结内繁殖增多。此时,临床上无明显症状,称为潜伏期,此期10 d左右。此后,进入单核-巨噬细胞系统的病菌及其释放的毒素再进入血液引起发烧、困倦、头痛、全身不适及恶心、呕吐、腹泻等症状,此时称菌血症期,如做血培养,可见伤寒杆菌生长。细菌随血流带到各个脏器,但主要病变在肠道。

二、病理变化及病理临床联系

　　伤寒杆菌引起的炎症是以巨噬细胞增生为特征的急性增生性炎。增生的巨噬细胞体积增大,吞噬功能十分活跃,这种增生的巨噬细胞是伤寒的特征性细胞,称为"伤寒细胞",其胞质丰富,染色淡,核圆形或椭圆形,常偏于一侧,胞质中可见吞噬的红细胞及坏死细胞碎屑。伤寒细胞常聚集成团,形成小结节称伤寒肉芽肿或伤寒小结,是伤寒的特征性病变,具有病理诊断价值(图10-9)。

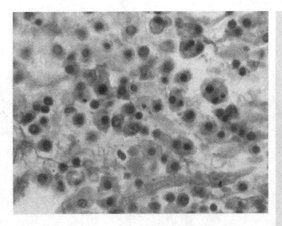

图10-9　吞噬红细胞和细胞碎片等的
巨噬细胞(伤寒细胞)

(一)肠道病变

伤寒肠道病变以回肠下段集合和孤立淋巴小结的病变最为常见和明显。按病变发展过程分四期,每期约持续1周。

1. 髓样肿胀期　起病第一周,由于巨噬细胞大量增生和伤寒肉芽肿形成,使回肠下段淋巴组织肿胀,隆起于黏膜表面,色灰红、质软。隆起组织表面形似脑的沟回[图10-10(a)],故称为"髓样肿胀"。

2. 坏死期　发病的第二周,由于肠壁内淋巴组织明显增生,使局部组织因血管受压而缺血,在髓样肿胀处肠黏膜发生坏死[图10-10(b)]。坏死组织灰白色或被胆汁染成黄绿色。

3. 溃疡期　发病第三周,坏死组织崩解、脱落,形成溃疡。溃疡边缘稍隆起,底部高低不平,呈圆形和椭圆形,其长轴与肠的长轴平行,溃疡一般深及黏膜下层,重者可深达肌层或浆膜层,甚至穿孔,如累及血管可引起肠出血。

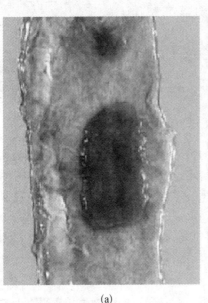
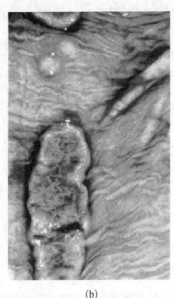

(a)　　　　　　　　　　(b)

图10-10　伤寒肠道病变
(a)髓样肿胀期;(b)坏死期

4. 愈合期　发病的第四周。溃疡处肉芽组织增生将其填平,溃疡边缘的上皮再生覆盖而愈合。由于病灶的长径与肠管纵轴平行,故不会因为瘢痕收缩而引起肠狭窄。

由于早期有效抗生素的应用,临床上很难见到上述四期的典型病变。患者有食欲减退、腹部不适、腹胀、便秘或腹泻及右下腹轻压痛。由于菌血症和毒血症,体温呈阶梯状上升,可出现玫瑰疹、肝脾肿大和神经系统症状等。肥达反应阳性。粪便伤寒杆菌培养在病程第二周起阳性率逐渐增高。

(二)其他病变

肠系膜淋巴结、肝、脾及骨髓因巨噬细胞增生、伤寒肉芽肿形成而致相应器官肿大。镜下可见伤寒肉芽肿和灶性坏死。骨髓内巨噬细胞增生和细菌毒素作用,可致白细胞减少。

第三节　细菌性痢疾

　　细菌性痢疾(bacillary dysentery)简称菌痢,是由痢疾杆菌引起的一种肠道传染病。病变多局限于结肠,以大量纤维素渗出形成假膜为特征,假膜脱落伴有不规则浅表溃疡形成。临床主要表现为腹痛、腹泻、里急后重、黏液脓血便。全年均可发生,但以夏、秋季为多见。儿童发病率较高,其次为青壮年,老年人较少见。

一、病因及发病机制

　　痢疾杆菌为革兰阴性短杆菌。按抗原结构不同分为四种,即志贺、福氏、宋内氏和鲍氏菌。在我国引起痢疾的病原菌主要是福氏和宋内痢疾杆菌。细菌性痢疾患者和带菌者是本病的传染源。苍蝇是重要的传染媒介。病原菌随粪便排出,污染水源、食物、日常生活用品和手等,经口传染。食物和饮水的污染有时可引起菌痢的暴发流行。

　　痢疾杆菌进入消化道后,大部分被胃酸杀灭。仅少部分进入肠道。痢疾杆菌进入人体后是否发病,主要取决于机体抵抗力的强弱、侵入细菌数量的多少和毒力大小。当人体抵抗力降低时,进入肠道的痢疾杆菌可侵入肠黏膜,并在黏膜固有层内繁殖,释放具有破坏细胞作用的内毒素,引起肠壁急性炎症,肠黏膜发生溃疡。内毒素入血可引起全身毒血症反应。痢疾杆菌释放的外毒素是导致水样腹泻的主要原因。由黏液、细胞碎屑、中性粒细胞、渗出液和血形成黏液脓血便。

二、病理变化及临床病理联系

　　菌痢的病变主要累及大肠,尤其是直肠和乙状结肠。根据肠道病变特征、全身变化和临床经过,细菌性痢疾可分为三种类型。

(一)急性细菌性痢疾

　　典型病变经过为初期的急性卡他性炎、随后的特征性假膜性炎和溃疡形成,最后愈合。

　　病变特点:病变早期的急性卡他性炎,表现为黏液分泌亢进,黏膜充血、水肿、中性粒细胞和巨噬细胞浸润,可见点状出血。随后,出现特征性假膜性炎和溃疡形成。肉眼观假膜呈灰白色糠皮状,如出血明显或被胆色素浸染时,则分别呈暗红色或灰绿色,首先出现于黏膜皱襞的顶部,随着病变扩大融合成片。镜下观,假膜由大量纤维素、坏死组织、炎症细胞和红细胞及细菌组成(图 10-11)。约发病1周左右,假膜溶解脱落,形成大小不等,形状不一的"地图状"溃疡。溃疡多较浅表。当病变趋向愈合时,肠黏膜渗出物和坏死组织逐渐被吸收、排出,经周围健康黏膜上皮再生溃疡得以修复。常不形成明显瘢痕,一般不引起肠狭窄。

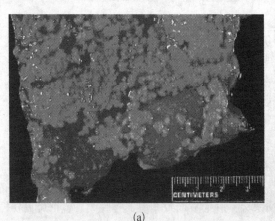
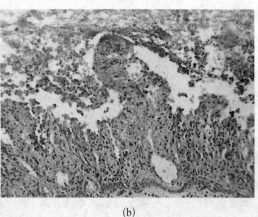

(a)　　　　　　　　　　　　　　　　　　(b)

图 10-11　急性细菌性痢疾

(a)结肠黏膜表面灰白色假膜;(b)结肠黏膜表层坏死并有白细胞和纤维素性渗出物

临床上,患者可出现发热、头痛、乏力、食欲减退和白细胞增高等全身中毒症状。由于病变肠管蠕动亢进和痉挛,引起阵发性腹痛和腹泻。由于炎症刺激直肠壁内的神经末梢和肛门括约肌,导致里急后重和频繁排便。最初排出黏液稀便,由于假膜脱落形成溃疡则转为黏液脓血便。急性细菌性痢疾病程一般为1~2周,经治疗大多数痊愈。并发症如肠穿孔、肠出血少见,少数病例可转为慢性。

(二)慢性细菌性痢疾

菌痢病程持续在2个月以上者称为慢性菌痢。多由急性菌痢转变而来,以福氏菌感染者居多。病变特点:肠道病变此起彼伏,新旧并存,原有溃疡尚未愈合,新溃疡又形成;有慢性溃疡形成,较急性溃疡深,可达肌层,由于肠壁损伤与修复反复进行,溃疡边缘的黏膜常过度增生并形成息肉;肠壁反复受损,各层有慢性炎细胞浸润和纤维组织增生,乃至瘢痕形成,从而使肠壁不规则增厚、变硬,甚至引起肠腔狭窄。

临床上,患者出现腹痛、腹胀、腹泻,或腹泻与便秘交替等症状。慢性菌痢急性发作时肠道炎症加剧,可出现急性菌痢的症状。少数患者可无明显临床表现,但粪便痢疾杆菌培养持续阳性,成为慢性带菌者,是本病的重要传染源。

(三)中毒性细菌性痢疾

为细菌性痢疾中最严重的一型,多见于2~7岁儿童,成人少见。常由毒力较低的福氏或宋内氏菌引起。本型菌痢的特征是起病急骤、严重的全身中毒症状,但肠道病变和症状常不明显。发病后数小时即可出现中毒性休克或呼吸衰竭。中毒性菌痢的发病机制尚不清楚,可能与特异性体质对细菌毒素发生强烈的过敏反应有关。

第四节 流行性脑脊髓膜炎

流行性脑脊髓膜炎(epidemic cerebrospinal meningitis)简称流脑。是由脑膜炎双球菌引起的化脓性脑膜炎。临床表现为发热、头痛、呕吐、皮肤黏膜瘀点、瘀斑及颈项强直等脑膜刺激征。

一、病因及发病机制

脑膜炎双球菌存在于患者及带菌者的鼻咽部,借飞沫经呼吸道感染。在机体抵抗力低下的情况下,侵入人体呼吸道的脑膜炎双球菌经呼吸道黏膜血管入血,并生长繁殖,到达脑脊髓膜引起化脓性脑膜炎。

二、病理变化及临床病理联系

肉眼观,脑脊膜血管扩张充血,蛛网膜下腔充满灰黄色脓汁,脓汁沿血管分布[图10-12(a)]。无脓汁的蛛网膜变成不透明,出现淤血。如脑脊液循环出现障碍,可引起脑室扩张。

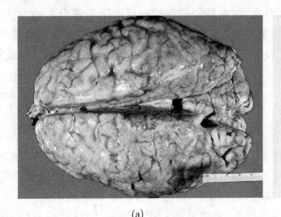
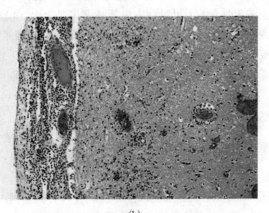

(a)　　　　　　　　　　　　　　　　(b)

图 10-12　化脓性脑膜炎

(a)肉眼见蛛网膜下腔内黄白色脓性液体;(b)镜下观蛛网膜下腔充满脓性渗出物

镜下,蛛网膜下腔可见大量中性粒细胞、纤维蛋白、淋巴细胞[图 10 - 12(b)]。革兰染色,细胞内外可见细菌。病变严重者脑膜血管壁可发生脉管炎和血栓形成。

流行性脑脊髓膜炎在败血症期,主要病变为血管内皮损害,血管壁炎症、坏死和血栓形成同时有血管周围出血;皮肤、皮下组织、黏膜和浆膜等局灶性出血。

脑膜炎期的病变以软脑膜为主。早期充血、少量浆液性渗出及局灶性小出血点。后期则有大量纤维蛋白、中性粒细胞及血浆外渗。病变主要在大脑两半球表面和颅底。由于颅底脓液黏稠及化脓性病变的直接侵袭,可引起脑膜粘连、加重视神经、外展神经及动眼神经、面神经、听神经等脑神经损害。由于内毒素的损伤使脑神经组织表层发生退行性病变。此外,炎症亦可沿着血管壁侵入脑组织,引起充血、水肿、局灶性中性粒细胞浸润及出血。

暴发败血症死亡者尸检时,于皮肤血管内皮细胞内及腔内可见大量革兰阴性球菌,皮肤及内脏血管损害严重而广泛,内皮细胞脱落坏死,血管腔内有纤维蛋白-白细胞-血小板形成的血栓。皮肤、肺、心、胃肠道和肾上腺均有广泛出血。心肌炎和肺水肿亦常见。

在暴发型脑膜炎病例中,病变以脑组织为主,有明显充血水肿,颅内压增高。当水肿的脑组织向颅内的裂孔突出,则形成枕骨大孔或天幕裂孔疝。

第五节　流行性乙型脑炎

流行性乙型脑炎(epidemic type B encephalitis)是由乙型脑炎病毒感染引起的急性传染病。本病主要分布在亚洲远东和东南亚地区,经蚊传播,多见于夏秋季,临床上急起发病,有高热、意识障碍、惊厥、强直性痉挛和脑膜刺激征等,重型患者病后往往留有后遗症。属于血液传染病。

一、病因及发病机制

病原体为乙型脑炎病毒,是一种嗜神经型 RNA 病毒。传染源为携带本病毒的患者、家畜、家禽。传播本病的媒介为携带了本病毒的蚊子叮咬。当病毒进入人体,机体免疫力强,血-脑脊液屏障功能正常,仅可形成短暂的病毒血症,而形成隐性感染。相反,机体抵抗力低下,病毒可侵入中枢神经系统而发病。

二、病理变化及临床病理联系

本病病变广泛累及中枢神经系统的灰质,尤以大脑皮质、基底核、间脑等部位病变重;其次为小脑皮质、脑桥、延髓等,偶尔颈段脊髓受累。肉眼观脑膜充血、水肿,脑回宽、脑沟窄;切面在皮质深层、基底核、视丘等处可见粟粒大小软化灶,软化灶呈半透明状、色淡、散在或簇集分布。光镜下表现为脑实质以变质为主的炎性反应:可见脑内血管高度扩张充血,灶状出血,在血管周围间隙有以淋巴细胞为主的炎性细胞浸润呈套管现象或称套袖现象(图 10 - 13)。神经细胞变性、坏死,轻者神经细胞尼氏体减少或消失,空泡变性、核偏位;重者表现为神经细胞嗜酸性变、坏死及脱失。在变质的神经元处可见神经细胞卫星现象和噬神经细胞现象(图 10 - 15)。在上述病变严重区可出现多发性的软化灶形成,即神经组织局灶性坏死、液化,形成淡染、疏松的筛网状软化灶(图 10 - 14)。此外,尚可观察到小胶质细胞呈弥漫性增生和结节状增生,甚至形成胶质结节。

本病的病变分布广泛,神经细胞可广泛受累,故患者常出现嗜睡、昏迷以及颅神经核受损所致的颅神经麻痹等症状。由于脑内血管扩张充血,血液停滞,血管内皮细胞受损,可致血管壁通透性升高,引起脑水肿,进而出现颅内压升高的症状,甚至发生脑疝。如发生小脑扁桃体疝可因压迫延脑生命中枢致猝死。由于脑膜有不同程度的炎症反应,患者可有脑膜刺激症状和脑脊液中淋巴细胞数增多表现。

大多数患者经及时正确诊断和治疗可痊愈。病变较重者,可出现痴呆、语言障碍、肢体瘫痪及颅神经损害引起的吞咽困难、中枢性面瘫、眼球运动障碍等。这些症状和表现可经数月之后逐渐恢复。少数病例不能完全恢复而留下后遗症。

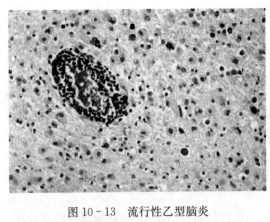

图 10-13　流行性乙型脑炎
血管周围淋巴细胞套袖状浸润

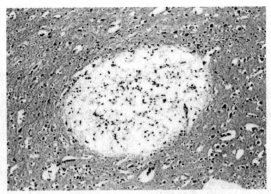

图 10-14　流行性乙型脑炎
筛网状软化灶

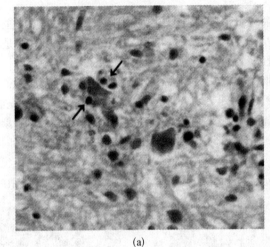

(a)

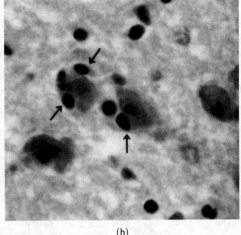

(b)

图 10-15　流行性乙型脑炎
(a) 神经细胞卫星现象；(b) 噬神经细胞现象

第六节　阿 米 巴 病

　　阿米巴病(amoebiasis)是由溶组织内阿米巴原虫感染所引起的一种人类寄生虫病。病变主要累及结肠，引起变质性炎症，形成黏膜溃疡，因其临床表现酷似细菌性痢疾，故又称阿米巴痢疾。少数病例结肠壁中的病原体也可随血流运行或以直接侵袭方式，到达肠外器官，引起肝、肺、脑、皮肤和泌尿生殖器官等肠外阿米巴病，因此，阿米巴病是可以累及许多组织和脏器的全身性疾病。

　　本病的发病遍及世界各地，以热带及亚热带地区多见，在我国多见于南方。本病的感染人群以乡村的成年男性居多。

一、肠阿米巴病

(一) 病因及感染途径

　　肠阿米巴病是侵袭型溶组织内阿米巴经口感染入侵结肠壁引起的疾病。溶组织内阿米巴的生活史分滋养体和包囊两期。包囊是该原虫的传染阶段，存在于慢性阿米巴病患者或包囊携带者的大便中。一旦成熟包囊随大便污染的水或食物进入消化道，它能耐受胃酸的消化作用，通常在小肠下段经碱性消化液作用，发育成小滋养体(又称肠腔型)。小滋养体在适合条件下可分裂繁殖并随粪便下行到结肠，进入肠壁黏膜，转变为大滋养体(又称组织型)，并大量繁殖和吞噬红细胞，破坏宿主组织，引起肠黏膜的溃疡性病变。

（二）发病机制

溶组织内阿米巴的致病机制目前尚未完全阐明。其致病株对组织的侵袭损害可能与以下因素有关：

1. 接触性细胞溶解作用（触杀机制） McCaul（1981）证明致病株阿米巴具有膜结合磷脂酶 A，它能促使滋养体表面植物血凝素样黏附分子与靶细胞膜上相应糖基配体结合，转化为溶血性卵磷脂（一种细胞溶解物）。靶细胞常在阿米巴黏附后 20 min 内死亡。此外，大滋养体溶酶体释放胰蛋白酶、透明质酸酶、胶原酶等，在补体和白细胞产物参与下也起到溶组织作用。

2. 细胞毒素作用 从溶组织内阿米巴的纯培养中可分离出一种细胞毒素——肠毒素，是一种不耐热的蛋白质，它可能造成肠黏膜损伤并引起腹泻。

3. 伪足运动和吞噬功能 阿米巴滋养体可以依靠伪足运动，使其病变呈潜行性，并具有吞噬和降解已受破坏的细胞作用。

4. 免疫抑制与逃避 阿米巴抗原中含有激发机体免疫抑制的决定簇，侵袭型滋养体对补体介导的溶解作用有抵抗力，具有独特的逃避宿主免疫攻击的能力，因而能长期存在，并发挥其致病作用。

（三）病变及分期

肠阿米巴病的病变好发于结肠，这可能与肠内氧分压较低和肠内容物生理性滞留有关。病变主要位于盲肠、升结肠，其次为乙状结肠及直肠，严重者累及整个结肠与回肠下段。肠阿米巴的基本病变是以组织溶解为主的坏死性炎症，可分为急性期病变和慢性期病变。

1. 急性期病变 溶组织内阿米巴滋养体侵入肠壁组织，可破坏黏膜表层或肠腺隐窝上皮细胞。肉眼观，早期在黏膜表面形成多个散在灰黄色、略凸于黏膜表面的针头大小的点状坏死或浅溃疡，周围有充血、出血带（图 10-16）。随后阿米巴滋养体继续繁殖并向纵深发展，达黏膜下层，造成组织明显液化性坏死，形成具有诊断意义的特征性的、口小底宽的烧瓶状溃疡（图 10-17）。溃疡边缘不规则，周围黏膜肿胀，但溃疡间黏膜组织尚属正常。病变继续扩展，黏膜下层组织坏死相互沟通，形成隧道样病变。表面黏膜层组织剥脱，犹如破絮状悬挂于肠腔表面，或坏死脱落融合形成边缘潜行的巨大溃疡。溃疡严重者可深及浆膜层造成肠穿孔。

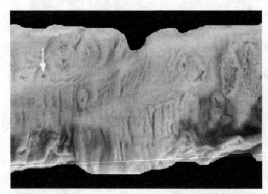

图 10-16 肠阿米巴病
结肠肠黏膜面见大小不等，圆形或不规则形溃疡

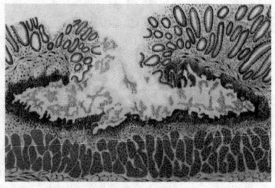

图 10-17 肠阿米巴病（模式图）
示结肠肠壁形成口小底宽的烧瓶状（潜行性）溃疡

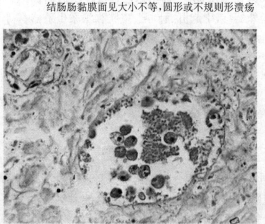

图 10-18 肠阿米巴病
结肠壁小静脉内阿米巴大滋养体

镜下，液化性坏死表现为无结构的淡红染病灶，其周围组织炎症反应不明显，仅见充血、出血、水肿和少量淋巴细胞、浆细胞浸润。溃疡形成时，溃疡底和边缘可见残存的坏死组织，在坏死组织与正常组织交界处和肠壁小静脉腔内，常可找到阿米巴大滋养体（图 10-18）。滋养体一般呈圆形，直径 20～60 μm，核小而圆，胞质略嗜碱性，胞质内含有糖原空泡或吞有红细胞、淋巴细胞和组织碎片。

临床上，急性期肠道病变，可引起肠蠕动增强和黏液分泌增多，出现右下腹压痛、腹泻和大便次数增加。由于粪便内含大量黏液、血液与坏死溶解的组织，多呈暗红色果酱样，有腥臭。粪检时易找到阿米巴滋养体。

一般全身症状轻微,无发热。由于直肠及肛门病变较轻,故里急后重现象可不明显。本期肠阿米巴病须与细菌性痢疾相鉴别,二者区别见表10-3。

急性期多数患者可治愈,少数患者可因肠道溃疡过深而引起肠穿孔。由于病变发展较缓,多形成局限性脓肿。如病变侵袭肠壁小血管而致破裂,可引起肠出血。或因治疗不及时、彻底而转入慢性期。

表 10-3　肠阿米巴病和细菌性痢疾的鉴别

	肠 阿 米 巴 病	细 菌 性 痢 疾
病 原 体	溶组织内阿米巴	痢疾杆菌
好发部位	盲肠、升结肠	乙状结肠、直肠
病变性质	局限性坏死性炎	弥漫性假膜性炎
溃疡深度	一般较深,烧瓶状	浅在,不规则
溃疡边缘	潜行性、挖掘状	不呈挖掘状
溃疡间黏膜	大致正常	为炎性假膜
全身症状	轻、发热少	重、常发热
肠道症状	右下腹压痛 腹泻往往不伴里急后重	左下腹压痛 腹泻常伴里急后重
粪便检查	味腥臭,血色暗红 镜检红细胞多,找到阿米巴滋养体	粪质少,黏液脓血便,血色鲜红 镜检脓细胞多

2. 慢性期病变　慢性期肠道病变甚为复杂。溃疡的修复、愈合常与病灶的进行性扩大同时并存,肠黏膜面渐次失去正常形态,或呈明显破絮状外观,或伴有黏膜萎缩,或有息肉形成。严重者晚期肠壁可因过多的纤维组织增生而变厚,引起肠腔套状狭窄或阻塞。偶尔因肉芽组织过度增生而形成局限性包块称为阿米巴肿(amoeboma),多见于盲肠,可引起肠梗阻,并易误诊为肠癌。慢性患者和包囊携带者是阿米巴病的主要传染源。

临床上,慢性期患者可有轻度腹泻、腹痛、腹胀、腹部不适等肠道功能紊乱症状,并可出现肠梗阻。久病不愈者可引起营养不良和消瘦。

二、肠外阿米巴病

肠外阿米巴病以肝、肺、脑为最常见,也可累及脑膜,皮肤和泌尿生殖系统等。

(一) 阿米巴肝脓肿

阿米巴肝脓肿多继发于肠阿米巴病后1～3个月内,亦可发生于肠道症状消失数年之后,是肠阿米巴病重要的并发症,也是最常见的肠外阿米巴病。阿米巴滋养体通过侵入肠壁小静脉血行播散抵达肝脏,也可直接移行进入腹腔侵犯肝脏。阿米巴肝脓肿可为单个或多个,80%位于肝右叶,此因肝右叶体积大,约占全肝4/5,滋养体进入的机会较多以及因肠阿米巴病好发于盲肠和升结肠,该处的血液回流常因门静脉分流现象而到达肝右叶所致。

肉眼观,脓肿大小不等,大者几乎占据整个肝右叶。脓肿腔内容物呈棕褐色果酱样,系由液化性坏死和陈旧性出血混合而成。脓肿壁上附有尚未液化坏死的汇管区结缔组织、胆管、血管等,形成具有一定特征性的破絮状外观(图10-19)。

镜下,脓肿腔内为液化性坏死组织,缺乏中性粒细胞或脓细胞,故与一般化脓菌引起的脓肿不同,只是习惯上沿用"脓肿"一词。

临床上,患者常可出现肝肿大、疼痛及压痛,并有发热、黄疸、全身衰竭等症状和体征。

阿米巴肝脓肿如继续扩大并向周围组织溃破,可分别引起相应部位阿米巴炎症,如膈下脓肿或腹膜炎、肺脓肿和脓胸、胸膜-肺-支气管瘘和心包炎等。也可

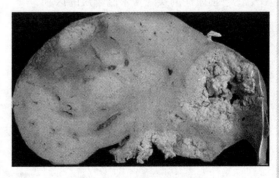

图 10-19　阿米巴肝脓肿
腔内组织坏死液化,流失,脓肿壁呈破絮状外观

穿入腹腔器官（胃、肠及胆囊等）。

（二）阿米巴肺脓肿

阿米巴肺脓肿远较肝脓肿少见，绝大多数由阿米巴肝脓肿穿破横膈直接蔓延而来（肝源性）。少数为肠阿米巴滋养体经血流到肺（肠源性）。因此，脓肿常位于右肺下叶，常为单发，经常与膈下或肝的脓肿相通。脓腔内含咖啡色坏死物质，且常破入支气管，坏死物质排出后则可形成肺空洞。临床上，患者有发热、胸痛、咯血、咳大量棕褐色脓样痰。痰内可查出大量阿米巴滋养体。

（三）阿米巴脑脓肿

阿米巴脑脓肿极少见，多因肠、肝和肺的阿米巴滋养体经血道进入脑而引起，故本病多合并肠、肝或肺阿米巴病。脑脓肿常为多发性，多见于大脑半球。脓腔内充满咖啡色坏死液化物，周围常有慢性炎细胞浸润和增生的神经胶质细胞构成的脓肿壁。患者可有发热、头痛、昏迷等症状。此病预后极差。

小 结

结核病是由结核杆菌引起的一种慢性传染病，以肺结核最多见。结核杆菌经呼吸道感染，引起机体的免疫反应和变态反应。其基本病变包括：渗出性病变、增生性病变和坏死性病变。结核病的发展和转归取决于机体抵抗力和结核杆菌致病力之间的关系，有愈合和恶化两种转归。肺结核病分为原发性和继发性，原发性肺结核病的病理特征是形成原发综合征。继发性肺结核又分为局灶型肺结核、浸润型肺结核、慢性纤维空洞型肺结核、干酪性肺炎、结核球、结核性胸膜炎6种类型。肺结核病血源播散所致病变包括急性全身粟粒性结核病、慢性全身粟粒性结核病、急性肺粟粒性结核病、慢性肺粟粒性结核病及肺外结核病。

伤寒是由伤寒杆菌引起的急性传染病，病变特点是全身单核-巨噬细胞系统细胞增生，形成特征性伤寒肉芽肿。以回肠末端淋巴组织的病变最为突出，故有肠伤寒之称。临床主要表现为持续高热、相对缓脉、脾肿大、皮肤玫瑰疹及中性粒细胞和嗜酸性粒细胞减少等。菌痢是由痢疾杆菌引起的肠道传染病，病变多局限于结肠，以大量纤维素渗出形成假膜为特征，假膜脱落伴有不规则浅表溃疡形成。临床主要表现为腹痛、腹泻、里急后重和黏液脓血便。流脑是由脑膜炎双球菌引起的化脓性脑膜炎，临床表现为发热、头痛、呕吐、皮肤黏膜瘀点、瘀斑及颈项强直等脑膜刺激征。乙型脑炎是由乙型脑炎病毒感染引起的急性传染病，病变以中枢神经细胞变性坏死为主要表现，临床上急起发病，有高热、意识障碍、惊厥、强直性痉挛和脑膜刺激征等，重型患者病后往往留有后遗症。

【思考题】

（1）试述结核病的基本病理变化和转化规律。

（2）试比较原发性和继发性肺结核病的临床和病理表现。

（3）肠伤寒的病变特征有哪些？其常见临床表现的病理基础如何？

（4）流行性乙型脑炎有哪些病变？与流行性脑脊髓膜炎有哪些不同？

（5）比较细菌性痢疾与阿米巴痢疾的区别。

（张艳青 李 艳）

推荐补充阅读书目及网站

王宗敏. 病理学. 北京：人民卫生出版社,2007.

中山医科大学病理学教研室,同济医科大学病理学教研室. 外科病理学. 第 2 版. 武汉：湖北人民出版社,1999.

刘彤华. 诊断病理学. 北京：人民卫生出版社,1998.

李玉林. 病理学. 第 8 版. 北京：人民卫生出版社,2013.

李国利. 病理学. 南京：江苏科学技术出版社,2013.

谭郁彬,张乃鑫. 外科诊断病理学. 天津：天津科学技术出版社,2000.

J. C. E. Underwood. General and Systematic Pathology. 第 2 版. 北京：科学出版社,1999.

Kumar V, Cotran RS, Robbins SL. 基础病理学. 第 8 版. 北京：北京大学医学出版社,2008.

中华病理技术网. www. dingw. com.

中国远程病例中心. www. cipc. org. cn.

中国病理学网. www. pathology. cn.

美国研究病理学学会网站. www. asip. org.

美国临床病理学学会网站. www. ascp. org.

主要参考文献

王恩华. 病理学. 北京：高等教育出版社，2003.

刘彤华，李维华，杨光华等. 肿瘤病理诊断与鉴别诊断. 福州：福建科学技术出版社. 2006.

刘彤华. 诊断病理学. 北京：人民卫生出版社，1998.

刘复生，刘同华. 肿瘤病理学. 北京：北京医科大学中国协和医科大学联合出版社，1997.

杨光华. 病理学. 第5版. 北京：人民卫生出版社，2001.

李国利. 病因与病理. 长春：吉林科学技术出版社. 1999.

冷静，冯一中. 病理学. 北京：科学出版社，2001.

陈平圣，冯振卿. 病理学. 南京：东南大学出版社. 2007.

陈杰，李甘地. 病理学. 第2版. 北京：人民卫生出版社，2010.

郭慕依，叶诸榕. 病理学. 第2版. 上海：上海医科大学出版社. 2001.

章宗籍. 病理学. 北京：高等教育出版社. 2004.

翟启辉，周庚寅. 病理学. 北京：北京大学医学出版社，2009.

Edward C. Klatt. Robbins and Cotran Atlas of Pathology. 2nd ed. Amsterdam New York：Elsevier，2010.